中医药信息学原理

崔　蒙　高　博　杨　硕　朱　玲　朱　彦　　　　著
于　琦　潘艳丽　徐丽丽　刘丽红　李海燕

科学出版社

北　京

内 容 简 介

本书主要从中医药信息学的研究对象——人体稳态信息的信息流程着手，论述了稳态信息的形成和属性，稳态信息的获取和处理，以及中医药信息流程中执行的两大准则。第一章主要阐述了稳态信息的形成，即人体的结构、功能及其相互间的关联关系，在自组织功能下协同达到同步，从而形成人体稳态信息的过程。第二章论述了稳态信息的属性，即稳态信息具有认识论属性、现象属性、整体属性和时间属性。第三章讨论了稳态信息的获取过程，认为稳态是人体系统中各因素及因素间关联关系的同步，稳态信息的获取过程就是由个体在一定的尺度和维度上认知人体因素及其关联关系，在一定规模上获得稳态信息。第四章主要讨论了稳态信息的处理，综合了发散性思维和指向性思维，组成他组织，刺激人体自组织级联反应，从而使人体稳态趋向更佳。第五章总结了中医药信息流程中执行的两大准则——相似性准则和不确定性准则，这两个准则使得中医药信息处理能够贴近真实。

本书是继《中医药信息处理的科学问题》后对中医药信息学学科理论体系的再一次构建和完善，对中医药信息学的研究者具有启发性，也可以作为中医药科研人员的参考书。

图书在版编目（CIP）数据

中医药信息学原理 / 崔蒙等著. —北京：科学出版社，2024.4
ISBN 978-7-03-078420-9

Ⅰ.①中… Ⅱ.①崔… Ⅲ.①中国医药学-信息学 Ⅳ.①R2-03

中国国家版本馆 CIP 数据核字（2024）第 080625 号

责任编辑：李 杰 / 责任校对：何艳萍
责任印制：徐晓晨 / 封面设计：北京十样花文化有限公司

科学出版社 出版
北京东黄城根北街 16 号
邮政编码：100717
http://www.sciencep.com

北京中科印刷有限公司印刷
科学出版社发行 各地新华书店经销
*
2024 年 4 月第 一 版 开本：787×1092 1/16
2024 年 4 月第一次印刷 印张：10 1/2
字数：240 000
定价：**68.00** 元
（如有印装质量问题，我社负责调换）

写 在 前 面

中医药信息学是一门新兴的交叉学科，它是由中医药学发展需求所驱动，先进方法与技术所引领，以处理中医药信息为主要特征的新兴学科，该学科在资源建设、文献检索、情报研究、网络建设、数据库建设、信息标准研究、医院信息系统、电子病历、信息诊断技术、信息工程建设、信息学学科、信息素养教育的各个研究领域都取得了较快发展。

中医药信息学是由中医药学与信息科学交叉产生的，以人体信息变化——稳态为研究对象，以人体稳态信息运动规律为研究内容，以中医药信息学方法为研究方法，以提高中医药信息利用能力，解决阻碍中医药学发展的瓶颈问题为目标的一门新兴学科。

一、原理

原理是具有普遍意义的最基本的规律。由实践确定其正确性，可作为其他规律的基础，也指具有普遍意义的道理。原理是在大量观察、实践的基础上，经过归纳、概括而得出的，既能指导实践，又必须接受实践的检验。

在信息科学中，物质、能量、信息是组成世界的三大要素，其中信息既不是物质，也不是能量，信息是事物存在的方式或运动的状态[1]，这种状态是由组成事物的物质、能量及其关联关系表达呈现的，因为涌现这一现象的存在，事物所呈现的信息远远大于组成事物的物质、能量之和，因而信息不能还原为物质和能量。

而在中医药信息学中，结构、功能和状态是组成人体的三大要素，中医药信息既不是人体结构，也不是人体功能，而是人体的状态，是人体结构与功能存在或运动的状态。这种人体存在或运动的状态就是本书研究的人体稳态，是人体这个复杂巨系统在不断运行中以各种不同程度稳定状态存在的方式，因而稳态就是中医药信息的表达。人体稳态是由构成人体的结构、功能及其相互关联后叠加产生的整体运动方式，同样存在着涌现形成的整体性，因此稳态也无法还原为单一的结构和功能。

中医药信息学是以人体信息变化——稳态为研究对象，在中医药信息学中，稳态的运动规律就是具有普遍意义的最基本的规律，因而，稳态的运动规律就是中医药信息学的基本原理，人体稳态信息的运动规律就是中医药信息学的研究内容。

既然稳态是中医药信息学的主要研究对象，稳态的运动规律是中医药信息学的基本原理，那么有关稳态的形成、属性、获取、处理及相关准则的研究就是中医药信息学的研究重点。

二、稳态

稳态即系统的稳定状态。

中医药学认为人是一个开放的复杂巨系统，其自身通过脏腑调节、气血运转，使人体内部保持某种稳定状态，进而与自然、社会保持某种和谐状态，这就是中医药信息学所研究的稳态。

人体未生之时，有形而无神，只有状态。初生而神生，神依附于形体，又驾驭形体，脏腑运转，气血生成，阴阳协调，又与自然社会相和谐，此时人处天地之间，人体自身及人与自然社会的关联关系都达到了和谐稳定的状态，即稳态。稳态是由组成人体的各子系统相互协作产生整体效应，从无序变为有序，进而达到同步，也就是阴与阳同步，形与神同步，所有组成人体的信息、物质、能量达到某种程度的同步，人体的结构和功能达到同步状态，脏腑经络、肢体官窍、气血津液达到某种程度的同步，就形成了中医药信息学所认识的人体的稳态。

同步是过程，稳态是状态，稳态可以呈现在不同有序度、不同目标值上。对人这个复杂开放巨系统而言，稳态不是一个具体的值，而是一个阈，是自有生命以来，随时间延续，在不同阶段不同条件下呈现出不同的稳态。人体自出生开始自然生长，其生、长、壮、老、已的过程中，会呈现出不同阶段的稳态；四季轮换，风雨晴晦，一年中所要经历的春、夏、秋、冬四时也会出现不同的稳态；而其身体本身经历的健康、急病、久病、轻症、重症等过程还是会出现不同程度的稳态。稳态是不断变化的，其稳定也是相对而言，自然、社会的变动，衰老、疾病的耗损，都会导致稳定状态的小范围波动，但只要波动没有超出人体的自我调节范围，形神依然相互协调，阴阳仍然互为依存，人体就始终处于稳态。稳态是由人体的自组织功能实现的。直到人体自组织能力彻底崩溃，自我调节能力丧失，形神离散，阴阳离决，生命终止，人体稳态消失，又回到了状态。可以这样认为，状态是人体存在的方式，无论生死，皆有状态；稳态是人体运动的方式，只有生命存续，形神合一，阴阳互根，才有稳态。这个稳态是由人体运动及变化方式所产生的，是生命存续期间人体结构和功能所有关联的总体现，是形神合一、阴阳互根的稳态，也就是人体的信息变化。

中医药信息学的研究对象，就是生命存续期间人体的稳态，就是人体这个复杂巨系统在运行中，所呈现出的不同程度的稳定状态，这个稳态存乎于个体，是真实的生物学意义上的稳定状态。

对于个体的人来说，最理想的稳态应当是阴阳协调，形神合一，与自然、社会相和谐，可称之为"最佳的稳态"。但人作为开放的复杂巨系统，总会受到各种细微扰动，很难达到这种最佳的理想状态，因而只能通过各种调节手段干预人体自组织，实现与前一刻相比"更佳"的稳态。

从中医药信息学的角度观察，获取、辨识、掌握稳态的真实信息，或可称之为"真实的稳态信息"，是开展有效他组织干预的首要条件。中医药信息学的研究内容就是这种"真实的稳态信息"的运动规律，即如何获取"真实的稳态信息"，存储、处理，通过他组织形成干预方案，刺激人体自组织，通过引起级联反应，促使人体达到"更佳的真实稳态"。中医药信息学的研究目标就是提高中医药信息的利用能力，解决阻碍中医药学发展的瓶颈问题。即提高对"真实的稳态"的获取、存储、处理、干预能力，激励生成更佳的稳态，提高临床疗效，提升生存质量。

要想实现这一目标，必须充分认识中医药信息的特点，遵循其特点。到目前为止，我们认为，个体的稳态具有认识、现象、整体、时间四个属性，其中现象是其核心。

首先，中医药信息是通过体验获得的认识论信息，无法完全反映本体论信息，因而是包含了本质在内的现象信息；其次，中医药信息包含了构成人体的所有结构、功能及其相互关联关系，是整体信息，具有不稳定性、不确定性，因此具有明确的现象信息属性；中医药信息是动态信息，信息一直随时间而流动变化，所获取的只是当时时刻的信息，因此依然是不稳定、不确定的信息，依然具有现象信息的属性。

现象信息注重对细节及其关联关系的把握，不追求本质，不追求因果，因而尽管不是本质、不是因果，却包含了本质和因果，所以是最贴近真实的信息。从现象信息出发，获取、存储、处理中医药信息，才有可能获得较真实的个体稳态信息，从而通过他组织形成较优秀的干预方案，获得较佳的处理结果。

三、获取

中医药信息学所确立的个体稳态信息的基本属性——认识、现象、整体、时间，对于我们获取、存储、处理中医药稳态信息奠定了基础，只有以此为出发点，才能更贴近真实的中医药稳态信息。

因为稳态贯穿个体生命全周期，是中医药信息获取、存储、处理的主要对象，所以中医药信息学始终重视个体的稳态，始终以提升生命质量，达到"更佳的稳态"为目标，作为其临床主要原则的"治病求本"，其中的"本"，就是刺激人体自组织达到更佳稳态的最佳刺激点。通过扶正祛邪、调整阴阳、调理气血津液等手段，让人体始终处于稳定和谐的状态，并在保持稳态的基础上，达到更佳的稳态。

除了未曾经过人类辨识的最初的本体论稳态信息，此后通过认知和辨识产生的皆是认识论的稳态信息，因而中医药信息学中的稳态是认知概念，而且是无数个体认知的集合。

最初的稳态由人体自发形成，是人体自组织功能下，结构与功能的全部关联和谐稳定的表现。这个稳态从未被识别过，也从未被干预过，呈现出最原始状态，是本体论的稳态。

对最初稳态的识别也是自发形成的，是人类尝试观察自身、解析自身、理解自身、认知自身，形成了对于原始稳态的认识论信息。一旦产生了观察，观察者必然对被观察对象产生干扰，最初的稳态消失了。这是中医药信息的第一次获取，获取的稳态信息经由人脑记忆，或文字图画记录等方式存储下来，进入下一步——中医药信息的处理。

认知了稳态之后，人类开始干预稳态，通过砭石，通过方药，通过导引、按摩、烫熨……利用种种他组织，尝试作用于人体，激活自组织的级联反应，产生新的稳态。这是对中医药信息的第一次处理，由人类思维指导组成他组织，形成方案，并实施于人体稳态。在此过程中，中医药信息学所能把控的只有他组织干预人体之前，在他组织干预下激活的自组织级联反应，进而激励人体形成新的稳态，这一过程在人体内部进行，无法通过直接手段观察，只能通过对新产生的稳态进行认知，来观察干预效果。这是中医药信息学对人体稳态的第一次干预，新产生的稳态也许比之前更好，也许比之前更糟，通过更好或更糟的结果，可推测他组织是否起到了积极的作用，这一次的他组织的集合，也被记录下来，为以后的再认知和再干预，提供了经验，即中医药信息的输出。

对整个中医药信息流程来说，此时完成了第一次积累。积累同样会存储于人脑，或为文字图画等形式所记载。

实施他组织干预自组织，继而形成新稳态的过程是中医药信息的处理过程，因为后半程处于黑箱状态，需要通过认知新稳态来判断。对新生稳态的认知过程中，必然会吸纳第一次认知的经验，并将新认知得到的认识论信息存储下来。这些存储的信息会在不同的主体间进行交流，完成中医药信息的传递。在干预过程中所涉及的，对天地万物的认知，对人如何适应自然、社会维持天地人之间的稳态的认知，对药物的疗效、特性的认知，对砭石、导引等治疗手段的认知，也被作为经验存储起来。

在再次认知新稳态的基础上，通过形成新的他组织，制定新的他组织集合，通过新的他组织激活自组织，引发新的级联反应，对新稳态再次进行干预和调节。这一次干预不但基于认知的结论，也会汲取第一次的干预经验，以及对天地间诸元素的认知和各种治疗手段的认知经验。他组织作用于人体稳态，刺激自组织再次产生级联反应，形成更新的稳态。与此同时，新一轮的积累也完成了。

多次的认知、多个个体的认知叠加在一起，就能够根据相似与否进行分辨、识别，也就出现了辨识。第一次的认知产生了经验，多次积累下来，不断对识别结果和形成他组织干预自组织后的新稳态进行记录和分析，无数次的认知循环之后，获得了相对固定的集合方案，这些方案可以传播下去，为大众所用，个体的经验逐渐被归纳总结，其中出现概率较大的经验被接纳，形成群体性的知识。此时每一次新的识别都会参考知识、基于知识，识别也就上升为辨识。对天地间诸元素的认知，对人如何适应天地社会维持稳态的认知，对中药、方剂、砭石、导引、按摩、穴位、经络等的认知也在不断积累，每一次他组织干预的集合方案及其干预效果也被记录存储下来，不断积累。

自此以后，中医药学就开始了辨识稳态、干预稳态、形成新稳态、再辨识新稳态、再干预新稳态，形成更新的稳态……循环往复。每一次的辨识、干预、新稳态形成过程都不是简单的重复，在一次次循环中，经验不断积累，知识不断被应用于新的循环，从而使每一次循环都较前一次更先进一点，更高级一点，螺旋式上升着。如果将某个人体稳态作为观察对象，对他的稳态进行辨识和干预后，每次形成的新稳态都是一次新的自组织过程，这个过程会与之前相似，但绝不相同，新形成的稳态总要比辨识、干预之前更高级一点，直到人体自组织能力达到极限，形神离散，阴阳离决，生命停止，稳态也随之消失。从整个中医药信息学的发展来看，这个螺旋上升的过程从人类第一次认知并干预自身稳态持续到现在，并将一直持续下去。

在这个循环过程中，稳态的获取，即对稳态的认知，是第一位的。稳态具有认识、现象、整体、时间四个属性，但在真实世界中，对个体稳态的认知是由个体完成的，这就决定了对稳态的认知不可能是完整的。这个个体包括了自我和非我两个方面，自我是稳态的载体，也是稳态认知的基础，完成自我稳态认知；非我基于自我对稳态的认知和自身对观察对象稳态的认知形成自己的个体稳态认知。

关联是稳态认知的关键，因为稳态是基于结构与结构、功能与功能、结构与功能，以及个体与自然、个体与社会的关联形成的，失去关联，稳态也就消失了。这也是稳态无法还原成单一的结构和功能的原因。中医药信息学所能把握到的人体的稳态是其内外要素相互关联信息的集合，没有信息是可以不受其他信息的影响而独立存在的，对于人体这个复杂巨系统而言，只有在复杂的关联关系中认识人体的稳态，才能把握人体的真实稳态。把握处于自然与社会之中的人体稳态时所遇到的关联关系，不仅广泛存在，而且实体是多样性的，关联模式也是多样性的。这种网状关联关系主要表现为现象间的关联关系，而非本质间的因果关系，因此对稳态的获取，主要是认知现象的稳态。

维度决定了观察的角度和维数，其对观察结果的真实性具有决定性的作用，观察的角度错误、维数过多或过少，均会使观察结果失真。

尺度则决定了对稳态所具有的涌现性、稳定性、发展速率的认知，其中任何一点产生偏离均会导致获取的稳态失真。不同角度、不同量的维度以及不同的尺度，稳态的表达是完全不同的，从什么角度观察、涉及多少维数，又是在什么尺度范围进行观察，都将直接影响观察效果。因此，如果要获得真实的稳态或贴近真实的稳态，应该从最恰当的角度、尽可能多的维度、尽可能大的尺度去体验或观察。而观察认知是由个体完成的，受到各种因素的影响几乎不可能达成如上目标，因此只能从个体的经验与知识出发，从尽量贴近真实的角度、尽量多的维度、尽量大的尺度去体验或观察，以求获得最贴近真实的稳态。

规模基于个体经验，其产生与认定来自于临床应用和科研实际中的个人实践，是主体对客体经由个人实践认定的经验性范围，具有一定的个体主观性，与主体的认知能力和认知水平具有极大的相关性，是主客观融合的产物。规模是对稳态自身属性整体的认知，由于个体对稳态的认知不可能是完整的，因此，规模具有明显的碎片化特征，尽管也具有整体、系统的特性，却是不完整的系统、不完整的整体，这是个体的局限性所决定的。

因而稳态的获取，或者说稳态的认知，具有如下鲜明的特征：稳态的获取是个体的，具有关联性，是从一定的维度和尺度完成的，由个体在特定的尺度和维度形成关联构成一定的规模内完成对稳态的认知。

四、处理

稳态的维持与调节主要依赖于个体的自组织功能，个体的生、长、壮、老、已都是在自组织的作用下完成的，自组织的调节过程目前尚无法观测，能够控制的主要是他组织。他组织通过自组织发挥作用，即他组织刺激自组织引发相应的级联反应从而调节人体功能达到同步，激励人体达到更佳的稳态。

1. 组织

组织即把诸多事物整合起来、形成有序结构的运作，包括自组织和他组织。如果一个系统靠外部指令而形成组织，就是他组织；如果不存在外部指令，系统按照相互默契的某种规则，各尽其责而又协调地自动地形成有序结构，就是自组织。

也即是说，自组织系统内部具有自我组织和自我调节的能力。在人体系统中，自组织起着形成和维持稳态的重要作用。稳态是由组成人体的各子系统相互协作，从无序变为有序，进而达到同步的状态，也就是阴与阳同步，形与神同步，脏腑经络、肢体官窍、气血津液达到某种程度的同步，人体的结构和功能达到某种程度的同步。这种同步状态不依靠外部指令，是人体系统内部各子系统之间，按某种规则自发形成的协调有序的状态，是人体自组织功能的表现。

人作为开放的复杂巨系统，任何一个因素的扰动都将带来整个系统的变化，因此稳态始终是不断变化的，其稳定也是相对而言。但只要扰动没有超出自组织的调节范围，人体就始终处于稳态，处于不同有序度、不同目标值的稳态。直到人体自组织能力彻底崩溃，自我调节能力丧失，形神离散，阴阳离决，生命终止，稳态随之消散。

从中医药信息学的角度看，形成人体稳态的同步是依赖于自组织实现的，自组织可以被他组织激活，通过自身的级联反应实现机体的组织和器官的同步。自组织对于实现人体的稳态是必要条件，他组织对实现个体概率的更佳稳态是必要条件。人体系统的自组织活动在其存活期间始终存在，但同时也始终受到他组织的影响。

他组织来自于系统外部，人体处于自然与社会环境之中，始终受到他组织的影响和干预。他组织可能是天然的，比如气候的变化；也可能是人工的，比如社会活动产生的他组织。中医药信息学用以干预人体的即是人工他组织，即人为引入的辅助组织，通过激活人体系统的自组织活动来促进更佳稳态的实现。

他组织的形成必须综合自然人类的一切元素及对真实稳态的认识辨识，其目的即是促进真实稳态与元素协同，达到同步，从而激励形成更佳的稳态。因此他组织的形成，既需要对真实稳态的认知辨识，也需要掌握自然、人类所有元素的特性。除了最初一次他组织干预，之后每一次采用他组织进行干预，都会有意识地参考、利用经验知识。依靠思维，有目的地利用知识，有目的的思维就形成了智慧。无论是辨识还是干预，都是针对稳态进行的，因而辨识的积累及干预的积累，也都是稳态的积累。由此可见，知识和智慧也是在应用他组织干预自组织，不断形成新稳态的积累过程中形成的。辨识稳态形成的积累成为认知的依据，干预稳态形成的积累成为实施相似性他组织的依据。

而人体的稳态是依赖于自组织形成的，他组织并不能直接对稳态起作用，只能激活自组织，通过自组织级联反应实现机体的结构、功能及其之间的关联关系达到更高有序度的同步。

他组织在形成过程中，受指向性思维和发散性思维的影响，遵循相似性准则和不确定性准则。

2. 思维

他组织受思维模式的影响，从中医药信息学的角度看，影响他组织的主要有两种思维模式，即指向性思维和发散性思维。而在真实世界中，这两种思维是交织在一起发挥作用的，只不过各有偏重。一般来讲，人类的思维倾向于指向性思维，而机器思维则更多的是应用发散性思维。

本书提出的指向性思维是指从患者所呈现纷繁复杂的一般信息、疾病信息、症状信息、现代理化检查各种指标信息中，发现有临床诊断和治疗价值的核心因素，将个体稳态的所有表现集中到一个点上，亦即中医所讲的治病求"本"的"本"，与表现在外的"标"相对立。

本书提出的发散性思维是与指向性思维相对而言，将所有症状、疾病、病理表现等之间的关联关系建立起来，相应地也将相关药物间的关联关系建立起来，再将这几者之间彼此关联。它表现为思维视野广阔，思维呈现出多维发散状，最终产生多种可能的答案而不是唯一正确的答案，因而容易产生有创见的新颖观念。

人和机器都可以有指向性思维，也都可以有发散性思维，但受限于人的精力与学识，与指向性的直觉思维相比，机器显然在发散性思维上更具有优势。目前来说，人类在临床中的思维多为指向性的，会在积累的知识中寻找相似性，并根据相似性为导向进行有目的的应用。而机器的思维更偏向于发散性，对于方案的寻找虽然也基于相似性，却并非凝聚地寻找方案，而是一次性找齐所有的方案并进行应用。

中医药信息学以中医药信息学方法为研究方法。中医药信息学方法是以人类思维结合机器思维，对人体稳态进行辨识、存储、处理、输出，在稳态信息流程中，以人类指向性思维为主，发挥机器发散性思维的创新能力，借助机器思维进行人机结合，以提高对人体稳态的辨识、干预效果。

中医药信息方法学的重点在于人机结合，但并不是单纯求新求快，而是要训练机器思维以符合中医理论和逻辑，并与人类思维相结合，以人为主。中医药信息学利用人工智能，研发中医临床辅助决策系统，也是希望机器能够更有效地利用知识，辅助人类制定集合方案，实施他组织。

中医药信息学引入现代信息技术，扩展人体的信息功能，以中医药信息学方法为研究方法，将人类思维与机器思维相结合，指向性思维与发散性思维相互补，人机结合以人为主的思维方式处理稳态，从而提高中医药信息利用能力，将极大地推动中医药理论研究和临床实践发展。

3. 准则

中医药信息方法论遵循不确定性准则和相似性准则，最终目的是通过提高中医药信息利用的能力，解决阻碍中医药学发展的瓶颈问题，即提高中医临床疗效。

（1）相似性准则

在对稳态的辨识、干预过程中，始终遵循相似性准则。

在中医药信息处理领域中，相似可分为两类：一类主要基于相似性思维，另一类主要基于相似性理论。而在这两类相似中，所涉及的相似又可以进一步分为自相似和他相似。自相似，即整体与部分之间的相似，如阴阳学说、五行学说、全息理论等理论体系中，局部与整体相关或相似的属性；他相似，即不同事物之间的相似，如取象比类的认识论方法及在知识利用过程中运用的相似性思维，都是运用了在同一尺度下不同事物之间呈现出相关或相似的属性。

在中医药信息的获取、存储、处理、输出过程中，自从第一次认知稳态形成了积累，之后对于稳态的辨识都一定会吸收、利用之前积累的经验，而这个吸收利用的过程，就是根据相似性思维来进行的。无论八纲辨证、三焦辨证、卫气营血辨证、脏腑辨证，都是根据知识储备，选择相似的稳态辨识结果，而这个相似，并不是完全相同，只是某个维度、某个尺度、某个规模上的"象相似"。

在辨识基础上对稳态进行调节时，也始终遵循相似性原则。不断积累的经验形成了无数的调节模板，在稳态相似的基础上，可以选择相似的干预集合，实施相似的他组织。而这个相似也只能是某个维度、尺度、规模上的"象相似"。

（2）不确定性准则

在中医药信息学的研究过程中，不确定性是始终存在的第一准则。

在对人体稳态的辨识和干预过程中，对稳态的辨识存在着不确定性。因为稳态具有体验、现象、整体、时间的属性，对稳态的认知又因个体、关联、规模、尺度、维度的不同而各异，这决定了不同观察者、不同时间点对于相同稳态的认知和辨识结果也可能是不同的，因此稳态的辨识具有不确定性。辨识的不确定性导致了信息转化为知识存在不确定性，知识储备、经验积累、思维方式的不同，对于相同稳态采取的调节措施存在不确定性，不同的干预者会通过不同的他组织来进行干预，因而他组织的实施也存在不确定性。在稳态的辨识、干预方面遵循的相似性思维，又因其注重象相似而非量相似，更加放大了不确定性。

因为自组织过程是在有生命的人体中产生的，无法直接观察，也无法直接干预，所有的他组织都只能是引发自组织的级联反应，而这个级联反应的发生过程和路径都是无法预测的，相同的他组织施加于不同个体的稳态引发的自组织级联反应是不同的，相同的他组织在不同时间点施加于同一个体的稳态，其引发的自组织级联反应也可能是不同的，只能在反应结束后，根据新形成的稳态来反馈干预的效果。因而新稳态的形成过程也是不确定的。

综上所述，中医药信息学是由中医药学与信息科学交叉产生的，以人体信息变化——稳态为研究对象，以人体稳态信息运动规律为研究内容，以中医药信息学方法为研究方法，以提高中医药信息利用能力，解决阻碍中医药学发展的瓶颈问题为目标的一门新兴学科。

在中医药信息学中，稳态的运动规律就是具有普遍意义的最基本的规律，因而，稳态的运动规律就是中医药信息学的基本原理，人体稳态信息的运动规律就是中医药信息学的主要研究内容，即人体稳态信息的获取、存储、处理、输出的运动规律。

中医药信息学以中医药信息学方法为研究方法，遵循不确定性准则和相似性准则。其研究目标是提高中医药信息利用的能力，解决阻碍中医药学发展的瓶颈问题。即引入现代信息技术，扩展人体的信息功能，将人类思维与机器思维相结合，指向性思维与发散性思维相互补，人机结合以人为主的思维方式处理稳态，提高对稳态的辨识、干预能力，激励生成更高级的稳态，提高临床疗效，提升生存质量。

本书出版过程中得到了国家重点研发计划"中医国际标准研制与评价研究（2019YFC1712000）"项目资助，特此表示感谢。

崔 蒙

2023 年 11 月

目　录

写在前面
第一章　形成 ………………………………………………………………… 1
　　第一节　同步与协同 …………………………………………………… 2
　　第二节　同步与中医药系统 …………………………………………… 5
　　第三节　同步与稳态 …………………………………………………… 9
第二章　属性 ………………………………………………………………… 12
　　第一节　认识 …………………………………………………………… 13
　　第二节　现象 …………………………………………………………… 20
　　第三节　整体 …………………………………………………………… 28
　　第四节　时间 …………………………………………………………… 32
第三章　获取 ………………………………………………………………… 37
　　第一节　个体 …………………………………………………………… 37
　　　　一、个体的特点 …………………………………………………… 38
　　　　二、与个体相关的概念 …………………………………………… 39
　　　　三、从中医药信息学角度看中医个体临床疗效的提升 ………… 41
　　第二节　关联 …………………………………………………………… 45
　　　　一、关联模式的多样化 …………………………………………… 46
　　　　二、非线性系统中的关联 ………………………………………… 52
　　第三节　维度 …………………………………………………………… 54
　　　　一、维度与辨证 …………………………………………………… 55
　　　　二、维度与病因 …………………………………………………… 59
　　　　三、维度与病程 …………………………………………………… 60
　　　　四、维度与维数 …………………………………………………… 60
　　　　五、维度与不确定性 ……………………………………………… 62
　　第四节　尺度 …………………………………………………………… 63
　　　　一、尺度的概念和范围 …………………………………………… 63
　　　　二、尺度——中医 ………………………………………………… 64
　　　　三、尺度——中西医结合 ………………………………………… 69
　　　　四、维度与尺度的结合 …………………………………………… 76
　　　　五、尺度、维度和稳态 …………………………………………… 78

第五节 规模 ··· 82
　　一、基本原理 ··· 82
　　二、基本规律 ··· 92
第四章 处理 ··· 99
　第一节 组织 ··· 99
　　一、组织与系统 ··· 99
　　二、组织、自组织、他组织 ······································· 99
　第二节 思维 ··· 107
　　一、指向性思维 ··· 107
　　二、发散性思维 ··· 110
　　三、机器思维 ··· 113
　　四、小结与展望 ··· 118
第五章 准则 ··· 120
　第一节 相似性准则 ··· 120
　　一、关于相似 ··· 120
　　二、自相似 ··· 120
　　三、他相似 ··· 124
　　四、相似性度量 ··· 132
　第二节 不确定性准则 ··· 136
　　一、不确定性的概念 ··· 136
　　二、不确定性与概率理论 ··· 137
　　三、中医药理论与不确定性原理 ··································· 138
参考文献 ··· 143
写在后面 ··· 147
致谢 ··· 151

第一章 形 成

在本书中,稳态是指稳定的状态。从中医药信息学原理的角度看,稳态不是一个具体的值,不是一个时间点上的值,而是一个阈,一个在生命的生长壮老已整个过程中的阈。因此,中医药信息学原理中讨论的稳态不是狭义医学范畴的稳态,即不是针对疾病的稳态,而是生物学意义的稳态,即针对人的生命过程的稳态。中医药信息学原理讨论的稳态是个体的、具体的稳态,不是抽象的、群体的稳态,换言之,这种稳态只能出现在个体生命的全过程,因而尽管不是科学的,却是真实的。由于中医药信息学的研究对象是人体及其相关元素,因此与信息科学不同,中医药信息学所关注的不是与宇宙相关的,与物质、能量相并列的信息,而是更为具体的与人体相关的,与结构、功能并列的状态。如同信息之所以是信息,既不是物质,也不是能量,而只是信息一样,状态既不是结构也不是功能,状态就是状态。信息所以区别物质与能量可能有许多原因,但其中重要的原因之一是因为信息虽然是物质能量的表达,但其是物质、能量及物质与物质、能量与能量、物质与能量相互关联出现涌现后产生的,具有明确的不可还原性,决定了其既不是物质也不是能量,信息就是信息;同样,状态之所以区别于结构与功能的原因也可能有许多,但其中重要的原因之一,是因为状态虽然是结构、功能的表达,但其是结构、功能及结构与结构、功能与功能、结构与功能相互关联出现涌现后产生的,也具有不可还原性。

从中医药信息学的角度观察,状态一旦表达的是生命存续期的状态就成为稳态,因而稳态是一个长时间的阈,而不是一个具体的值。既然稳态是中医药信息学的主要研究对象,那么有关稳态的形成、属性、获取、处理,以及相关准则的研究自然就成为中医药信息学原理的研究重点。与信息科学不同,在中医药信息学原理的研究中,我们首先要探讨的就是稳态的形成,即相当于信息科学应该探讨的信息的形成。到目前为止,我们认为中医药稳态的形成与人体的结构和功能密切相关,是人体结构与结构、功能与功能、结构与功能间的关联关系通过协同达到同步形成的,简而言之,中医药信息学中的稳态形成是机体结构、功能及其相互关系达到同步后形成的。因此,讨论中医药信息学中稳态的形成实际上就是在讨论人体的结构与功能及其相互关系形成的同步。

同步(synchronization)是系统科学的重要概念之一,同步不仅是事件间的同步,同时更是关联关系间的同步。在一个系统内,特别是复杂系统内,同步的实质是事件间,尤其是关联关系间的协同,同步是在协同的基础上实现的,同步的实现依赖系统内实体、事件、关系间形成协同作用,保持协调状态。协同是一直发生的,同步则是协同达到一定水平才能产生,同步的产生使系统得以处于稳定的状态亦即稳态。

稳态是系统同步的状态,中医对人体的认识以阴阳为总纲,认为人体的稳态是"阴平阳秘"的状态。但这种状态并非是一个固定的数值,而是一个具有宽泛范围的阈值,因此人体的整体系统及其子系统总是处在不同阈值的同步状态中，自然也呈现为不同的稳态。如果这种同步的状态被彻底破坏，人体完全处于一种混沌状态，完全无法进行协同形成同步的过程，则会出现"阴阳离决"的生命终止的状态。因此，从这个意义上讲，生命的存在即是在不同水平的"阴阳同步"之中。

第一节　同步与协同

协同理论（synergetics）亦称"协同学"或"协和学"，是赫尔曼·哈肯（H. Haken）在20世纪70年代创立的，认为万物均存在有序和无序，这是自然界和人类社会普遍存在的现象，在一定的条件下，有序和无序之间可以相互转化。无序就是混沌，有序就是协同。混沌是在确定性系统中看似随机的无规律行为，由于确定性的规律，短期内可预测；又因为蝴蝶效应的不可预测性，长期则无法预测。混沌和同步本质上不是矛盾的，由于混沌同步的存在，同步不再只与节律性有关，与之相关的还有循环、周期和重复。

协同学对信息处理所形成的同步具有至关重要的作用，在中医药信息处理过程中，稳态是依赖同步实现的，而同步是依赖协同实现的，因而，研究稳态就必须研究同步，研究同步就必须研究协同，而研究人体的协同功能则需要从生命的自组织功能入手探讨。协同理论的主要内容可以概括为三个方面：协同效应、支配原理和自组织原理。

1. 协同效应

协同效应是指由于协同作用而产生的结果，是指复杂开放系统中大量子系统相互作用而产生的整体效应或集体效应。不管是自然系统，还是社会系统，尽管两者差异万千，并且各自都具有一定的复杂性，但其系统内部都存在着若干个相互作用的子系统，这些子系统之间都存在着相互间的协同。而协同效应就是复杂开放系统中大量子系统相互作用而产生的整体效应或集体效应。任何复杂系统处于无序状态时，众多子系统独立行动，各行其是，当在外来能量的作用下或物质的聚集态达到某种临界值时，系统内各子系统的独立行动开始出现关联和相互作用，与环境的输入之间发展非线性的耦合关系，自发地走向"长程关联"，协同开始在竞争与协同的矛盾中占据上风，子系统之间就会产生协同作用。而协同作用的结果是产生协同效应，系统的各个部分之间相互协作产生整体效应或集体效应。这种协同作用能使系统在临界点发生质变产生协同效应，使系统从无序变为有序，从混沌中产生某种稳定结构。协同效应说明了系统自组织现象的观点。

同步理论以严密的数学思想为基础，通过实验测试，描述并整合了生命物质和非生命物质之中非常广泛的协作行为。根据耗散结构理论，一个非平衡的开放系统，不断地与外界进行物质与能量的交换，当条件达到一定阈值时，可以从时空无序的状态变为有序的状态，即达到某种意义上的"同步"。作为一种最基本的协同效应，同步研究可以追溯到300多年前荷兰物理学家克里斯蒂安·惠更斯（Christiaan Huygens）发现的两个耦合钟摆的同步现象。两个钟摆通过木梁的晃动进行能量交换，从而实现相互作用；当两者达到反向同步时，其作用于木梁上的合力为零，整个系统则处于一个平衡态。同步可以指不同的系统或者同一系统中发生的事件通过协调在时间上出现一致性与统一化的现象，是大量振子整体动力学从无序向有序的非平衡相变，是最典型、最直接的有序行为，诸如非线性波、时空斑图乃至各种生物集群行为（如鸟群、鱼群、蜂群、蚁群、人类社会等）均可以用同步来阐释其内在物理机制。如大批萤火虫的一起闪烁，鱼群和雁群的整体运动，心脏起搏器中大量神经元的同步放电等。在人类社会中也出现人群同步的现象，比如流行病、传染病暴发，甚至意识的形成，都与同步现象相关。同步障碍也会影响疾病的产生，比如光敏性癫痫这种罕见病就被认为是一种同步性障碍，尽管确切原因尚不清楚。目前认为可能是千变万化的脉动光引发了强烈的光刺激，由此触发了光敏性癫痫的发作，脑电波被闪烁光所牵制，导致大脑中的神经元无法发射，引发癫痫。这一假设与临床观察是一致的，最危险的频率处在 15～20Hz，只比大脑的阿尔法波稍快。这是一个来自外部环境的快速的、周期性的信号对人体生物学产生了明显影响的例子。

同步指的是多个动力学个体行为上的一致性。可以说，同步几乎存在于大自然的每一个角落，其可以在一定程度上说明诸多生物集群行为的内在物理机制。现在，主流科学家逐渐开始承认，还原论或许不足以解决我们面临的诸多终极奥秘：癌症、意识、生命的起源、生态系统的恢复力、艾滋病等。在一个系统内，若干个子系统（要素）不能很好协同，甚至相互拆台，这样的系统必然呈现无序状态，发挥不了整体功能而最终瓦解。相反，如果系统中各子系统（要素）能很好地协调与配合，多种子系统的力量就能汇聚成一个总力量，形成大大超越各自功能之和的新功能，也就是我们所说的"整体功能大于部分功能之和"。在中医的方剂中充分体现了药物子系统通过君臣佐使的协调，与炮制、煎煮方法的配合，从而使各个药物间相互作用产生了增效减毒效应，形成可以治疗疾病的药效。

2. 支配原理（伺服原理）

支配原理（伺服原理）用一句话来概括，即快变量服从慢变量，序参量支配子系统行为。它从系统内部稳定因素和不稳定因素间的相互作用方面描述了系统的自组织过程。系统内部既存在着维护系统稳定的因素，也存在着促使其向不稳定发展的不稳定因素，这些因素之间发生着相互间的作用，在系统内部，某些子系统的变化会导致或者控制另外一些子系统状态的变化，这些子系统能量之间或相互促进或相互抵消，达到系统内部的动态制衡。其实质在于规定了临界点上系统的简化原则："快速衰减组态被迫跟随于缓慢增长的组态。"即系统在接近不稳定点或临界点时，系统的动力学和突现结构通常由少数几个集体变量即序参量决定，而系统其他变量的行为则由这些序参量支配或规定。

这种序参量支配系统发展的支配原理，涉及慢变量、快变量和随机量三种变量。在运动中的控制变量分为"快变量"和"慢变量"，而"慢变量"也就是序参量处于主导地位。序参量是维持系统有序的慢变量。伺服原理下，快变量服从慢变量，它是一种自动控制调节系统，执行因素能够以一定的精度自动地按照输入信号的变化规律而产生状态的改变。

子系统总是存在着无规则的、自发的运动，也存在着子系统之间相互关联而形成的协同运动。当外界控制变量推动系统不断远离平衡态时，子系统间开始出现合作关系，步调开始一致，序参量得以建立。而序参量一旦建立起来，就可以控制系统的发展，成为系统整体运动状态的度量。从协同学的角度看来，序参量的形成，不是外部增加子系统的结果，而是系统内部子系统竞争与协同的综合产物。序参量是量化同步程度的一个单独的数值，是描述与物质性质有关的有序化程度和伴随的对称性质，是描述同步的重要参数。它是系统在特定的演化环境下，由内部因素相互作用形成，而不是系统外部给定的变量，其对系统产生有序起着决定性的作用。

正如协同学的创始人赫尔曼·哈肯（H. Haken）所说，序参量以"雪崩"之势席卷整个系统，掌握全局，主宰系统演化的整个过程。系统内部各要素由一种状态转化为另一种状态时，达到或者接近不稳定的转化临界点时向哪种状态发生转变是由序参量决定的，也就是说序参量主宰着整个系统的演化过程，它支配着其他变量。伺服原理便是基于这些因素之间相互作用来描述系统的自组织过程。序参量的数值总是介于 0 和 1 之间，完美同步状态的时候序参量等于 1，随机分散的时候等于 0，松散的序参量小于 1。如果序参量等于 1，就是中医所说的阴平阳秘的稳定状态或者健康状态。

3. 自组织原理

自组织原理是指一个与外界进行物质和能量交换的系统，会自动形成一个比之前更复杂、更完善的新系统。实现同步主要是通过系统的自组织，包括他组织对自组织的调节作用。他组织是指组织指令和组织能力来自系统外部，而自组织则指系统在没有外部指令的条件下，其内部子系统之间能够按照某种规则自动形成一定的结构或功能，具有内在性和自生性特点。关于自组织，赫尔曼·哈肯（H. Haken）对其是这样定义的："如果系统在获得空间的、时间的或功能的结构过程中，没有外界的特定干预，我们便说系统是自组织的。"而生命体自发形成的从无序到有序，从混乱到同步的组织行为就是一种自组织，这样的自组织引领生命体的诞生与生长发育。他组织通过不同的刺激、干预的方式触发自组织，从而达到协同的状态，最终实现同步，达到稳态。一个系统的自组织能力越强，其保持和产生新功能的能力也就越强。自组织原理解释了在一定的外部能量流、信息流和物质流输入的条件下，系统会通过大量子系统之间的协同作用而形成新的时间、空间或功能的有序结构。

自然界或人类社会都存在着自组织，自组织理论研究的对象是复杂自组织系统的形成和发展，也就是系统是如何在一定条件下自动地由无序走向有序、由低级有序走向高级有序的。在临界点，系统发生质变，产生协同效应，使系统从无序变为有序，从混沌中产生某种稳定结构，协同效应说明了系统自组织现象。而随着新条件的影响，系统又从有序的状态变为无序的状态。生命体也是一个远离平衡的开放系统，如果把它看成一个耗散结构，自组织的形式是确定的从宏观无序到有序的状态，具体体现为不断从外界吸取物质与能量，通过机体的新陈代谢，吸收精华，排出废物，使人保持正常的生理状态，也即是不断调节与环境或干预相适应的过程。人体是一个开放的复杂巨系统，无论是内部还是外部的关联关系都极其复杂。正常机体从单个细胞变成一个器官，一个系统，同时实现机体功能的不断完善，都是生命体随机的自组织，其中不能忽略的是过程中的普遍原理与规律。生命的存在有赖于各器官、系统的相互协作，精密控制，与外界进行物质、信息、能量交换，但每个个体的生命都有其难以改变的自我发展方向。

相较于大的生命体而言，人体健康系统是子系统之一，其同样具有极其复杂的关系。无论是人还是机器，都无法穷尽人体健康系统中所涉及的物质、能量、信息，以及其相互的关联关系，试图通过计算机或者人工智能穷尽所有物质、能量、信息及其相互关系，以及由关系间的协调形成的所有同步，进而组织起最有效的同步，是非常困难的。由于无法理解所有需要组织的相似因素，同样也无法组织起最有效的同步。生命自组织的过程会遇见很多可控或不可控的因素，正向因素促进其生长发展，负向因素抑制其生长发展。生命不是简单的线性活动，所以仅仅采用分析还原的技术方法作为人体健康系统的解决方案，是无法建立有效的生物应答的。更关键的是，用线性思维、循证医学所建立起的解决方案，即什么药治什么病，可能解决了该疾病的现象问题，但往往又有意无意地干扰或打破了人体自身"防病治病"（自组织）的生理秩序，导致活动紊乱，为发生更多疾病埋下了隐患。而这可能是即使全世界医药科技飞速发展，但慢性病却有增无减的原因之一，攻其一点不及其余，毕竟无法使人体这一开放的复杂巨系统的整体状态恢复到更佳的稳态。

第二节　同步与中医药系统

中医药信息是中医药及其子系统存在及变化的状态，是在中医药实践过程中，主体在开放环境中对客体变化过程中内外关系整合后生成的综合状态及其改变方式的体验。人体是一个整体系统，而各个脏腑器官是系统中的子系统，脏腑功能有序，脏腑之间的关联有序，方能达到人体系统整体功能的有序状态。在中医药理论体系中，关注了子系统（脏腑）的功能状态，亦关注子系统之间的关联协调，如"见肝之病，知肝传脾，当先实脾"，同时也发现了子系统不协同的无序状态，如"肝脾不和"。中医药系统具有复杂适应性系统的特征，体现在人和自然的统一性、脏腑经络的整体性、气血津液的协调性、辨证施治的灵活性，阐明了机体系统本身及其与外部环境之间的交互作用。

1. 阴阳平衡，形神合一

中医药学认为人体是由五脏六腑、气血津液等基本物质组成，通过脏腑的升降沉浮，完成气血津液在体内经络与器官的输布走行，进而完成呼吸、脉动等人体最基本的生理功能。如果五脏六腑协同有序，就能达到"阴平阳秘"的稳态，成为《素问·调经论》所云平人"阴阳匀平，以充其形，九候若一，命曰平人"，即身体强健、充盛，上、中、下三部之脉和谐一致。人体在外须合于天之变、地之居，在内须阴阳、气血、精、津液、脏腑、经络功能协调和谐，心理、智力状态良好，能融于、适应社会发展。从本原上说，神生于形，但从作用上说，神又主宰形，形与神的和谐统一，便形成了人体生命这一有机统一的整体。《灵枢·天年》曰："血气已和，营卫已通，五脏已成，神气舍心，魂魄毕具，乃成为人。"只有血气、五脏、精神、魂魄毕具，才会表现出生命力。从本原上说，神生于形，但从作用上说，神又主宰形，形与神的和谐统一，便形成了人体。

中医的健康是指机体在"天人合一"下的阴阳动态和谐状态；疾病就是机体在"天人合一"下的阴阳动态失和状态。但要达到这样完美的稳态和健康几乎是不可能的，真实世界的人类总是会有各种程度的阴阳失衡，但只要是存活于世的人都能够实现属于自己的相对稳态。稳态是相似的稳态，失衡是五脏六腑的失衡，在某种生理功能缺失的情况下还能达到某种意义上的稳态。如果稳态完全消失，那么自组织就处于崩塌状态，生命也将不复存在。

生命是一个有机统一的整体。《灵枢·天年》中"血气已和，营卫已通，五脏已成，神气舍心，魂魄毕具，乃成为人"，说明只有血气、五脏、精神、魂魄毕具，才会表现出生命力，才会是一个活体的人；"五脏皆虚，神气皆去，形骸独居而终矣"，明确指出了死亡的概念就是形神分离。所谓形，指形体，即肌肉、血脉、筋骨、脏腑等组织器官是物质基础；所谓神，是指情志、意识、思维为特点的心理活动现象，以及生命活动的全部外在表现，是功能作用。张景岳在《类经》中进一步阐发了"形神合一"的生命观，他说："人禀天地阴阳之气以生，借血肉以成其形，气周流于其中以成其神，形神俱备，乃为全体。"形神合一主要在于说明心理与生理的和谐统一、精神与物质的和谐统一、本质与现象的和谐统一等。

在中医药信息学中所说的同步就是这种天人合一，阴平阳秘，五行平衡，气血津液协调的状态，或者说是不断地达到和保持这种状态的过程。

2. 五脏六腑的自组织

"五脏六腑"包含了复杂适应性系统最基本概念，即它们都是依据外部变化来调整自身的状态，"以平为期"更好地发挥整体效应。从"五行-五脏"的模式下可以发现该模式中既包含自然科学的因素，又包含社会、文化的因素；既体现五脏之间不可分割的复杂关系，又体现人体内"藏"与自然外"象"的对应关系。五脏六腑的存在与运动状态，是一种自组织现象，也是复杂性适应系统的产物。单用五行来表示机体的生理与病理现象是远远不够的，五脏六腑、气血津液之间还存在很多无法用生克乘侮来表述的功能与变化。五行之间的生克乘侮关系彼此联结为一个整体，其间每一种运动形式都不是孤立的，而是相互协作制约的。

人体的各个脏器密切联系，五行的生克乘侮反映了脏腑的生理、病理变化。正如《素问·六微旨大论》曰："亢则害，承乃制，制则生化。"是五行系统处于正常状态下的调控机制。张介宾的《类经图翼》言："造化之机，不可无生，亦不可无制，无生则发育无由，无制则亢而为害。"两者相辅相成，共同促进事物的发展变化。一个脏器有病必然要影响到另一个脏器，同时也受其他脏器的影响，不能以孤立、片面、静止的观点看待任何一个脏器的病理变化。以心肺关系为例，心克肺，但"心克金也，而心火非金不能生，无金则心无清肃之气矣。然而肺金必得心火以生之也，火生金，而金无寒冷之忧"（陈士铎《石室秘录》）。因此，火（心）、金（肺）之间关系密切，肺之功能正常离不开心主行血，而肺之功能正常也会促进心之功能的发挥。再如肝脾关系，《黄帝内经》指出两者关系是脾土得肝木而达。实际上，肝与脾之间的关系远远超越于此。肝脾之间在生理上的关系是"脾土赖肝木之疏达之性，肝木亦靠脾土灌溉而升"。在五行中，肝属木，脾属土，木克土，两者相克而互用。肝藏血，脾统血，都与血关系密切，肝脾休戚相关。发病时，肝病可传脾、脾病可传肝，甚则两脏同时发生病变，形成肝脾同病。肝脾同病，表现为肝脾气虚证、肝脾气陷证、肝脾血虚证、肝脾气血俱虚证。因而在治疗时，会考虑到五脏子系统之间的关系，采取肝脾同治的原则，采用疏肝健脾、利湿退黄、调肝和脾、益气养血等法。

在人体的自组织中五脏六腑及奇恒之腑作为相互独立的功能单位构成了一级子系统，其功能活动既有随机性又有协同性；随机性主要表现为功能的相对独立性及阴消阳长的不确定性，如心主血脉，肺主呼吸；协同性除表现为五行的生克关系、阴阳的互根互用外，各子系统间还通过对气、血、津、精、液的生成、运化与排泄完成了人体的自组织，该过程为非线性的正反馈过程，也是构成人体系统相对稳态的关键所在。

3. 气机升降的协同效应

气是组成人体的最基本物质，升降出入是气的基本运动形式。脏腑之气不断升降出入保证了人体生命活动的正常进行。脏腑气机升降失常，则表现为生长壮老已的生命活动异常。如《素问·六微旨大论》所说："出入废则神机化灭，升降息则气立孤危。"人居天地之中，自然界六气与五行变运，无不影响到人体气机升降，脏腑之间功能活动也同样是气机升降运动的结果。

《医源》云"天地之道，阴阳而已矣，阴阳之理，升降而已矣"，指出人与万物生于天地气交之中，人气从之则生长壮老已，万物由之而生长化收藏。

升降出入的气机的基本形式，与肺的宣降、肝的疏泄、脾胃升降、肾的开合等作用密切相关。如肺与肝的关系，肝升与肺降相互为用的同时又相互制约，肺气得宣降，有利于肝气之升发；肝气得疏，有利于肺气之肃降。肺属金，肝属木，肝肺相克，两者通过这种克制关系达到维护人体气机平衡调顺的目的，古人将肝与肺气机平衡流转的循环称为"龙虎回环之势"。肝木升发与肺金清肃既助脾胃升清降浊之功，又调心肾阴阳之用。肝之经脉贯脂而上注于肺，两者共同统领一身之气的运行，使气机调畅、气血和调、经络通利，脏腑协调。肝与肺在病理状态下易相互影响。若肝中气火升发太过，灼伤肺阴，可导致肃降失常，可见胸胁痛、干咳或痰中带血。若肺失肃降，影响及肝，使肝失疏泄、气机不畅，又可见胸闷喘促等症。再如脾胃气机升降之枢机，脾胃属土，居中央，主四时，养四脏，脾气升而胃气降，斡旋四脏之气的升降运动，它既可引肾水上济心火，又可引心火下温肾水，以助心肾相交；还可引肝升之气克制肺降之气，亦可引肺降之气克制肝升之气。脾气升则肝肾之气皆升，胃气降则心肺之气皆降，故称脾胃为脏气升降之枢纽。

中医理论认为人的复杂性在于它自身和环境的相互联系及相互作用的复杂性，元气学说阐明了"形"与"气"相互转化的发展观，强调"从其气则和，违其气则病"，注重人的生命活动统一过程状态演化，从而形成自和的最佳状态。中医药的医疗任务就是调整这种状态的非平衡或非最佳状态，正如《素问·至真要大论》"高者抑之""下者举之"，《医碥》"盖欲升之，必先降之而后得升也；欲降之，必先升之而后得降也"，通过顺应气机升降之规律，遵循气机升降的辩证关系，达到自和的同步状态。

4. 人体序参量与中医体质

中医体质是个体基于先天遗传和后天获得所形成的，是人类在生长、发育过程中形成的与自然、社会环境进行能量、物质及信息的交换，是各种因素长期相互作用相互适应产生的人体个性特征，正如《素问·宝命全形论》所言："人以天地之气生，四时之法成。"《灵枢·寿夭刚柔》曰："人之生也，有刚有柔，有弱有强，有短有长，有阴有阳。"表现为形态结构、生理功能和心理状态方面综合的、相对稳定的固有特质。

从协同理论讲，体质类似人体的一种序参量。无论气虚质还是气郁质其形成过程是各种因素相互作用形成的内部变量，某种程度上也是决定机体健康与否的一个慢变量。其决定着人体对某种致病因素的易感性、耐受性及病变类型的倾向性，也是影响疾病传变及转归的重要因素。如果序参量无限接近 1，那么或许就可以出现"正气存内，邪不可干"(《素问·刺法论》)的理想健康状态。如果序参量无限接近 0，那么就会出现"邪之所凑，其气必虚"(《素问·评热病论》)的相对脆弱易感的情况。《灵枢·阴阳二十五人》根据体型与常见症状区分为二十五类体质之不同，且提出不同的体质会有相对易感的经络、疾病和相对脆弱的季节时间，如"金形之人……其为人方面，白色，小头……能秋冬不能春夏，春夏感而病生，手太阴敦敦然"。影响人体健康这个系统的变量很多，作为序参量的中医体质是属于慢变量的，当其他变量快速变化时，比如寒邪侵袭人体，比如瘟疫流行，人体系统受到了随机扰动，这个慢变量会支配或者在某种程度上决定人体的健康系统是否被侵扰，或者被侵扰后呈现的功能紊乱的状态。如气虚质感邪易留恋迁延，气郁质感邪易化瘀，阴虚质感邪易从热化，阳虚质感邪易从寒化就是体质序参量发生作用的表现之一。

中医体质是相对稳定的，但并非永远不变，可以通过外部条件的变化或者影响产生一定的变化。如某个气虚体弱之人，通过锻炼与养生，精气神得到显著提升，不再频发感冒。或者有人从40岁或50岁突然开始出现季节交替的过敏，而暴食生冷日久伤及胃阳的例子也屡见不鲜。通过有目的的中药调理，生活习惯、饮食习惯、环境的改变，进而使人体健康状态、各器官系统的功能产生变化。中医药的体质辨识和体质调理即是正视不同病人个体之间存在的差异性，发展和利用这种差异性，以触发病人自身竞争与协同机制的产生。依靠无形但却意义重大的序参量来发挥作用，引导不同的生命体在差异的和谐统一下不断走向同步与自治。

5. 同步与中医辨证论治

同步理论不仅可以用来解释健康人体的生命体征，也可以用来解释疾病发生发展的状态。中医诊疗过程，就是对人体的认识、体验的过程，常用望、闻、问、切等四诊手段，根据得到的症状、体征，总结辨识出证候，从而确立治则治法，处方用药。以整体观看中医的基本概念阴阳和五行，辨证论治即是从状态变量中识别人健康疾病的变化，通过阴阳自组织演化去识别相应环境变量的利害，从病态反应中分析其背后的生理功能。阴阳作为辨证的总纲，疾病的各种病理变化均可用阴阳失调加以概括，如寒热温清、虚实补泻、调和营卫、调理气血以及解表攻里、滋阴潜阳、壮水制火等法都属调和阴阳法则的范围。

证候是概括人体生命活动过程中某一阶段或某一类型的变化，一般由一组相对固定、有内在联系、能揭示人体生命活动某一阶段或者某一类型状态的症状和体征构成。包括了发生改变的时间、原因、部位、性质、邪正盛衰的变化等人体生命发展变化的动态因素，能够揭示证候的内在关联关系和发展趋势；又能呈现出当前阶段下人体与自然环境、社会环境等因素有机联系的多因素反应状态，强调的是天人合一及时间的阶段性和延续性。比如外感风寒，初起多恶寒怕冷，身重乏力，并无热象，但午后或入夜则热势始作，达到某种程度的症状同步，形成一种新的寒邪犯表的证候稳态，兼具恶寒、发热、身痛、无汗等经典的太阳表证，类似麻黄汤证。或初起咽痒、咽痛，并无风邪束肺之征，但一两日后咽痛减，开始咳嗽，咯痰，此时方进入一种风寒束肺的证候稳态。所以症状的同步其实就是进入一种证候的稳态。

中医通过望闻问切四诊的方式，获得包含了观测信息（症状、体征）在内的体验信息（证候）。辨证即是通过体验来把握人与自然的整体，显现真实。中医重视掌握疾病的由表及里，由浅入深，由此及彼，由简单到复杂的变化规律，如伤寒病的六经传变，温病的卫、气、营、血及三焦传变等，才能掌握治疗疾病的主动权，将疾病消除于轻浅阶段。不但考虑疾病的原发脏器及其主要病理生理改变，还考虑到病变脏腑的所胜与所不胜之间的相互影响。如当机体进入寒邪犯表证或风寒束肺证的证候混沌状态时，给予麻黄汤。这时药物作用于机体，症状在药效作用下逐步改变，一些症状减轻，一些症状消除，一些症状加重，直至机体形成一个最新的稳态。用药之后，可能会出现汗出热退，脉静身凉，恢复到感邪前的比较稳定的同步自治阶段。也可能会内传少阴，出现恶寒蜷卧，下利清谷，四肢逆冷的心肾阳虚的混沌状态，此时治宜四逆汤温经回阳，使机体重回有序和稳态。

中药包括药物的产地、种属、药用部位等资源信息，炮制、配伍等制备信息，再加上与人体发生作用后反映出来的性、味、归经等药物基本信息，以及功效、主治等动态变化信息，这些信息综合起来，形成了对中药的整体认识。方剂中中药的君臣佐使配伍，体现了中药子系统的相互作用，通过不同药物不同剂量在不同煎煮炮制方法下发挥的不同效应，达到方剂发挥的最大效能，即方剂的同步状态。理法方药是体现了中医诊疗认识的一种状态，将疾病认识与中医理论与处方用药达到协调，产生良好的疗效，也就是达到一种同步。因此中医诊疗的同步是无处不在的，疾病认识的同步，疾病与方剂的同步，从而使整个机体达到一种同步状态，或者说是稳态。

第三节 同步与稳态

稳态指系统的稳定状态。这种状态的根本特性是稳定，即不随时间的延续而发生改变。一个系统的状态可以有多种，在不同的条件下，可以保持不同状态的稳定而呈现为不同的稳态。同步是过程，而稳态是一种状态。稳态可以呈现在不同有序度、不同目标值上；考察和评价一个系统的稳态，不仅要看其是否稳定，更要看其稳定在什么有序度、什么目标值上。稳态不是没有变动，而是通过调节机制能够消除不稳定变动而保持在目标值上。

稳态是在不断运动中所达到的一种动态平衡；即是在遭受着许多外界干扰因素的条件下，经过体内复杂的调节机制使各器官、系统协调活动的结果，这种稳定是相对的，不是绝对的，一旦稳态遭到破坏，就导致机体功能障碍甚至死亡。人体稳态是医学的一个重要范畴，中医学的"阴平阳秘"和西方的"血液质学说"都可以说是对人体有序稳态的最早模糊整体认识。从人体整体稳态的建立、破坏、保持来研究和认识健康与疾病。

1. 稳态能力

稳态的保持机制是系统科学研究的一个重要目标，目前已提出的有控制论的负反馈机制、信息论的信息调节机制、耗散结构理论的最小熵产生机制等。稳态能力应该是系统应对外来刺激维持稳态的适应能力。健康的本质是稳态维持能力，同步是维持稳态能力的过程。从稳态的角度出发，疾病可以被定义为稳态维持能力的不足，使机体和系统应对外来应激的适应能力下降，难以应对外界不利环境最终表现为疾病。

作为开放复杂系统，稳态几乎是必然结果。人体稳态具有可调节性。各类生理指标都具有一定的波动范围，如果有外来干扰，通过各种反馈调节，最终仍回归到正常范围。如运动可以提高心率，但休息后很快可以恢复到正常范围。多次体育锻炼后，同样运动条件下，心率增加的幅度会逐渐缩小。我们可以理解成是心肺功能提高，或循环和呼吸系统功能改善，也可以理解为心脏发生了适应性改变。人体这种复杂开放系统，对各种外来刺激导致的系统偏离平衡，都会有相应的对抗机制。如运动增加心率，是为了解决运动时耗氧量增加的需要，心脏增加功能一方面可以通过提高跳动频率，另一方面也可以通过提高每次跳动的效率，这两个方面的变化都需要心脏相应调节方式发挥作用，在调节方式发挥作用的时候这一方面的功能会提高，以适应将来同样的功能提高的需要。最终结果是心脏应对运动的能力提高，表现出的是反应强度下降。

提高健康的本质就应该是提高机体和系统的稳态能力。稳态能力是健康水平的重要标志，如年轻人的组织再生能力相对较强，其实是应对外来损害因素后恢复到稳态的能力比较强大。年轻人剧烈运动后很快能恢复体力，但年老体弱的人则相对较慢。稳态能力的维持需要锻炼，有人终生很少有小疾病，但一旦患病，就可能是严重的疾病如恶性肿瘤。这种情况有人认为是免疫系统缺乏足够的锻炼，免疫系统功能逐渐变得应对能力不足，导致恶性肿瘤发生成为可能。对人体这种开放复杂系统，如何提高稳态维持能力是维持健康的重要方面，稳态能力的下降也是导致疾病发生的重要原因。中医药养生保健的方法即是通过运动、音乐、饮食、按摩、针灸等持续或间歇性刺激来提高人体的稳态能力。

2. 从同步到稳态

同步是稳态的内涵与外延，真实的稳态表现为同步。同步是稳态的前提和基础，同步是一种过程，并非结果。随着控制论和其他生命科学的发展，稳态已不仅指内环境的稳定状态，也扩展到有机体内极多的保持协调、稳定的生理过程，如生命活动功能及正常姿势的维持等，也用于机体不同层次或水平的稳定状态，以及在特定时间内保持的特定状态。这一过程，是通过同步达到的。大千世界充满了神秘的同步，比如什么时候很多蟋蟀突然开始齐声鸣叫，什么时候萤火虫开始一起闪烁，什么时候机体的肿瘤细胞无法被清除，开始了突变与快速繁殖。如果能够了解耦合的临界值，找到身体能够达到同步的临界阈值，试图通过药物或其他方式去调整这个阈值，从混乱的不平衡的状态调整到阴平阳秘的自组织的同步状态，就能解决阴阳失调、气血失衡的人体的疾病状态，形成自适应，通过同步解决关联的紊乱，消除无序的混乱，达到生命的稳态。

正常生命的波动是一种趋向平衡、趋向稳态的非平衡状态。一旦这种非平衡状态持续时间过长，就会导致机体异常状态的发生，机体与环境互相交换、互相影响的相对平衡模式就会被打破，在人体就会表现为疾病的发生。比如经常熬夜，昼夜颠倒，阴阳失衡，长此以往则阴平阳秘的状态被打破。症状与药物的同步是使混沌变为新的稳态。症状在适当的尺度和维度同步，药物在适当的尺度和维度同步。症状和药物在适当的尺度和维度形成的同步是达到稳态的必要条件。从这个角度而言，药物作用的对象是机体，是人，是混沌中非平衡的状态，而不是病，所以整体治疗的思路不是对抗，是通过药物或其他方法的作用刺激机体自身的调节能力，使其重新恢复一种稳态。综上所述，中医学的整体观念与个性化的辨证论治从其根源而言和系统科学具有类似的属性。系统科学的重要组成部分——自组织和协同学，是阐明复杂系统相变特征的有力抓手，不但能够说明自然界神奇的奥秘，也可以用来阐述人体脏腑气血津液生理功能与病理表现。

同步在中医药信息处理中具有重要的作用，相对稳定的证候是一组症状达到同步形成的；相对稳定的方剂增效减毒效应是一组饮片的作用达到同步形成的；人体的五脏子系统达到同步就形成了内稳态；天地人大系统达到同步就能形成整体的稳态；人体所具有的自组织功能通过级联反应协调人体各部分达到同步形成了机体的稳态。实际上，更为重要的是各系统、各部分之间的关联关系通过协同达到的同步，这对于人体稳态的形成与保持具有更为重要的作用，如通过协同调节五脏之间的关联关系达到同步对形成人体的稳态至关重要；通过协同调节多种症状间的关联关系达到同步对形成具有相对稳定状态的证候至关重要；通过协同调节不同气味、归经、功效的多种饮片间的关联关系达到同步对形成产生增效减毒功效的方剂具有至关重要的作用；通过协同调节天（气候环境）、地（地理环境）、人（社会环境与人体个体）之间的关联关系达到同步对形成人体这一开放的复杂巨系统出现和保持稳态具有重要的作用；同样，人体的自组织功能通过激活级联反应对人体各部分之间的关联关系进行协同、协调，从而达到机体整体的同步，进而形成稳态，起到至关重要的作用。由此可见，在中医药信息处理过程中，无论涉及的是实体，还是事件，或是关系，均需通过协同、协调达到同步才能形成信息处理所需的稳态。同步实现的人体个体的稳态实质上是当下多种证候与机体状态的同步；这种同步的状态实质上是机体的正常状态与异常状态的同步；而我们实施的干预措施，实质上是他组织的干预措施与自组织的人体自身功能在机体的激发点处通过协同、协调实现的同步所发挥的作用；人体的自组织所诱发的机体级联反应亦需要在相关通路上实现同步。

如果将同步与自组织看成是正常相对健康人群的状态，那就应该在用药或其他方式干预的过程中，尽可能根据机体的序参量特征，辨证施治，以阴平阳秘的稳态作为治疗的终极目标，通过协同、协调寻求在人体状态与稳态之间达到同步，将成为中医药信息处理的重要任务之一，而这也将会在未来开辟中医药临床研究与信息研究的全新领域。

第二章 属　性

如前所述，稳态在这里是指系统的稳定状态。一个系统的稳定状态可以有很多种，可以呈现在不同的有序度、不同的目标值上，系统在不同条件下能够保持不同有序度和目标值的稳定状态，因而呈现为不同的稳态。只要系统仍在运行，就一定处于某种稳态之中。

中医学认为，人是一个复杂巨系统，就其自然生长的过程本身就存在着不同程度的稳态：一生中生、长、壮、老、已会出现不同阶段的稳态，就其一年中所要经历的春、夏、秋、冬也会出现不同的稳态。而其身体状态本身经历的健康、急病、久病、轻症、重症等过程还是会出现不同程度的稳态，因此，只要生命没有终止，人这个复杂巨系统总会通过脏腑调节、气血运转，使人体内部保持某种稳定状态，进而与自然、与社会保持某种和谐状态。或者说，人体的稳态就是人体的一种同步状态，阴与阳同步，形与神同步，所有组成人体的信息、物质、能量达到某种程度的同步，脏腑经络、肢体官窍、气血津液达到某种程度的同步，简而言之，就是人体结构与功能达到同步状态，这些都是中医药信息学所认识的人体的稳态。

对于个体的人来说，最理想的稳态应当是阴阳协调，形神合一，人与自然、社会相和谐，一般来讲，人在壮年时期，脏腑功能强盛，气血调和，皮肤荣润，筋骨坚韧，精神饱满，可称之为"最佳的稳态"。但人处天地之间，作为一个开放的复杂巨系统，总会受到各种细微扰动，气候变化，饮食不节，劳逸失度，衰老疾病……这种绝佳的稳定状态很难达成，也很难保持。自中医药学诞生以来，产生了方药、砭石、养生、导引等调节人体的方法，患者和医生所追求的，都是这个"最佳的稳态"。但最佳的稳态主要靠人体自身的自组织功能，靠人力的他组织功能是难以企及的，大多数时候，人们都只能通过各种调节作用，实现与前一刻相比呈现为"更佳"的稳态，即更佳的个体生命可稳定延续的状态。

要想实现这种"更佳"的稳态，首先要依赖于人体自身的自组织功能。中医药信息学所说的人体自组织，包括出生前形成的先天条件，以及出生后个体所积累的后天条件，先后天条件叠加形成的个体体质，即自组织功能的基础。因为个体的先天条件不同，后天生长环境各异，个体自组织总是呈现出不同的特点和偏向，表现为不同的体质类型。但中医药学通过他组织进行的各种干预对实现这种"更佳"稳态的作用仍然是不容忽视的。

从中医药信息学的角度观察，获取、辨识、掌握稳态的真实信息，或可称之为"真实的稳态信息"，是开展有效他组织干预的首要条件。在信息科学中，信息既不是物质，也不是能量，物质、能量、信息是组成世界的三大要素，钟义信教授给出的定义是，信息是事物存在的方式或运动的状态[1]。而在中医药信息学中，我们给出的中医药信息的内涵是，结构、功能和状态是组成人体的三大要素，中医药信息既不是人体结构，也不是人体功能，而是人体的状态，是人体结构与功能存在或运动的状态。这种人体存在或运动的状态就是本书研究的人体稳态，是人体这个复杂巨系统在不断运行中以各种不同程度稳定状态存在的方式，因而"真实的稳态"本身就是中医药信息的表达。中医药信息即人体的稳态，具有其本身的特点，这是由中医药学科体系的特征所决定的，尤其是其所突出的天人合一的整体观、辨证论治的个体化诊疗思维等特征。要获取"真实的稳态"，进而达到"更佳的真实稳态"，必须充分认识中医药信息的特点，遵循其特点，才能处理好中医药信息，辨识"真实的稳态"。到目前为止，我们认为，个体的稳态具有认识、现象、整体、时间四个属性。

第一节　认　　识

从中医药信息学的角度观察，人体结构、功能的变化都是通过状态的变化获得的，这个状态就是本书所讨论的真实的稳态信息，这种稳态信息从本质上讲是认识论意义上的稳态，而非本体论意义上的稳态，因为无论是患者还是医生所获得的稳态信息，均是叠加了其自身认识的稳态信息，但是如何才能获取到真实的稳态信息呢？

数千年来中医学一直通过望、闻、问、切四诊来辨识人体稳定状态的改变，并进一步运用中医药学理论知识和个体的经验辨识这种人体稳定状态的改变，再通过思考归纳、判断、总结、处理，形成干预这种状态改变的通过他组织形成的方案。在中医医生的整个诊疗过程中，所涉及的并非完全是本体论意义上人体结构与功能改变的状态，而是包括了医生和患者主观体验在内的主客融合认知，也就是具有认识论意义的稳态信息，因此本书中所涉及的稳态这一概念很难给出一个定量的科学的定义。从某种意义上讲，这种稳态的认知是依赖于个体的体验，并且是融合了患者和医生两者个体体验的认识论信息。

1. 具有本体论意义的状态和具有认识论意义的状态

状态是人体存在或运动的方式，它来源于结构与功能，又并非结构或功能本身，是一种相对独立的存在。状态由人体结构或功能的运动而产生，也可以脱离产生它的结构或功能，单独被获取和认知。换言之，状态就是状态，既不是结构，也不是功能，这是因为状态虽然是结构或功能的表达，但其是结构与结构、功能与功能、结构与功能相互关联后叠加产生的整体运动方式，正是因为这种基于关联关系产生的涌现形成的整体性，使其无法还原到单一结构或功能，因为这种涌现形成的整体性已经具有了任何单一结构和单一功能所不具有的特性。事实上，人体结构或功能的运动状态包含了时间和空间上的双重规律，运动方式则涵盖了其内部和外部的一切联系，因此，人体的稳定状态是受人体结构或功能在时间与空间运动双重规律支配的，同时又与其内部和外部所产生的一切关联关系密切相关，特别是与这种关联关系所产生的涌现密切相关。

人体结构与功能所呈现（所表述）的存在或运动以及变化方式可以是具有本体论意义的状态。具有本体论意义的人体稳定状态是在没有任何约束条件之下产生的，不包含任何主体和主观因素，是更为客观的状态[2]。当然，这种本体论意义上的状态只是在理论条件下存在，人体本身是形神合一的，其"形"的客观存在一样会受到主体和主观因素的影响。

主体（无论是患者还是医生）所表述的该人体结构或功能运动及其变化的状态均是具有认识论意义的人体稳态的表述，包括运动状态及其变化的外在形式、内在含义和效用价值。具有认识论意义的稳态与具有本体论意义的稳态有着本质上的联系，都关心"人体结构或功能运动及其变化的状态"，但具有本体论意义的稳态是由人体"结构与功能"本身表述的，而具有认识论意义的稳态则由"主体"进行表述，以主体的存在与认知为前提，是对本体论意义的稳态的主观反映。

理论上来说，具有本体论意义的状态决定了具有认识论意义的状态的存在。因为被表述的对象相同，围绕其产生的具有认识论意义的状态与具有本体论意义的状态会存在趋同性。另外，这两种状态又具有不对称性，具有认识论意义的状态永远也无法等同于具有本体论意义的状态。

在中医药信息学范畴内，主体（医生或者患者）认识人体的状态，需要通过各种手段获取人体所呈现出的具有本体论意义的状态。如果主体为"医生"，则通过视、触、听、嗅等感知来获取人体具有本体论意义的状态，其获得的是具有认识论意义的状态认知，这是一种被感知的状态。如果主体是"患者"，则更多地通过自身体验来获取对于自身结构或功能存在或运动的状态，通过这种体验的改变来感知自身结构与功能的变化，获得的状态认知同样是具有认识论意义的状态，这是一种被体验的状态。人类，无论是医生还是患者，是无法感知到绝对的全部的具有本体论意义的状态，具有本体论意义的状态和具有认识论意义的状态之间的差异，是人类认知的状态和真实的状态之间的距离。

在中医药信息学场景下，如果主体为医生，则通过望、闻、问、切四诊来获得患者具有本体论意义的稳态变化，以中医药知识和其自身的经验来统合分析所获得的稳态信息，表述出医生对于患者"真实稳态"的认知，形成诊断。但实际上，该认知为叠加了医生经验与知识的、具有认识论意义的稳态认知。而在这个诊察过程中，医生不但要通过感知来获取具有本体论意义的稳态信息，还要运用中医药学理论知识和个体经验来分析这种状态。或者说，认识"真实稳态"的过程，是一个综合了客观所得和主观体验的主客融合的对人体状态的获取过程。

被观察的对象也就是患者会因为医生的观察行为而受到一定程度的影响。几乎没有能够不影响患者主观感受的观察方法，只是被影响的程度高低有所不同。

医生观察行为本质上是对患者状态的认识过程，也就是观察者（医生）作为主体，感知被观察者（患者），观察者想要获得的是被观察者的具有本体论意义的状态，但他通过观察而得到的只能是关于客体的具有认识论意义的状态。

在中医师观察患者时，对患者的状态（融合了身体和精神、结构和功能等状况）做出评判，在这一过程中，医生会通过视、触、听、嗅，或者通过仪器来对患者进行全方位的观察，但其自身的知识储备和知识结构，会对观察结果产生根本性的影响。中医诊断学讲求"以常衡变"，在认识人体正常状态的基础上，才能及时辨别发现异常状态。这种"常"包括大部分人类群体的统计学的"常"，比如我国人群正常面色是红黄隐隐，光彩润泽；也包括同一患者在前一时空的"常"，比如患者的肤色、体型、宿疾等。如果知识储备中没有人体的正常状态，或者没有获得该患者前一个时空的正常状态，那么异常的症状体征就很容易被忽略过去，患者目前的状态也无法被判断为是否处于新的稳态。

在分科越来越细致的今天，医生在某个方向上研究得越深入，在广度上就越难兼顾，因而不同医生，在观察同一个患者时，受限于各种主客观因素，所采用的方法、技术、工具的差异，以及知识结构和知识储备的不同，从而导致对患者"真实稳态"的认知偏差，造成最终的诊断结果亦不同。这即是认识的片面性。

就一般情况而言，不同医生产生的具有认识论意义的状态描述对象毕竟是同一个客体，结果虽然各异，在概率上，仍会大致趋向于具有本体论意义的状态。

日渐发展的科技在努力填补这一点，更精密的仪器、更快捷的知识获取途径、更准确的机器学习和辅助诊疗系统，都在致力于消除认识的片面性。"真实的稳态"具有本体论意义的信息，必然是包含了所有细节的真实，获得的细节越多，也就越接近真实。但中医的研究对象是一个处于开放环境下的复杂巨系统，即处于自然和社会环境中的人体整体，这就更加难以把握全部信息组合成的真实稳态。

人类试图运用器械来消除观察者的偏差，更全面、更微观地收集信息。从肉眼观察到 X 线透视，进展到电子计算机断层扫描（computed tomography，CT）、磁共振成像（magnetic resonance imaging，MRI），对人体的观察也越来越细致、微观。但无论多么精准的仪器，都是由人来设计、操控、读取、辨析的，机器无法超出人类已有的知识储备去获取未知领域的信息。更因为仪器使用者的存在，致使最终获取的患者信息中叠加了更多观察者的认识论信息，如内镜室的观察诊断和取样，受内镜操作医生的知识储备和技术水平影响，换一名医生来操作，可能会因为观察部位的差异和取样部位的改变，出现不同结果。这些观察者的主客观因素导致的结论片面性会进一步影响主治医生对真实稳态的判断。

医生的观察只能获得体征，对症状的把握则必须通过问诊，获得患者的自我表述，从这个意义上讲，患者才是距离自身真实稳态最近的第一位观察者。然而因为观察者效应和片面性的影响，患者也并不能完全准确获得和表述自己身体具有本体论意义的真实稳态。患者对自体的体验感知也受到其知识结构和知识储备的影响，仅就"以常衡变"来说，患者需要掌握大部分人类群体统计学的"常"，以及自身在前一时空的"常"。前者如医生患病后往往能更快发现异常，后者如"久病成医"，长期慢性疾病的患者对病情判断更有经验。但自身的知识和经验也会影响到对自体真实稳态的观察，比如心脏问题表现为牙痛时，误判为口腔问题，从而对真实稳态产生错误的具有认识论意义的稳态认知。

在中医整个诊断过程中，问诊，是医生获取与分析患者对自体本身具有认识论意义的稳态认知的过程。而患者此时需要将自己对自身结构与功能改变的具有认识论意义的稳态表述出来，这一过程必然会受到其医疗知识、文化程度、表达能力、方言口语等因素的影响，致使其表述进一步偏移其自身具有本体论意义的状态，最终导致医生获得的稳态认知是不准确、不完整的。

在这个过程中，患者作为被观察者，还会受到另一种干扰。被观察者一定会被观察者影响。在医生问诊时，患者也在应答医生，他们可能会因为某些顾虑，或某些习惯偏好，隐藏自身对身体状态的认知，以致误导观察者。如对医生的水平和经验不信任而拒绝正面回答问题，因为抵触心理而拒绝暴露患处或拒绝回答某方面问题。又如"白大衣高血压"，患者在看到医生后因精神紧张而出现了血压升高，就是典型的被观察者干扰的现象。

有经验的中医师会根据自己的知识和经验对患者的状态进行判断，然后围绕自己的判断，通过使用望、闻、问、切四诊的方法进行验证，在这个验证的过程中，医生会自觉或不自觉地引导患者朝向自己的判断来表述其自身的状态。因此，如果医生的判断发生偏差甚或是错误的，就有可能会对患者的表述产生误导，甚至会使患者产生感知偏差，顺从医生的思路去叙述自己的状态，从而由于对患者状态认知的偏差或信息收集不全面，在错误的诊断上越走越远。有经验的中医师会尽量降低自己对患者描述自身状态的影响，亦即尽量降低观察者效应的干扰，使得患者尽可能从自身认知的角度较为准确地描述自己感受到的状态。中医师的判断通常是根据相似性思维进行的,通过学习前人总结的知识,通过解读历代医家的医案,以及通过自身在临床学习和实践中遇到的真实案例,在脑海中形成无数状态模板。在面对一个真实的患者时,会将自己收集到的所有信息都如同拼图一样拼到一起,通过形成的状态拼图圈定相似的状态模板,根据状态模板做出判断。在临床实践中,除了依赖发散性思维使用这种依据拼图式的方式寻找相似性模板的模式外,有经验的中医师往往更多依赖指向性思维,即将自己在面对真实患者时收集到的信息聚类到一个相似的证候模板、方证模板,从而不仅做出状态判断,同时也产生了治疗判断。无论是发散性思维还是指向性思维,实际上都是遵循了相似性思维,即寻找相似的案例。这种相似性思维遵循的并不是相似性理论所论述的严格的相似,更多时候可能是这个真实患者的某个症状、某个体征、某个病因、所处的某个季节等,引起了中医师的联想,找到了面前的患者和曾经某个病例在某些方面的关联性,并根据"相似性思维"做出自己的判断。状态模板储备越丰富的医生,也就是临床经验越丰富的医生,也就越有可能找到更为相似的状态模板。由此可见,在临床诊疗中,中医师的经验是不能被忽略的重要因素,丰富的经验可以尽量降低观察者效应的干扰,距离具有本体论意义的状态更进一步。中医师的经验往往还体现在当其第一次的状态判断出现偏差时,经过治疗未能取得所期待的疗效时,还能够依据其经验,引导患者对自身状态进行更详细、更准确的描述,并对获取到的患者状态重新进行聚类,使其指向能找到的另外的相似案例中的证候或方证,从而开展新的治疗。能够在对患者状态认知产生偏差时进一步降低观察者效应的干扰,是经验丰富的中医师所必备的素质。

但经验也带来了更为复杂的多重观察者效应叠加迭代问题。患者根据其对自身状态体验所获得的认知,向医生描述自身的状态;医生用四诊的方法体察患者,结合自身的知识与经验,得出对患者状态的诊断结果;医生将病案记录下来,如果足够详细,那么他的学生和读者学习了医生的观察结果及据此获得的诊断结果,又将自身的心得体会总结下来传递给下一任观察者。如此往复,在一次次的传递中,观察者们形成的名为"经验"的具有认识论意义的状态模板里,不断叠加着观察者效应,如果所有观察者能够保证自己具有认识论意义的状态观察足够准确,那么"经验"将会越来越接近具有本体论意义的状态;但是,如果观察者们不能保证自己观察到的具有认识论意义的状态的准确性,那么迭代的观察者效应必然偏离最初的具有本体论意义的状态越来越远。但事实上,即使是最接近本体论意义的状态的经验描述,在成为被观察对象后,也无法保证观察者/学习者能够正确领悟和理解。这种表述信息与接收信息之间的偏差,也被称为信息噪声,会对认知偏差产生巨大的放大效应,最终造成更为复杂的多重观察者效应叠加迭代所产生的认识论状态,远远偏离具有本体论意义的状态。

因为观察者不同,经验和体验不同,导致观察结果存在差异的情况是普遍存在的,这种差异不仅存在于问诊的过程和结果中,同样,对于体征的观察过程和结果也受此影响。如对体肤热度的衡量,不仅医生之间感知不同,甚或医生和患者的感知也常常意见相左,部分潮热的患者,可能自觉发热,但医生感知热度正常。在体验性更强的脉诊、舌诊等方面,医生之间的分歧则更甚,受自身体感和经验知识的影响,针对同一个患者,不同流派的医家可能诊出完全不同的脉象、舌象。中医界关于四诊客观化的研究也已经进行了多年,在诸如脉象波形和舌诊色卡的标准化方面上,总不能令所有的医者满意,不仅是因为观察者的体验无法达成一致,还因为脉波图与舌象图同样无法和医生的体验达成一致。在某种意义上,这种完全依赖机器产生的、更具客观化意义的脉波图和舌象图,因为缺少了医生的主观体验,而很难与医生的真实脉诊、舌诊结果产生共鸣，也无法实际应用于临床诊疗。

由上可见，要克服观察者效应和片面性，获得更贴近患者"真实稳态"的认知，无论是医生还是患者，都需要有足够丰富的知识经验储备。而中医的研究对象是处于开放环境下的人体这样一个复杂巨系统，即处于自然和社会环境中的人体整体，这就使得无论是医生还是患者，都更加难以把握真实的稳态。

患者想要对自身状态有一个完整的把握，就需要掌握相对完整的医学知识，并能够掌握自身随时空变化而呈现出的不同状态的稳态，如在季节更替、地理变化、社会环境变更的时候身心会呈现什么反应；哪些是正常的，哪些是异常的；身体和精神状态自我调节的阈值是多少，上限在哪里；生、长、壮、老、已的生理发展怎样才算合理；自然社会环境改变时，如何及时判断流行病发生时机及自身可能会出现的危险倾向。患者甚至还需要有极为准确而高明的表达能力，可以将自身真实稳态的认知对医生不仅是正确、而且是准确地表述出来。这就需要患者是一个上知天文、下知地理、学贯古今的全知全能者。这当然是不现实的。事实上并不存在能够拥有全部知识的患者，也不可能有完全准确描述出自身状态的患者，大部分的患者对于自己的身心状态，只是如盲人摸象一样，抓到了一个尾巴，碰到了一只耳朵，再将这尾巴和耳朵当作是蛇或蒲扇描述给医生，而且，一般只能描述出感觉最深刻的那些部分，一些微小、但潜在危险性很大的状态，往往被其所忽略。患者这些偏颇的认知无疑会对医生的认知产生严重干扰。因此，过于依赖患者主诉而未能发现其身体另外的警讯，过于相信患者主诉而未能及时引导出真正的症状，过于关注患者自身状态而忽略了社会环境、自然环境对于人体的影响，都会影响医生对患者"真实稳态"的观察，得出不完整的甚至错误的结论。

就算能够修正和补齐来自于患者表述信息的缺失和误差，作为医生想要把握完整准确的患者具有本体论意义的状态，也需要使自己成为一个上知天文、下知地理、学贯古今的全知全能者。而这同样是不可能的。

针对这种情况，前人的经验会有一定的参照性和纠错功能，不是针对某一名患者，而是针对某一人群或某一类证候的情况进行修正补全。但对于某个个体而言，这一类经验未必是合适的，因此又有"三因制宜"等针对个体因素的认知经验。如"用寒远寒，用热远热""暑月不用麻黄"就是在提示观察具体患者时，需要关注自然环境对于人体的影响，"尝贵后贱"导致的"脱营"就是在提示关注社会环境对于人体的影响，时局不稳、战争、大疫流行期间要注意观察患者的心理状况，这些都是前人传递下来的经验（前人对患者状态进行观察后所沉淀出的经验）。这些经验有些至今仍有良好的借鉴作用，有些则随着科技生活水平的发展已经不再适用了，需要根据实际情况不断修订。

但总体来说，医生既然不能成为全知全能者，无论多少经验用以查缺补漏，也难以获得正确完整的患者信息。因此，指向性思维对医生个体来说就显得十分重要了。既然难以把握患者完整的状态，那么就努力把握患者具有根本性意义的状态，因为一旦这种具有根本性意义的状态获得改善，就有可能产生级联反应使患者所有的症状都获得改善，从而获得更佳的稳态。这就是中医常常强调的治病求本。运用指向性思维将能够把握的患者症状聚类到某一证候，治疗针对的是这一证候，希望通过改善这一证候，从而使患者全部的症状得到改善。实际上，我们也常常能够收到这样的效果。

在治疗方面也是如此，指向性思维使我们能够将患者的症状组合指向一个明确的经典方剂来治疗我们面对的真实患者，在这个经典方剂上进行加减，使我们更容易找到治疗这个患者的更佳方案。但这种指向性思维引导的方证对应同样受到观察者效应叠加迭代的影响，随着对经典方剂应用的案例不断增多，我们学习到的经典方剂应用的范围也越来越广泛，这种叠加的经验有些只适用极狭窄的范围，有些甚至是错误的，这些均导致具有认识论意义的方证对应距离具有本体论意义的方证对应越来越远。实际上，真实掌握方证对应，需要知道这个方剂应用对象的年龄、性别、体质，所处的自然环境、社会环境，其家族的疾病史，其个人生长至今的生活史，在就诊这一刻的所有症状和体征，以及这些症状和体征间的所有关联关系，这同样需要我们上知天文、下知地理，甚至无所不知，因而同样是不可能的。因此，具体的中医师对方证对应的应用同样是片面的。中医的整体观对于临床治疗方案也有着深刻的影响，无论是中药、方剂，还是针灸、按摩、导引等各种治疗手段，都需要将其要素有机组合在一起，形成能够发挥协同作用的整体治疗方案，但这种整体的治疗方案，同样也仅仅是靠层层叠加的对状态的认识——经验来施行的，中医医生也未曾掌握这些治疗手段中的某一种或好几种组合在一起形成整体方案的全貌，因为那也需要首先成为一个全知全能者。比如对于某一个具体的植物药饮片，想掌握它的全部信息，就必须知道它的产地、生长环境、选种育苗情况、生长过程中的天气变化、采摘后的处理炮制，乃至于饮片来自植株的哪个部位，甚或这个饮片所在的植株到底经历了怎样的遗传变异，必须在掌握了与这一个中药饮片有关的全部天文、地理、自然、人工情况之后，才能精确应用这一片饮片。世上并不存在全知全能者，医生也不可能完全掌握一个具体饮片的全部信息，前人在其个人实践中根据经验发现了中药饮片功效的知识，传递给后人，后人不仅认为这些知识是正确的，而且也把这些知识当作这种饮片的全部知识，施用于自己的临床。一代一代医者的经验积累，对于饮片的功效信息获得越来越多，从《神农本草经》300 多味药到 2020 年版《中国药典》的 600 多味常用药，药物越来越多，功效越来越复杂，但我们至今仍未能把握到哪怕某一味中药的全部功效。说到底，中医医生在使用中药时，也难以摆脱片面性。当然，不仅是中药，针灸、推拿、按摩、导引的组合方案同样存在着相似的问题。

关于疗效的判定也受此制约。中医的治疗并非针对疾病，而是针对人体本身。人生于天地间，正常状况下，人体自身、人与自然、人与社会之间能够达成一个相对稳定的状态，但这个稳态并非固定不变的，而是随着人体、自然和社会的变化而随时进行动态调节，在调节的过程中，也许比之前更好一点，也许比之前更糟一些。中医的治疗就是使患者获得在特定条件下、使用适当的刺激、依赖自身的自组织功能以获得的"最佳"的稳态。但处于自然与社会这个开放的复杂巨系统中，对于人体"最佳"的判定，也需要全领域知识。但是由于无论是医者还是患者都无法掌握全领域知识，也就无法做出一个有关"最佳"稳态的评定，所有人对"治愈"的认定都是依据自身的经验与知识，因而均是片面的。实际上对治疗的终点认知也是存在分歧的，这必然导致他们采用的治疗方法和治疗手段各不相同，疗程也不同，有的医生认为该患者已经治愈时，其他医生也许认为这个患者的疗程刚刚过半。所有医家对于"最佳的稳态"的认知都有其片面性，这也是中医学在对状态进行处理时无法忽略的问题。无论是以体征的消失为治愈，还是以患者自我症状消失为治愈，或者按检查指标进行判定，又或者以带病有效维持生存为目标，作为医者，所能追求的只是比患者目前稳态更好一点的"更佳的稳态"。

2. 信息不对称

我们不能知道作为个体的人体整体状态的所有细节，是原则性的、确定性的事情。因为人类还无法成为全知全能者，对世界的认知总是存在着片面性，总有我们目前尚未知晓的细节。就算真的存在全知全能者，一旦试图了解世界，他就成为了观察者，观察者的干扰改变了被观察者的世界，新的状态产生，之前的认知又偏离了个体的真实状态。

中医药信息是一种独特的体验信息。中医的证候，是综合了个体医生通过四诊（望、闻、问、切）所收集的有关患者人体变化的所有资料，包括症状和体征，结合时间、地点、气候等因素，运用中医药学理论和自己的经验及悟性进行综合分析，所获得的患者当下的稳定状态。证候的获得是叠加了客体表达（症状、体征）和主观思维（医生的判断）的主客融合的产物，患者的客体状态是具有本体论意义的状态，医生给出的结论是具有认识论意义的状态，具有本体论意义的状态保证了结论的趋同性，具有认识论意义的状态导致了结论的不确定性。

具体来说，对于人体这个开放的复杂巨系统来说，从整体的天象、地理、气候、社会、人文，到个体的地位、阶层、经济，最近的休息情况、情绪、饮食，乃至当下的环境、温度、湿度、声音、味道，都是导致患者产生具有本体论意义的状态的一部分；另外，作为观察者的医生，自身状态也会干扰患者的状态，导致患者的状态发生新的变化，覆盖了原有的状态。甚至诊断这一活动本身，也受到天象、地理、环境、患者状态的干扰，无数的因素叠加起来，最终使得诊断结果呈现出不确定性。

治疗过程同样如此，医生开出的处方，受到医生对患者状态的认知结果、医生的知识结构、医生当下的思维甚或情绪等影响；从处方到患者服用的药物之间，又涉及药物的生长、采集、炮制、制备、服用等因素；而药物效用也会因患者的依从性、对医生的信任度、患者固有的生活方式和服药期间的工作生活状态而改变；最终疗效的判定也依然要依靠患者对自己进行观察，感受自身是否达到了平和稳态，是否与世界重新融洽，这又进入了新一轮观察行为，再次陷入观察者效应。如此一来，疗效也是不确定的。

无论我们怎样努力去认识世界，观察者效应和片面性都在制约着具有认识论意义的状态向具有本体论意义的状态认知靠近，我们无法准确掌握世界的真实。但总有一些方法可以不断向真实靠近。

这些方法其实在前文中已经提及。既然我们不能成为全知全能者，那么集中足够多的知识，收集足够多的信息，是不是就能够离认知被观察者的具有本体论意义的状态更近一步呢？在一盏灯的映照下，物体会出现阴影；当有足够多的灯从不同角度照射下来，能够最大限度消除阴影。观察对象会受到观察者影响，那就准备足够多的观察者；每个观察者都不能避免其片面性，足够多的观察者从不同角度来观察，再将所有的观察结果汇总起来，总会有些被忽略的信息被别的观察者所收集。但在真实世界中，由于每个观察者都是独立的个体，都有着自己独特的思维方式和个体经验，其观察结果并非总是正确的，也就是说，每个观察者观察到的患者状态不仅仅是片面的，而且可能是错误的，因此，即便汇总了所有观察者的观察结果，依然不能使我们更靠近真实的状态，只有依靠个体的努力才能使自己的观察逼近真实的稳态。

医生认知的状态与患者的真实状态并非是对称的，这导致了不同医生对同一个患者的诊断产生差异，即便集中足够多的医生，对同一个患者进行观察后给出了足够多的诊断，在真实世界中依然不能获得患者的真实状态。即使没有医疗资源短缺和投入收益比等问题，实现了众多医生给出同一个患者多个诊断，由于个体差异的问题，依然不能使我们更加接近真实的稳态。但是不同的医生个体集中了足够多的病例后，这些曾经被收集到的状态，就形成了认知经验，这是经过临床疗效证实的认知经验，固化下来，就转化成为知识。在临床诊疗过程中，经验和知识是不能被忽略的重要因素，运用相似性思维在这些已有的病例中找到相似的模板，汇总足够多的诊断结果、处理方法和治疗效果，就能得到针对某一种状态的指向性明确的诊疗方案。

目前中医药院校的学生们通过解读前代医家的医案，通过在临床中学习老师们的处理方案，逐步掌握了这些经验和知识。遗憾的是人类大脑能够存储处理的信息量有限，个体中医师所掌握和存储的经验与知识总体来说是处于局部而不自知，未必能发现适用于当下需要处理的个体患者状态的方案。

针对临床个体患者状态的采集，我们所需要做的只能是尽可能全面。通过医生个体获取的患者状态认知将永远无法与真实世界中患者的真实状态对称，换言之，对于患者状态细节的收集永远无法穷尽，认知也永远无法完全切合实际状态，那么所能做的就只有在收集获取患者个体状态时尽可能全面。作为观察者的医生应尽量保持更客观、更全面的视角，尽可能地引导患者呈现最真实的状态。目前，计算机已成为信息处理的中坚力量，人脑无法全面兼顾的信息可以由机器进行存储和运算。随着数据处理能力越来越强，对信息的采集模式也确实发生了翻天覆地的变更，从小数据、样本数据，到大数据，最终将会进展为全数据。数据是部分可数字化的信息，只是认识论信息的一部分。中医药信息是一种包含了本质在内的主客融合的现象信息[3]，是通过主体体验获取的信息，是对中医药学领域中所有对象存在与运动状态的认知，经过数千年传承，在这些状态认知中叠加了大量的经验知识，转化成数据后成为了独特的"知识密集型数据"。中医药数据产生后，即被作为一个新的观察对象，对于中医药数据的处理，也就是解析数据信息的过程，获取更全面的数据和采用多途径处理方式可以缩小对状态认知的不对称性，比如采用逻辑化表达，使数据能够更清晰地表达和传递，以减少在状态认知过程中产生的误差。目前有研究者提出，采用全数据法对中医药数据进行研究，针对某个患者的全部信息进行分析，保留个体化诊疗的特色，获得诊疗经验，以求在诊疗过程中能够更准确地掌握患者的真实状态，希望离具有本体论意义的状态全貌更近一点。

不过，机器处理信息的上限，终究被人类科技发展水平所制约，消除认识中的片面性，道路依然漫长而曲折。也许等到可以将所有的数据都集中起来处理，已有的和正在发生的所有案例都纳入模板，并能在使用时准确对应，对患者"真实的稳态"的认识也就能离其具有本体论意义的状态更近了一点。目前，基于超大规模数据，使用大模型展开的研究，正在朝向这个方向努力。

第二节　现　象

与现代医学以纠正紊乱为目标不同，中医学以保持稳态为目标，因此，中医医疗的目的是使患者达到"更佳的稳态"，要达到"更佳的稳态"需要掌握患者当下的"真实的稳态"，针对当下的"真实的稳态"采用适当的方案，激活自组织功能，通过级联反应，使其达到"更佳的稳态"。"真实的稳态"是患者机体存在及运动的方式，是其结构与功能相互作用产生涌现后形成的整体表达，中医通过四诊所获得的，是对于"真实的稳态"具有认识论属性的主客融合的认知，也是具有现象属性的"真实"。一直以来，中医学被很多科学家诟病，认为是不科学的，只有现代医学是在科学的土壤中成长起来的，如果我们以现在科学的标准来认识中医，不科学是可能存在的，但就人体这个开放的复杂巨系统来说，现代医学又能认知多少？有多少现在医学科学认为是本质的东西将来是不会改变的？又有多少人体的本质知识是我们已经掌握了的？从这个意义上讲，中医学的"真实"是比现代医学的"科学"更为重要的认知，包含本质的现象比单纯的本质更具真实的属性。

1. 现象与本质

现象包含本质。

现象不仅仅包含本质，还包含了假象、干扰象。

本质通常指事物本身所固有的根本属性；而现象一般指事物发生、发展、变化过程中所表现出的外在联系性和客观形式，或者说是能被人感觉到的一切情况。

一直以来，我们都非常重视本质。那么是否除去本质，剩下的都不重要了？本质真的能够被捕捉到吗？又怎样保证我们所认为的本质就是真实的呢？

否定之否定是哲学的基本规律之一，揭示了事物发展中的前进性与曲折性。事物发展的方向和趋势是由低级到高级、由简单到复杂的螺旋式上升，人们对事物发展的认知，也是螺旋式上升的，对于世界本质的认知也总是在否定之否定的过程中一步步加深。我们现在所认知的关于世界的真实，不久后也许会变成伪真。时间永不停止，真实永在变化，我们所能观测到认识到的，绝不可能是纵贯时间长河的、全部的真实。就算把握住了当下的真实，下一瞬，这真实又已发生了变化。

同样，在医学领域中，我们认识到的真实也将会随着科技和认知的发展不断变更。当初被认为是绝症的传染病，随着抗生素的出现变成了普通疾病；人人谈之色变的天花，随着疫苗的出现渐渐消失了踪影；就连不久前还被认为是不治之症的癌症，也随着医学科学的发展朝着慢性疾病的方向发展。张仲景将外感病归入伤寒，刘完素在此基础上建立了寒凉为主的河间学派，张从正的攻邪派和朱丹溪的养阴派由河间学派发出，却发展成为两个不同的医学流派，而明清时期又在伤寒和河间的土壤上生出了新的温病学派。每个学派的诞生和壮大都应对着当时当地的疾病流行，代表了一时一地对疾病本质的认知，而时移世易，对疾病本质的认知也随之变易，新的学派由此而生。其实岂止是中医学，随着时间的推移，现代医学科学对疾病本质的认知也是在不断的，甚至是永恒的变化之中的。

前代医家将当时对人体稳态变化的真实状态总结下来，形成著作。当代医家们集思广益，将对人体稳态变化本质的认知总结出来，形成诊疗指南，而所有的诊疗指南又都毫无例外地处于不断修订之中。检测方法改变、观测手段改变、新的治疗手段出现，那些被奉为观测疾病本质的诊断金指标、常规治疗手段也随之修改。即使如此，这些当下的时效性的疾病本质也并非能够覆盖所有人群，不过是针对样本人群进行统计，选取了 95%的区间，作为了全体人群的疾病本质。就像我们常说的发病率和病死率，在面向人群的时候是以百分比呈现的，但具体面对正在发病或者因病死亡的患者，这个概率则是百分之百的。因此，即便是医学科学，到了关键时刻，也只能是一人一策，就如同对待"新冠感染"重症患者时一样，完全不能按统计学的有效率进行治疗，这是因为在真实世界中，很不幸的是没有一个真实的人的机体在患病时处于完全相同的状态。

本质很难掌握，对本质的认识在不断变化。认知本质的认识论信息也一直在流动，最全面精确的认识论信息也只能获得某个时间点的本质，而非真正的全部的本质。现象才是人类当下能够认识到的全部。我们能做的，只有尽可能获得更多的现象。现象是一个庞大的团，它包含了所有的本质，也包含了非本质的庞大而广泛的"象"。因为过于巨大，过于完整，因而变化并不活跃,时间和空间带来的变动没有那么显著和急切，这是由于两者所处的尺度和维度不同，大尺度下事物的发展总是慢于小尺度下事物的发展；本质与现象处于两个不同的维度，在时间维上，两者的发展速率是不同的。因此，对于现象，我们可以在一段时间里感知它，分析它，从中找到某一瞬间的"本质"。

由此可见，本质是存在时效性和群体性的。在某个时间点上，根据一定范围人群集合所总结出来的本质对于某一名具体的患者个体来说，一定是不可能完全吻合的，而针对具体患者本身，他的疾病每一分每一秒都在变化，医生在诊断时所总结得出的本质，也并不是他真实的本质。但他本身所呈现出的现象，也就是全部的症状和体征，在面对医生的这一刻，是具有真实意义的现象。

中医的治疗是把握患者当下的"真实的稳态"，继而通过他组织构建起适当的方案，激活人体的自组织功能，引发我们目前尚无法知道的人体自身的级联反应，促使患者进入"更佳的真实稳态"。这个"真实"是包含了所有细节的真实，因为具有认识论意义的稳态无论如何都与具有本体论意义的稳态存在不对称性，我们所能获得的真实稳态永远不会是完全的真实稳态，我们只能想方设法地使我们认知的"真实"的认识论稳态去靠近具有本体论意义的"真实"稳态。而中医形神并重的个体化诊疗特点，注定了关于"真实的稳态"的认知中包含了大量的个体患者和个体医生的感觉与体验。症状是患者的感知，疗效也关系到患者的感知，疼痛、满闷、麻木、沉重，发生部位、时间、频率、强度，有无好转，这些都只能依赖患者的感知和表述，这些感知和表述对于患者来说是真实的；而在诊疗过程中关于体征的收集，尤其是面色、舌象、脉诊的判断，又依赖于医生的感悟和体验，这对医生来说也是真实的。患者无法完全把握和表述自己本身的真实稳态，医者在患者表述的基础上更无法把握患者的真实稳态，那么他所总结出的患者的稳态的本质，自然也不是完全的真实的稳态本质。我们在临床上所说的"治本"只是指向我们认知的患者状态的本质。

如同我们所说的与现代医学以纠正紊乱为目标不同，中医学以保持稳态为目标，因此，中医的治疗并非是针对疾病的，并不是要和病原不死不休，一定要拨乱反正，纠正紊乱；而是针对患病的人，将其调整到自体与自然和社会和谐相处的稳态，那么与其去刻意追求紊乱的本质，不如面对稳态的全部现象，去认知患者当前的状态，以保持稳态为目标去进行矫正和调节。

现象包含本质，现象和本质同样重要。由于人体是一个所有组成因素相互关联无法分割的整体，因此，无论触及人体的哪一个因素都会引起其他相关因素的变化，攻其一点不及其余，都会引起我们认知之外的连锁反应，它们中间的一些有可能在很长一段时间后才能体现出来，但可以知道的是，它们不会不出现，而它们的出现最终会导致机体稳态发生我们所不愿见到的变化。

那些存在于现象之中的，我们以为的假象、干扰象，在忽略它们的情况下，也可能突然给出致命一击。中医诊断中有证候真假的判定，真热假寒证是亡阴的危重证候，那些四肢冰冷的症状，固然在诊断时属于寒性假象，却也提示了病情的刻不容缓；一个因气虚而便秘的患者，其证候属于真虚假实，这个便秘固然并非实证，是一个干扰象，但处理不及时，时间久了也会变成干硬实便，转化成真正的实证便秘。中医学辨证中讲求的"标本"，也有"急则治其标，缓则治其本"的原则，一个因瘀血而大出血的患者，固然其"本质"是瘀血，若忽略正在出血的现象，也可能因失血过多而不治。中医甚至会在治疗时也运用这些假象，比如组方配伍中的"反佐"，在治疗寒证的温热方剂中，加上一点与疾病性质相似的寒凉药物来欺骗身体，引药入内，以使身体更快接纳方药。如白通加猪胆汁汤，以寒凉的猪胆汁作为反佐药；或者将热药放冷服用，以冷的假象与疾病性质保持一致，将温热药引入身体。

当然，中医临床的最终目标还是要"治病求本"，这个"本"应该是患者此刻疾病的根本症结所在，也就是疾病的真实"本质"。但因为无法把庞大的现象之间的关联关系完全建立起来，只能通过我们所认识的本质来概括所有现象及现象间的关联关系，即我们自以为的现象和现象间关系本质的概括，并借此确定激活人体自组织的位点。这个位点，即是治病求本的"本"。

中医药信息学以中医药信息为研究对象，由于中医信息学中结构、功能与状态对应信息科学中的物质、能量和信息，因此，具体来说中医药信息学是以中医药领域存在的状态为研究对象；以中医药学领域状态的现象和状态变化的规律为研究内容。中医药及其子系统存在及变化的状态都在中医药信息学的视线之内，我们重视包括本质在内的现象，不排斥本质，但同样也并非不只注目于本质，而认识的核心终究是现象。

2. 不确定性与确定性

如果我们能够完全掌握本质，世界的发展应该是确定的，世界应该存在若干公理，根据其进行推导，世界一定会沿着相应的轨迹发展。

但世事无常，不确定性才是世界变化的主体。绝对的不确定性中又包含着相对的确定性。

如果我们以线性科学的视角去认识世界，那么很多事情都是确定的。比如在限定条件后，我们可以获得一些定理，一些公式，对未来发展进行推导。就像物体运动，假设我们生活的世界不存在阻力，那么给物体一个初始动力，它将永远运行下去。但实际上，阻力无法消除，永动也只存在于想象，"公理"是在许多科学分支中所共有的一个不证自明的假设，也只能是假设。究其根本是因为我们生活的真实世界是非线性的，而非线性、复杂性是真实存在的。

人类的健康也是如此。现代医学科学对于某些人体指标的正常值范围的划定，也只是在一定范围的人群中综合分析出的概率。很多健康指标是根据 95% 的统计区间来确立的，但剩下的 5%，不应就此被忽略，95% 是一个概率范围，剩下的 5% 则是在概率范围之外的不确定性。现代医学科学的诊断标准和治疗方案，也都是在概率原则上确立的，当足够多的人表现相似时，即将概率里的内容假设为确定性；概率之外的个体，就被定义为不确定性。确定性的部分被固化成较为普适的"定理"传播下去，成为了知识，这部分知识因适用于群体，易于表达，容易被更多人接纳，通常用于教学传授，也就是所谓的"明知识"，教科书和验方都属于这种大概率的明知识。

在小数据环境下，为了消除不确定性，人们制定了严苛的筛选标准，只保留最相似的案例，想从中获得确定性，但是入选条件越苛刻、样本量越小，容错率就越低，任何微小的干扰都会导致结果偏离预期、偏离真实。进入大数据时代，因为其数据量巨大，可以抵消小数据中的误差，适当舍弃了微观层面上的精确度，从掌握事物、现象大体的发展方向上，大数据能够发挥更好的作用。小数据上的不确定性，表现为大数据上的包容性，这是大数据的混杂性特点。

大范围的概率适用于大多数情况下，而小范围的不确定性则不属于大多数情况。在没有掌握相关信息之前，某个人的正常心跳值是不确定的，但通常这个值依然会落在教科书中规定的正常值区间内，因为这个区间本就是根据群体概率计算出的。当然，因为个体的差异，某个人的正常心跳值超出了教科书规定的区间范围依然可能是正常的，比如运动员的心跳通常会在这个区间之外，但依然是正常的，只不过是其长期大运动量训练的结果。

个体的不确定性不会表现为群体概率，只能表现为个体概率。具体到某个患者来说，可能因为淋了一场雨而患上了感冒，感冒也许会迁延成了肺炎，也可能根据其自身的经验喝了姜汤而自愈了，还可能因为喝了姜汤导致上火，引发了牙疼，很难说哪个发展是最可能出现的。对个体本身来说，每个人都是唯一的；对于群体来说，个体种种无法确定的发展方向形成的概率只能适应一般的情况，而无法包容全体个体。但中医学面对的终究还是真实的个体，每一个患者自身的发展未必会遵循群体概率，这些不确定性的个体概率部分，恰恰更适用于真实的个体。这些个体概率的知识，更准确地说是经验，不具有普适性，且既不易表述，也不易领会，通常还不会被写入教科书，但有可能作为经验传承下去，一旦医生遇到了相似的情况，就有可能会发挥出比总结群体概率写在书本中的知识更大的指导作用。这些总结个体概率产生的经验就是所谓的"默知识"，或者是有朝一日可以转换成为"默知识"的"暗知识"。

中医在诊疗过程中，会针对患者个体收集足够多的数据，这些数据包含了本质的现象变化，也包含了概率的发展方向及其所有不确定性的发展方向，还包含了大量稳定与不稳定的关系，只要能够把握患者所处的状态，就可以形成针对这个个体的诊断，从而采用适合这个特定个体的适当药物或别的适当的治疗手段进行干预。在此阶段，疗效还是一个关于未来的推导，只能假设在干预方案正确、患者完全依从、药物质量足够优秀、三餐有时有节、没有过寒过热等最理想状态下，可能出现的治疗效果，就如同我们假设运行中的物体不会遇到阻力。实际上在实施了治疗手段后，患者的身体状况发展方向是不确定的，就算是在足够理想的状态下，也存在某些特殊的情况，比如个体本身对于该治疗手段没有反应，甚至因为某些药物出现了过敏反应、毒性反应等。比如使用六味地黄丸滋补肾阴，治疗肾阴虚心火旺的心肾不交，失眠多梦，却因为过于滋腻，火气更盛，反出现了口舌生疮。又如因肺气虚易受风邪，颜面微肿，以黄芪补气，却因对黄芪过敏，全身瘾疹，肿势更甚。因为所有的干预方案，无论是方剂、针灸、导引，作用于人体时，一定会激活人体自组织活动从而引发一系列的级联反应，这种自组织活动引发的级联反应目前还处于黑箱之中，我们并不清楚激活了什么、引发了什么，因而具有极大的不确定性。

但是在这些不确定性反应出现前，预设疗效时，我们依然会采用某些特定的方案，因为从过去足够多的案例来看，这种方案取得疗效的概率最大。不同医生针对同一个患者制定诊疗方案时，也许会因为医生的流派、医生的经验、医生的知识结构不同导致选择的方案各有不同，但足够多的诊疗方案综合来看，大方向上多少会保持一致，会落在一个确定性的概率范围内，当然，这个范围可能是非常大的，因而是模糊的。

现代中医学的发展，在很大程度上确立了辨病为先、辨证为主的诊断原则，并在很大范围内采用这种方法，即先在一定群体范围内收集指定的信息，总结出疾病大致的边界及核心要素，建立关于某个疾病的核心症状体征及发展趋势的认知，在此基础上建立关于某个证候的认知，以及相应治法的认知，这些都是在一定群体范围中收集指定的相关信息所获取的最大概率的结果。自从量子力学产生之后，随之产生的就是统计力学，使概率的应用越来越广泛。在工业大发展的今天，在基于群体概率的基础上，大量使用的产品是中成药，其是在针对群体概率给出的可能针对较大范围的人群产生较好疗效的基础上，固定了治法和方药组成所形成的大批量生产的药物。因为面向的是根据群体概率统计出的大概率范围，所以这种疾病具有这个证候的每个患者服用时，都或多或少有些作用；又因为被固定在这个群体概率的范围之内，针对每个患者的个体疗效又都不是那么理想。不过，中成药毕竟具有方便快捷的优势，也毕竟是针对群体概率研制的治疗方案，就像教科书和诊疗指南一样，在当下快节奏的生活环境中，有着较好的应用场景。另一种群体概率的应用场景是疫病，因为疫病的强传播性，所有个体的症状具有高度的相似性，因而可以固定几种方药进行应对；又因为疫病是大范围发病，病情迅速猛烈，令医者无法及时针对每个患者进行治法调整，所以在群体概率的基础上先以固定的几种方药应对，也是必要的。但具体到重症患者时，依然需要根据个体概率进行个体化治疗，这是因为每个真实的患者即使都感染了相同的疫病，但由于其体质的差异、个体状态的差异，使用相同的疗法依然难以获效，必须个体化辨证治疗。即使现代医学发展到了今天，在针对"新冠感染"重症患者时也不得不采用一人一策，否则患者的病死率依然会很高。

在真实世界里，具体到某一个患者，疾病的发展趋势和证候的演变就表现得更加不确定，可能因为天气变化、人际关系、饮食起居等各种因素的扰动，表现出无法确定的发展方向；针对这种不确定性，需要制定新的治法和方药。当然，大部分情况下，患者病情的发展方向依然可能在群体概率的范围内，只是有小范围的不同发展可能，针对这种微小的不确定性，通常会在验方的基础上进行加减。这就是中医学根据相似性思维开展的个体化诊疗。

个体中医师所进行的医案学习，就是针对这种被掩盖在群体概率下的不确定性，为采取有效的应对方案所进行的知识储备。通过学习医案，可以看到很多个个体在经过很多种诊疗方案时呈现的病证过程发展轨迹，这些案例是个体的，但他们是实际发生过的，他们的诊疗已经凝固于"过去"这个时间点，因而也是确定的。在遇到某个真实的病患时，其可能某个点与过去某个时光中的某个案例发生重叠，这个重叠的点也许是季节，都出现在炎热的夏季；也许是发病的契机，因为天热而食用了过量的生冷物；也许是一组症状，患者都出现了呕吐、腹泻、头痛、胃痛。那么这个案例就可以被拿出来作为参考，为当前的这个患者制定出一个更加符合其个体状态，或许可能是更加有效的诊疗方案，这个方案也许采用了参考病案的全套诊疗方案，也许只取用了其中的某个点，加减了某个药物，针灸了某些穴位，这种改变后的治疗措施也许并不适用于群体性的大概率，但对于当下这名患者个体，可能有更大的可能取得更好的疗效。这个重叠点只能靠医生的相似性思维来发现，对于医生来说，这种发现也是一种个体概率事件，一名医生发现的相似点在另一名医生看来可能完全不相干，这本身取决于不同医生个体的经验、知识及悟性。当对这个患者的这次治疗取得了理想的疗效，就有可能也会被作为医案记录下来，为下一位医生带来启发；当然也有可能会因为没有取得良好的疗效而被记录下来，为后人制定治疗方案时带来思考。

由此可见，在个体化诊疗的过程中，个体的医生面对个体的患者时，其诊疗过程中必然充满了无数的不确定性。

这一方面，医者因为受限于个体的脑力和精力，而患者也受限于时间和成本，群体性的概率总结、相对确定性的具有大概率特征的知识抽取是必要的，也有利于知识的传播和人才的培养。就算是在个体化的诊疗过程中，也必须应用一些来自群体概率的知识，为制定出一个相对确定性的诊疗方向提供参考。另一方面，个体患者所存在的不确定性也绝不可忽略，一个在群体中总结出的有效率 95% 以上的治疗方案，很有可能面对个体时是完全没有疗效甚至出现反作用的方案，此时基于群体性的 95% 概率，对于个体患者而言就是 0。因此在使用群体概率正确的诊疗方案的前提下，还是要全面收集认知具体个体患者的真实状态，尽量向个体患者的"全数据"靠拢，根据个体患者的不确定性，调整基于群体概率所获得的治疗方案，才能取得对于某个具体患者来说的更佳疗效，使其获得"更佳的稳态"。

即使是在抽提群体概率的过程中，也要注重收集整体而非样本的数据，对事物轮廓和脉络的把握比获得事物严格的精确性更为重要，只要掌握了个体稳态的大体发展方向，就可以设计出相应的治疗方案，且在大部分人群中取得良好疗效。中医药信息学在数据处理时，不应该过分追求微观层面的具有确定意义的精确性，不必开展严格的数据清洗工作，不必过于注重这个概念和那个概念是不是完全等同，因为如果丢失了中医本来拥有的宏观层面上的洞察力，忽略了那些被清洗掉的不确定性，那么就有可能偏离了中医药学的真正的发展规律，使数据处理所获得的结论并不具有真实性。

3. 关联与因果

两个事件之间有关联关系，并不一定表示两个事件存在因果关系。关联关系提示"是什么"，因果关系提示"为什么"[4]。关联关系中包含了因果关系，又远比因果关系的范畴更加广阔，在获取人体稳态的过程中关联关系也更加实用，因为因果关系只是一种特殊的关联关系。

事物内部存在着大量的关联关系，这些关联关系表现于外，即是现象。现象之间存在的关联关系，有可能只是关联关系，而并不存在因果关系。大数据所具有的特点之一是相关性，通过分析有用的关联关系来帮助人们识别一个现象，而不是通过发现因果关系来揭示其内部的运作机制，换言之，在很多情况下，我们无须追究两种现象间的因果关系，不需要知道"为什么"，只需要知道"是什么"就足够了。通过关联关系，我们可以预测事物发展的可能结果，但不能预知，因为只有因果关系才能推导出事物发展的必然结果。

如果说因果关系决定了事物发展的确定性，关联关系则决定了事件在群体中出现的概率性。因为具有认识论意义的状态与具有本体论意义的状态存在着不对称性，我们无法预知人体发展的必然未来状态，而掌握了事物的关联关系，则可以预测有可能发生的事情，这个有可能，会有较大的发生概率，使我们了解人体发展的可能状态。

现象中总会包含着本质，不确定性中总会包含一定的确定性，大量的关联关系中也必然包含着因果关系，只是现阶段，人类尚未揭示出这种因果律的内在机制。既然如此，在无法确定因果关系的时候，将所有关联关系，包括稳定和不稳定的关系都考虑进来，总会得出一个相当大概率的预测，正如我们在群体范围内抽取出的知识和经验，或许不具有因果关系，但总会具有相关关系。

中医药信息学非常注重关联关系，尤其注重包含了因果关系的关联关系。在中医学的理论体系中，因为相对重视人体的功能，使得很多概念的来源并没有实质性物质的对应，比如脏腑，比如气血津液，比如经络。如果一定要在人体中寻找出相应的器质性器官，从其解剖结构来推导生理功能，将会发现困难重重。这些脏腑经络气血，更多时候只是对生理功能集合的抽象概念，它们与解剖结构之间存在一定的关联关系，在解剖结构上看起来有据可循，比如心脏结构与心行血功能之间的关系，肺脏实体与肺司呼吸功能之间的关系，是可以理解可以推导的；更多的功能看起来与解剖结构完全不相干，比如肾藏精的功能；甚至还有的在身体中找不到相应的器质性实体，比如六腑之一的三焦，比如经络系统。因为涌现的存在，系统的功能总是不等同于组成它的各部分之和，活着的生命体呈现出的现象，无法与低尺度的结构一一对应，脏腑理论如此，方药理论也如此。药物的功效与药物实体之间的关系，既存在物质基础的关联关系，如一些已被证实有效的化学成分，比如人参皂苷，因为该成分有增强免疫力的作用，所以含有大量人参皂苷的人参具有补气强身的功效，这一相关关系在现阶段被认为是人参补气的物质基础；也有在大量临床观察应用中总结出来的关联关系，如玄参补肾，丹参活血，目前大部分中药功效都是在临床应用中总结出的关联关系；甚至有些关联关系是根据中医理论抽象得出的，比如黑色中药入肾，甘味中药入脾等。至于方剂，由于其涉及的药物更多，组方依据抽象出的中医理论，不仅针对脏腑经络气血的功能，而且还包括了脏腑经络气血功能之间的关联关系，因此，其中的相关关系就更加难以明确表达出来了。

过去几十年里，在还原论思想指导下，人们一直在努力寻找中医理论中的因果关系，在脏腑实体与功能之间、经络的解剖结构与功能之间、中药的化学成分与功效之间、复方的化学成分及化学成分相互作用与功效之间寻找因果关联。在开展的这些研究中，小部分在现阶段通过各种现代科学手段的分析表现出了某些因果关联，但大部分则耗费了人力物力，未曾取得关键性的成果。中医学存在了数千年，虽然其理论缺乏现代科学手段的证实，没有找到因果关系，但这些理论也在中医临床中发挥了几千年的效用，之所以会如此，是因为中医学本身就是建立在系统科学的基础之上的。既然中医学发源的土壤并非是还原论，因而，因果关系也并不是运用中医理论的必要条件。

脏腑的结构，脏腑的功能，脏腑间的生克关系，经络的循行，脏腑与经络的属络关系，脏腑与气血津液的生成、循行和代谢关系，药物的性味归经，功能主治间的关系，方剂组成的君臣佐使及其效用的关系等，都是中医在临床实践中总结出来的"存在即合理"的关联关系。这些关系在被发现后，应用了中华文化、中国哲学、中医理论进行了归纳和总结，并根据这些关联关系进行了推导和扩展。推导的结果再应用于临床，有些证实是起效了，于是被记录下来，成为了经验；有些没有发生效用，逐渐被弃用了；还有一些为了适应理论，进行了概念的漂移，如"益火补土"，本是应用了五行相生理论，按心属火，脾属土，火生土，益心火以补脾土，但在临床实践中发现，补心火对补脾阳并没有良好的效果，反而是补益肾阳能够温脾，由此将"火"的概念由心更换为肾，变成了补肾阳以温脾阳。由此可见，中医学存在的关系多为在实际中依赖经验总结出的关联关系，而非因果关系。

因此，通过基因、细胞因子去探寻证候的本质，通过药理、药化手段研究中药和方剂疗效的作用机制，探索药物和疗效间的因果关系，寻找经络的解剖结构，追索脏腑器官结构与功能之间的因果关系，所有这些运用还原论方法在中医研究中求索因果关系的努力，一直都未能取得理想的成果。反而不如放弃对因果关系的追寻，用关联关系来理解和运用中医理论。

4. 个体与群体

人类对于事物的认知，是从观察个体开始的。

观察个体，获得认知；扩展到观察群体，以归纳特征。群体所具有的所有特征都是个体特征的抽取。对于认知而言，越是个体的，就越是全面、具体；越是群体的，就越是一般、抽象。中医学常常运用"取象比类"的方法，就是一种从个体中抽象出群体特征的方法。在对所有个体特征进行抽象后，将抽取到的特征按相似程度归类，就形成了一个个群体。如果按动、静、寒、热的"象"归类，就获得了"阴""阳"的两大类；如果按"炎上""润下""曲直"的"象"归类，就得到了五行的五大类；按脏腑的生理功能和结构特点分类，形成了"脏""腑""奇恒之腑"三类。

群体是对个体的抽象，世上只存在真实的个体，而不存在真实的群体。

正如第二章第二节"不确定性与确定性"中所提及的，群体性知识是通过对概率的总结和抽取得到的。既然是抽取出来的，就不可能是真实的个体现象，对于每个个体而言，群体性的知识只是他们较大可能发展的方向，个体真实中的群体概率，而非真正的个体的真实。

每个患者都是一个个体，而某个疾病的患者，某个证候的患者，都是通过抽象而得到的群体，这些群体都包含着个体的某部分共同的特征，这些特征因为相似，出现了聚类，表现出了相似的特征，将相似的特征抽提出来，就形成了一个群体共有的特征，这个过程中凝聚了人类对事物本来面貌的认知和表述，或可称之为"共性"知识。而这个过程必然受到当前科技水平的制约，受到总结者个人的认知水平和知识结构的制约，换一个时间段，换一个总结者，这个被总结出来的"本质"就有可能发生改变，所以群体的"共性"知识总是在随发展而发生变化的。

群体性的知识因其大多是基于群体概率产生的，一般都是作为明知识载入教科书，因而易于传播，也易于领会，可以帮助后来者掌握最具群体认可的知识，从知识掌握把握的角度看是走上了一条相对安全的有把握的道路。比如气虚患者用四君子汤，血虚患者用四物汤，阴虚患者用知母、生地黄，阳虚患者用肉桂、附子，这些经验就是从气虚、血虚、阴虚、阳虚的患者群体中抽取出来的共性认知。这种共性认知，在某种程度上也是一种相似，在临床诊疗中，医生可以引用相似的案例进行诊疗。但事实上越是群体的知识就越是抽象的知识，其结果是必然导致在真实个体上不可能是完全的相似。事实上选取的群体的范围越小，所抽象出的群体知识反而与单个个体状态的相似度越高。就拿脾气虚证群体来说，其主症包括神疲乏力、腹满便溏；而就肺脾气虚证群体来说，其主症需要包括气短、咳嗽无力、神疲乏力、声低懒言、腹满便溏。证候越是具体，选择的群体范围相应也就越小，所产生的群体知识的颗粒度也就会越细致，该群体中的真实个体所表现出来的状态与所抽取的群体知识的相似度也就越高。但同时相对应的，在更为广泛的范围内，出现该群体知识的概率也随之降低。比如，在人群总数恒定的情况下，肺脾气虚证的发病率就要低于脾气虚证的发病率。

实际具体到某一个真实的患者，这些群体性知识并非完全适用，因为运用这些知识，同时还需要考虑到患者年龄、性别、身体素质、体重、宿疾等身体因素，以及饮食习惯、季节、长期居住地环境、职业等等与自然和社会相关的情况，尽可能全面了解患者的症状，认知患者的真实状态，制定专属的治疗方案，是获得较好的临床疗效所必需的。因此，在诊疗过程中，我们需要尽可能地兼顾到所有的细节，而不是简单地使用抽象出的群体特征，固化统一的诊疗过程，甚而进一步企图在这个固化的群体特征与诊疗过程之间寻找必然的因果关系。这也是中医信息学强调基于全数据的个体化研究的根源之一。

第三节　整　　体

整体观念是中医药学理论体系的主要观点之一，讲求从人体自身的完整性及人与自然、社会的和谐性上认知人体的稳态，追求从与人体生命相关全部因素把握人体稳态的天人相应的整体观。因而从中医药信息学的角度观察，人体的稳态是在完全开放的环境下所产生的人体稳定的状态，是人体处于自然与社会之中，并与之产生交流和联系后表现出来的综合状态，开放性决定了从中医药信息学的角度认知人体稳态必须遵从系统科学的理论,而整体性正是系统科学最为基础的观点。

中医药信息学在观察人体稳态时相对重视人体内部因素与存在于其外部的自然与社会因素相互间影响后产生的整体变化状态与方式,是一种自身状态、自然状态与社会状态交叉产生、表现在真实个体身上的整体稳态。这种稳态的整体性决定了其无法还原到分离的人体自身、自然界自身、社会自身的状态,这是由于当这些状态相互作用时,产生出涌现状态,而新产生出的涌现状态,是任何单一状态都所不具有的,只有在相互关联、相互作用的条件下才可能产生的状态,失去了相互关联、相互作用,涌现产生的状态将不复存在,真实的人体稳态也将不复存在。换言之,中医药信息学将失去观察对象的真实稳态。

1. 整体和系统

系统是由若干要素以一定结构形式联结构成的具有某种功能的有机整体。

在这个定义中包括了要素、结构、联结、功能四个概念。构成系统的要素有多有少,有大有小,因而构成的系统也有大有小。大系统可以分化成无数小系统,每个小系统都可视为它的"子系统",这是系统的层次特征。无数小系统也能组合成一个大系统,此时小系统就成为了大系统的组成要素,这种组合不是无序的、随意的,而必须有一定结构形式,这是系统的结构特征。这些结构并非独立存在,而是一定形式联结在一起的,这是系统的联结特征。构成系统的要素是为了某些共同的功能组合在一起,不同的系统有不同的功能,规模越大的系统,功能就越复杂,这是系统的功能特征。但无论大小,每个系统都是一个有机整体,这意味着只要称之为系统,就必须是由若干要素以一定结构形式联结构成的具有某种功能的有机整体,这是系统的整体特征,也是系统最重要的一个特征。认识系统,解决系统问题,一定要从整体着手。由于人体是开放的复杂巨系统,因此,认知和解决人体的稳态问题也同样必须从整体着手。

系统科学最基本的观点就是整体性原理或者说是建立在关联关系基础上的整体性原理。从哲学范畴看,系统科学表达出这样一个基本的思想:世界是关系的集合体,而非实物的集合体。构成系统的要素之间、要素与整体之间具有复杂的相互作用、相互联系,从而揭示了世界的本质,认识系统必须从整体、要素、关系三个基点出发。我们始终在探求的稳态,就是系统所有相关因素,以及因素间的所有相关关系通过协同达到同步时的状态。同步是协同的最佳状态,依赖于系统的自组织功能而达成。

系统内部各要素之间的联系在功能上是有机整体,对于任何一个要素的调整都会影响到其他要素,进而波及整个系统,没有不受其他要素影响的单一要素。因此在解决系统问题的时候,必须要着眼于整体,从开始就考虑到整个系统会产生的变化。攻其一点不及其余,使得最终产生的结果充满不确定性,这主要就是由于处于整体内的要素间总是相互关联的。

中医药信息是中医药系统及其子系统存在及其变化的状态,研究中医药信息首先要认识中医药系统,处理中医药信息必须从系统的观点出发解决问题,而解决系统问题一定要从整体着手。因此,中医临床所关注的绝非孤立的症状,而是所有症状相互关联所形成的证候,甚或是与证候相关气候、地理、社会等能够处于一个相关整体中的所有要素形成的天地人这个复杂巨系统的整体。

中医药系统本身是一个处于开放环境下的复杂巨系统,而构成这个复杂巨系统的每一个子系统,也都是大小不同的复杂系统。对于中医学来讲,其研究的对象主要是人体,即处于开放环境下的人体，就中医学面对的人体而言，无论是较大的脏腑系统、经络系统，还是较小的肝脏系统、脾脏系统，均是功能多样、结构复杂，无论是单一系统还是系统之间，其构成各系统的功能要素、结构要素之间还互相关联，形成一张无比复杂的网络，这个网络中有无数（至少到今天为止是还没有数清楚）的点，点与点之间更有无限多的关联，而且这些关联并非是固定的，它们只是基于某种概率有时产生联系，有时根本不出现联系。比如经络系统，就有渗灌气血、联络沟通、感应传导等功能，与脏腑、气血、四肢百骸等子系统都存在着能量、物质和信息的交换，这些关联及交换都是具体的真实的，但并非是每时每刻都在关联和交换。在中医药信息学体系中，所谓的稳态，是指人体生命运动的稳态，也就是所有构建人体这个复杂巨系统的子系统和子系统间的关系都处于同步的状态，这不仅要求人体自身达到同步，同时还要求人与自然、人与社会都达到同步。如果具体到人体自身的稳态，即人体系统依靠其与生俱来的自组织功能，协同人体这个复杂巨系统内各因素及各因素间的各种关联关系达到协调一致，从而形成的同步，一般表现为阴阳的同步，五脏的同步，经络的同步……如果同步崩溃，无法恢复，阴阳离决，五脏气血断绝，生命将也不复存在，这种情况只有在人体自组织功能不复存在的情况下才会出现，只要人体自组织功能尚存，同步都不会崩溃，无论其维持在多低下的水平。

就中医药信息学来说，组成中医药系统的最小组分是子系统，即不会有单体的存在，这是其整体观的重要组成部分。例如，五脏系统是脏腑系统的子系统，心脏系统又是五脏系统的子系统，无论再怎样细分下去，依然只能是更小的子系统，而绝非单体。再如，在中医进行干预的他组织过程中，其使用的每个方剂都是一个复杂系统，大型方剂可能由几个小方剂合成，此时，每个小方剂都是其子系统；小方剂又包含了药对配伍，每个药对又是这些小方剂的子系统；药对又由中药组成，每味中药也是其组成要素按一定结构组成的功能整体，因而同样是这些药对的子系统。以整体观念为指导的传统中医，注定不会将研究重心放在零散片段的因素上，而必须从整体着手，解决系统问题，因为就人体来说，在真实世界里根本就不存在无关联的单体，攻其一点不及其余，对于解决系统问题绝非好的选择。

同样，当人体系统出现了任何一个问题或者一个症状，其背后都有可能涉及多个系统的原因。例如，一个人头痛，可能由于肝阳上亢，也可能因为肝经寒凝，此外，阳明火盛、风邪袭表、肾精亏虚、外伤瘀血都可能导致头痛，如果不能从整体入手，收集全身症状，分析病机，判断证候，对证治疗，仅仅针对头部进行止痛是无法取得长远疗效的，甚至无法取得任何疗效，更有甚者，会使得头痛加重，或者引起身体其他部位的不适。

按照系统论的观点，每个系统都是一个整体，这是系统的最大特点，系统关联在一起组成一个更大的系统，同时也就形成了一个更大的整体。但因为系统所具有的涌现特征，任何一个系统都并非单纯等同于组成其的子系统之和，任何一个系统在层次、结构、功能上都远比子系统的简单叠加更复杂，这种复杂性是由子系统之间的关联关系表现出来的，更是由于涌现造成的。因而中医药信息学相对重视系统之间，包括子系统之间相互影响后产生的整体变化状态。如果病变局限于肝脏系统，只需考虑肝主疏泄、肝主藏血等功能的正常与否，而扩大到五脏系统后，则需兼顾肝的功能正常与否，肝与心、肾的母子相生关系正常与否，肝与肺、脾之间是否存在乘、侮的异常关联。从联系的观点、整体的观点观察人体稳态的变化是中医药信息学的基本观点。

在中医学所涉及的众多系统及其子系统中，比较突出的是五脏系统，因为其不依托于解剖实体，因而功能性特点尤其突出，而功能是通过对其他子系统和整体系统的影响来体现的。归根结底,中医的系统,是由相互关联的关系聚合而成的。在诊断中,关联比要素本身更为重要。例如,在津液亏虚时,重点不在于津液的量减少,而在于滋润功能减退后引发的脏腑、气血等一系列系统的功能减退。

因此在掌握人体稳态的时候,不能只掌握局部的稳态或者某个空间的稳态,或者某个时间点上的稳态,而是要把握开放环境下能够作为一个独立大系统的个体所表现出的全部稳态,因为这在个体上既具有相对的整体性,又具有相对的独立性。

2. 整体和部分

整体是由部分组成的,整体的状态是部分状态叠加并产生涌现状态后形成的,因此,整体状态总是大于或小于部分状态的加和。

整体是要素与要素间相互关联形成的,这些关联关系对于整体来说是内在的而非外在的,而一旦要素间通过关联形成了整体,由于涌现的存在,整体必然产生任何一个单独要素都不具有的特性,因此由关系向始基的线性还原无法解析整体。这也是为什么分析论或者还原论,都无法解释整体问题的根源所在。

如果我们对整体进行了解析,也会发现我们面对的每个部分依然是一个整体,我们姑且称之为小整体。整体和部分的关系,并非简单拆分到要素,而是系统和子系统的关系。对于部分来说,它是整体的一部分,也是为了整体的功能而形成的要素关联体,继承了整体的部分特性,承担着整体的部分功能,与整体的其他部分互相关联。

中医基础理论在形成过程中,吸纳了阴阳精气五行等哲学概念,形成了独特的以五脏为中心的天人相应的整体观,又以五脏为中心,联络六腑、经络、肢体,运行气血,调控情志,五脏一体,形神相依,保证了人体功能的正常状态和正常运行。人存在于自然、社会之中,其生理病理皆受自然社会因素的影响,因而人与自然社会也是一个有机整体。

也即是说,人体内要素互相关联形成脏腑系统、经络系统、精气血津液系统,系统有机结合形成人体系统;自然要素关联形成山川、湖泊、海洋、大气,每座山、每个湖也都自成一个系统,各种系统的关联形成了自然;社会系统下包含着由社会要素关联形成的各种子系统;人体系统与自然系统、社会系统的关联共同组成了开放的中医药复杂巨系统。每个子系统都是大系统的部分,包含着大量稳定和不稳定的关系,切断所有关系后解析出的要素无法呈现整体的真实,由此我们可以更容易理解,为何研究人体的稳态,必须遵循整体性方法论原则。

尤其是,中医的概念大多数时候并非真正的解剖意义概念,脏腑、气血、经络等,通常指的是生命存续期间,体内的功能组合,也就是一个个小的功能整体。这些小的功能整体相互关联,以脏为中心,与腑相表里,联系经络、形体、官窍、情志、体液,甚而外联天时、地理等一系列因素形成以延续生命为功能的复杂整体,因其内部相互关联,所以牵一发而动全身,反之,通过部分可以认识整体,通过部分也可以影响整体。前者体现于中医诊断学中的司外揣内,通过观察表现于外的生理病理现象,来推测藏于体内的内脏状态,是以五脏为中心的藏象学说在临床中的经典运用,如肝开窍于目,通过眼睛的状态可以推测肝脏的情况。后者则广泛应用于临床治疗中,如常用的左病治右、右病治左,如根据经络循行在远端取穴刺激的循经治,以及在处方时利用药物归经治疗相应脏腑,都是通过部分影响整体的实际应用。

但同时,如将整体视为群体,部分相当于个体,仅通过观察部分所抽象出的整体情况,宛如通过个体抽象出的群体,这个群体是笼统的、概率的、非真实的。群体作为个体的整体具有个体群体的某些特征，个体作为群体的部分同样也具有群体的某些特征。但同时因为人体这个大系统的复杂性和整体性，内部的关联关系并不稳定，在肝火上亢时，可能母子相传，引起心火亢盛；也可能木乘土，引发脾气不舒；还可能木侮金，导致肺络灼伤。这些传变途径都是临床中常见而不唯一的，人体病情发展会沿着五脏之间哪一条关联关系进行干扰都是不确定的，这些不稳定的关系偏偏会在生理、病理过程中起到至关重要的作用。这也导致了，在观测部分时，因为影响因素极多，无法准确推测出是哪一条关系带来的扰动，无法逆推回单一的病因。比如肝开窍于目，虽然眼睛的问题应该首先考虑到肝脏系统的病变，但根据五轮学说，五脏之气都上注于目，眼睛出现了干涩、视物昏花的问题，可能是受肝虚所累，也可能是肾虚导致，或者是精气血津液匮乏所导致。正是由于人体是个体的，使得群体概率所得出的知识很难真实覆盖个体体验，换言之，尽管个体可以看作是群体的部分，但群体整体并不能覆盖个体这个组成群体的部分。整体大于部分之和或小于部分之和在这里依然是适用的，也正是因为适用，我们在面对人体个体时所获得的是小于或大于群体知识的个体体验。

因此，虽然可以对整体进行解析和认知，但不仅通过要素无法还原整体问题，仅通过一个部分也无法认识真实的整体，需要综合全部的部分，才可能接近整体的真实。反过来，同样我们也无法通过整体认识部分，只有真实的部分所展现的体验才是真实的体验。在中医诊断中强调四诊合参，就是将整体性方法应用于真实个体稳态处理的典型案例，这种整体只是针对个体本身稳态的整体。

第四节　时　　间

"真实的稳态"并非一成不变的状态，但在由自组织主导的死亡来临导致稳态崩溃之前，它总是随着时间的推移而呈现出延续变化的状态。因为稳态是人体内所有因素及因素间关联关系通过协调达到同步的状态，而只要人体存活，其所有因素和因素间关系都随着时间改变而处于永不停止的变化之中，并在这种变化中保持同步，维持稳态。换言之，如果在维度上考虑了时间维，那么稳态就始终处于变化之中。

时间是人类用以描述物质运动过程或事件发生过程的一个参数。时间与空间一起组成四维时空，构成宇宙的基本结构，它在四维世界中表现为事物的定向而不可逆的变化。中医药信息学所面对的人体稳态是其各个子系统及其相互关联存在及变化的状态，中医药信息学在处理人体稳态数据时相对重视其时间上的延续变化状态，因此，动态观是中医学的重要观点之一。

1. 过程

世界是过程的集合体，而非既成事物的集合体。以四维时空的视角来看，时间是不可逆的，我们现今所看到的事物，必然带着过去时间的沉积，也存在着将来时间的可能性，而且，已发生的不可能倒退回去，成为没有发生的状态。我们目之所及的所有事物，都凝聚着一段漫长的时间过程，只是我们刚好看到了它这一刻的状态信息。人类探索地球的发展史，寻找生命的起源，将视线投向宇宙，提出了宇宙起源的假说，又将视线看向未来，试图推导文明的发展，宇宙的变迁。人类对于世界的认知，并不满足于当下。

在中医药信息学中更是如此。虽然每个就诊的个体都是要调整当下的稳态，但是对这个真实的个体而言，这个稳态必然已经发生发展了一段时间，并且将在未来持续发展下去。这个稳态可能是对其身心造成困扰的稳态，是其并不满意的一种稳态。而医者也必然要了解这个个体稳态发展的全过程，向前推导稳态变化的起因、发展和目前的状态，向后推导稳态未来进展、恶化或自然优化的可能性，因为造成各种可能性的因素是不可胜数的，稳态的未来变化也是不确定的，这个诊疗推导将会涉及一个漫长的时间段，理论上，它将囊括患者从胚胎形成，到出生，到成长，到现在的所有过程，还将模拟个体在调整稳态直到满意或者比较满意，甚至直到死亡的全生命周期的所有可能。

如前所述，中医信息学面对的人体稳态是一个主客融合的产物，在这个诊疗过程中，特定的个体作为客体被医者所观察所认知，医者则需要收集特定个体的所有认知进行整合、分析，这个过程可能会涉及几十年时光中的信息，又要求在看诊的短短时间里完成推导。由于这个过程需要医者和患者共同进行，不可能在现实世界中发生，也不可能完全在精神世界里进行，我们或可称之为"意象世界"。

如果把时间仅局限于信息处理，它将在意象世界中被层层分解。意象世界的时间与真实世界并不完全重叠，对于患者的模拟推导可以加速、延缓，或者回溯，而这些在真实世界中是无法实现的。

在观察特定个体收集信息的过程中，又需要医者的知识储备，这些知识，是由前人总结所得，每一点知识里都凝结了前人对于某个特定个体在某个特定过程中的稳态形成的理解和认知。比如发现某个特定个体的稳态和某个医案的记载有相似之处，这个医案由过去的某个名医记载，包含了当时的一段诊疗过程，从那个特定的个体稳态发生改变、治疗、形成新的稳态，其中又浓缩了当年那个特定个体全生命周期的情况。医者将这段诊疗过程进行压缩、抽象、呈现、类比，再叠加现在观察中的那个个体的稳态变化过程，形成了自己独特的认知，确定了一套调整方案。而在这个过程中学习运用其经验的那段医案里，又包含了记录者对于前人经验的理解，等于压缩了无数个特定个体的人生和无数个医者在意象世界中的推导过程，其结果是叠加了高度浓缩的前人的时间。

中医对于药物信息的理解，也是如此。对于植物药，如果采用的部位是种子，比如桃仁，那将包含一株桃树发芽、生长、开花、结果、成熟的周期，还有采摘果实后取出种子，清洗、晾晒、炮制的过程，再加上分拣和运输，最终浓缩成方药中的一粒桃仁。如果是动物药，比如鹿茸，将包含一只鹿的出生、成长、生角、割茸的周期，以及鹿茸炮制、切片等过程。而对于药物功效的理解，又涉及了漫长历史中一代代医家在临床中的应用过程和认知。

世界是过程的集合体，无论是人还是物，其本体论信息中都包含了从这个物种诞生直至消亡的漫长时光，自从人类诞生开始观察这个世界所经历的漫长时光，这些过程中还凝聚了无数代先贤的观察和体悟。无论桃仁还是鹿茸，还包含了桃和鹿的物种诞生、捕捉、驯化、培育、优化等过程。

中医学作为一门古老的学科，其所获取的信息具有主客融合的特点，任何一条理论，任何一个概念，任何一条数据，其中叠加的过程密度都是可观的，拆分解读这些浓缩在数据中的时间过程，将是对处理中医药信息的一个巨大的挑战。

2. 动态演化

如果以系统为着眼点，则时间是动态演化的。

过程是浓缩态的动态演化，动态演化就是过程的拆分态。

一切系统由于其内外部关联关系复杂的相互作用，总是处于无序与有序、平衡与非平衡的相互转化的运动变化之中的，任何系统都要经历一个系统的发生、维生、消亡的不可逆的演化过程。系统存在着本质上是一个动态的过程，系统结构不过是动态过程的外部表现。任一系统作为过程又构成更大过程的一个环节、一个阶段。

人体作为一个系统，也要经历出生、生长、衰老、死亡。人在生存的状态下，又和自然社会连为一体，作为整个地球生态系统的一环。每一个人体都在这个系统中，努力维持着自身的稳定性，以及和自然、社会的协调性。但这种稳定本身也是动态演化的一环，是人体系统在生长壮老已中持续前行的过程，除非人体作为一个系统整个消亡，否则动态演化不会停止。构成系统的各要素及要素间关联关系随时间而不断变化，达到同步，形成稳态。因此人体不存在静止的稳态，人体中各系统、子系统及其相互关系随时间推移，不断协调相互关联，维持着动态的同步，这个过程依赖于人体的自组织功能，直至自组织主导的死亡来临，整个人体系统的稳态崩溃。

人体系统处于开放的天地人复杂巨系统之中，也遵循着天地的时间规律，在四季变更时、昼夜变化时，人体的稳态也会呈现出不同的表现。如五运六气循环中人体稳态所产生出的各种变化，如春弦、夏洪、秋毛、冬石不同特点的四季平脉，如跟随月相展现的人体气血周期性变化，营卫之气昼夜不同的循行规律等。

真实的个体稳态的变化也是一个持续发展的过程，它发生于人体系统，开始时可能局限于某个脏腑系统，发展时则波及全身。一种稳态的变化过程可以表现为，稳态下降、干预、上升、恢复、超越，在这个过程的初始时段，身体的稳态由有序变得无序，功能由正常变为异常，气血运行逆乱，人体的稳态的有序度下降。稳态下降发展下去，由一个系统累及多个系统，最终波及全身。人体系统对于无序是有一定的自我纠正功能的，人体的自组织能力始终保持体内各系统及相互关系维持同步，在或高或低的目标值上维持稳态，但如果无序状态超出了人体的自协调能力，又没有有效的干预措施，无序态持续下去将会导致整个人体系统的崩溃，最终步入死亡。

如果人体的自组织功能纠正了无序状态，无论是主动还是被动（接受治疗），有序度升高，脏腑系统功能恢复，人体在更高目标值达到更佳的稳态，与自然社会和谐共处，这一过程表现于外，即稳态的恢复或更佳。而中医学所研究的，就是如何通过药物、针灸、导引等他组织活动形成解决方案，并激活自组织功能，令人体系统通过级联反应进入自组织纠正过程，进而达到更佳的稳态。中医药信息学关注的则是稳态随时间发展出现的动态变化过程。

中医学的疾病观如此，诊疗观也如此。医者观察患者，获取稳态信息的时候，不能只获取当下时间的稳态信息，而是要全部把握一个时间流程或一个循环的时间的稳态信息。医生对真实稳态的认知，必然是滞后的或者超前的，医生的干预也必须适应动态演化，适应滞后或超前的真实稳态。

我们来观察一个真实个体的稳态变化过程，如一个感冒的患者，什么时间接触了病因，是感寒、遇热还是因时疫流行，接触病因后多长时间出现了症状，初始症状是怎样的，首先出现了头痛还是从发热恶寒开始，是否有咳嗽、打喷嚏、流涕，继而发生了哪些进展，累及了肺脏还是累及了胃肠，是否咳嗽而兼有胸痛痰涎多而黏稠，是否见胃肠不适上吐下泻，截至目前来看诊的这一刻，大概经过了多长时间，最严重的症状是什么。这些信息不但要全部得到，还要按照时间流程在意象世界中倒推,将症状与系统功能的变化结合起来,推导接触病因后都有哪些系统被累及,按什么顺序什么速度进展的。最重要的一步则是预判推演,如果采用了辛温解表法,患者的稳态将会发生怎样的变化,什么症状先减轻,什么症状会加重,多长时间能够达到较为理想的更佳稳态,是否会因发汗过多而损伤津液,是否会因为辛温耗气而导致气虚;如果采用扶正解表法,哪些症状会优先解决,哪些症状会拖延更久一些;如果化痰止咳的药物重用会怎样发展,如果稍加祛湿和胃的药物效果如何。一个中医师需要在看诊的几分钟内,迅速在意象世界中回溯和推演,确定一个最佳的通过他组织形成的方案,比如一个汤药处方,或者一个针灸方案。有时还需要将推演的结果对患者解释一番,服药后的情况如果吻合了推演方向,对于医者来说找到了正确的治疗路径,对患者的信心也是一种鼓舞。这就是真实世界中一个个体稳态在医生实施他组织形成的方案后变化的过程。

3. 时间点

固态的浓缩过程和动态的演化过程,构成了人们对时间的认知和把握。而对于无限时间与空间产生的本体论信息来说,能够被掌握的只能是某个时空点上的认识论信息。

时间概念源于人类对地球转动的认知,而地球的转动本身就是相对的,因而世界上没有统一的时间。不同时区的时间是不一致的,飞机上和地面上的时间不一致,冬天与夏天、赤道与两极、高山与海沟时间都是不一致的,地球时间与太阳时间、银河系时间、河外星系时间不一致,宇宙中心与宇宙边缘时间不一致[5]。既然没有统一的时间,对于世界真实来说,也就没有"现在",或者说没有真实的现在。

没有现在,就没有过去、没有未来。我们所能把握的,仅仅是我们观察的这一刻。时间无法独立于物质存在,也无法客观存在,因为时间的概念是主体所认知的。主体观察之前,世界有无数的时间点位,无数的时间线,无数的变化,无数的可能,而在观察者的视线投注时刻,所有东西凝聚、塌陷的点,就形成了"现在"。物质也不是独立的,物质形成系统,永远在变化中。我们对于物质的认知,永远只能根据当前这一刻的物质的现象,推导这一刻的物质的真实。因此世界上没有实体,只有事件,只是过程的集合体。

但在意象世界中,时间可以叠加,可以回溯,可以跃迁。

回到一个真实个体的稳态辨识、干预全场景中来看,我们需要获取关于该个体稳态变化的全部过程,包括稳态有序度下降、过去一段时间内的稳态变化、目前的稳态,以及一些与先天相关的、后天生活习惯造成的、长期慢性影响稳态有序度的因素,换言之,我们需要该个体从出生到就诊这一刻的全部信息。理想状态下,医生获取了患者在全时间与空间的个体信息,在意象世界中解析、回溯患者之前的稳态下降、自调节过程,推导之后的稳态变化。但真实个体在时间与空间中产生的本体论信息不可能完全被医生获取,因为人类的认识目前尚无法获得本体论全部信息,这个医生只能根据自己的认知水平、诊疗经验等获取面对的患者个体就诊这个"时间+空间"点上的稳态信息,所以在辨识该患者个体的稳态时,必须着重于获取信息的最后时间点;医生辨识该患者个体的稳态,得出结论,形成他组织方案也是一个时间点;在此之前,该患者何时就诊,何地就诊,选择了哪位医生,乃至那位医生的思考过程都会影响这个他组织方案;而一旦进行到"此刻",所有的可能性塌缩的这个时间点,该患者整体系统的因素和因素间关系的变化都被固定下来,所呈现出的稳态固定下来,这位医生个体对其稳态的辨识结果也固定下来。

如果对该患者个体的稳态辨识，得到了"肝肾阴虚证"的结论，"肝肾阴虚"就是该患者凝固在这一时间点上的真实稳态。一旦辨识结果确定，随之就要确立他组织形成的干预方案，是用"滋水涵木"还是"阳中求阴"，先补肝，还是补肾，或者同时滋补肝肾之阴，是服用汤药治疗还是食疗、导引、针灸，都将在处方开具的那一刻塌缩固定下来。如果采用汤药治疗，则对于用来治疗的药剂，其固定的时间还要稍后一点，被采集、炮制的药物，在被药剂师按处方包进药包时，固定为这一枚饮片而非另一枚饮片；在煎煮时又因为水的多少，煎煮时间长短，析出在汤剂中的成分不同；患者煎煮了几次，滤出了多少汤剂，饭前服用还是饭后服用，凉服还是热服，对于这一个他组织形成的干预方案来说，直到患者服下药物的那一刻，它的时间才最终固化下来，不会再有其他的可能了。若采用针灸治疗，则有选用针具、进针时间、进针力度、行针手法、刺激强度、留针时间等的不同，直到起针的一刻，这个针灸治疗的他组织形成的干预方案也才算固定下来。

被压缩在知识里的时间过程，在意象世界中的动态演化，以及诊断、治疗、服药等排除了所有未来可能性的那一时间点，是中医信息处理过程中无法绕开的重要因素。

同样的，计算机在处理个体的稳态信息时也无法绕开时间点这个重要概念，无论计算机的计算能力有多么强大，算法有多么先进，都必须将所有的关联关系固化在当下这个时间点上，这个时间点之前或之后，关联关系的数量及其点与点之间的关系都不是其处理时的状态，因此显而易见的是处理结果一定是不一样的。除了个体稳态包含的关联关系的数量及其点与点之间的关系发生改变外，还有可能发生计算机计算能力及其算法的改变，所以，即便是临床决策支持系统（clinical decision support system，CDSS），其处理结果也只是这个时间点上的结果，绝不可能是前一刻或后一刻的结果。

由此可见，时间在个体稳态信息处理中具有极其重要的意义，因其产生的过程、动态及其点位都是无法绕开的重要因素。

综上所述，从中医药信息学的角度看，个体的稳态信息所具有的基本属性包括了认识论、现象、整体、时间等，其中现象是其核心。也就是说，中医药信息是包含了本质在内的现象信息；因为是通过体验获得的认识论信息，因而无法完全反映本体论信息，因此是包含了本质的现象信息；因为是整体信息，包含了所有部分及其相互间的关联关系，具有不稳定性、不确定性，因此整体信息本身具有明确的现象信息属性；因为是动态信息，信息一直随时间而流动变化，所获取的只是当时时刻的信息，因此依然是不稳定、不确定的信息，依然具有现象信息的属性。现象信息注重对细节及其关联关系的把握，不追求本质，不追求因果，因而尽管不是本质、不是因果，却包含了本质和因果，所以是最贴近真实的信息。尽管现象信息包含了大量的噪声信息，但正因为如此，才是真实的，真实世界永远不会是纯粹的，永远是包含了无数不稳定性、不确定性的。从这个维度出发，最容易把握中医药稳态信息的属性。换言之，从现象信息出发，认知、获取、存储、处理中医药信息，才有可能获得较真实的个体稳态信息，从而通过他组织形成较优秀的干预方案，获得较佳的处理结果。中医药信息学所确立的个体稳态信息的基本属性，对于我们获取、存储、处理中医药稳态信息奠定了基础，只有以此为出发点，才能使中医药稳态信息的处理贴近真实。

第三章 获　　取

　　稳态的获取在本书中实际上就是对稳态的认知。稳态具有认识、现象、整体、时间四个属性，但在真实世界中，对个体稳态的认知是由个体完成的，这就决定了对稳态的认知不可能是完整的，因而稳态的获取（或者是认知）具有如下鲜明的特征，即其是个体的，具有关联性，是从一定的维度和尺度完成的，由个体在特定的尺度和维度形成关联构成一定的规模完成对稳态的认知。这个个体包括了自我和非我两个方面，自我是稳态的载体，也是稳态认知的基础，完成自我稳态认知；非我包括人类和机器两个方面，非我基于自我对稳态的认知和自身对观察对象稳态的认知形成自己的个体稳态认知。关联是稳态认知的关键，因为稳态是基于结构与结构、功能与功能、结构与功能，以及个体与自然、个体与社会的关联形成的，因而失去关联稳态也就消失了。维度决定了观察的角度和维数，其对观察结果的真实性具有决定性的作用，观察的角度错误、维数过多或过少，均会使观察结果失真。尺度则决定了对稳态所具有的涌现性、稳定性、发展速率的认知，其中任何一点产生偏离均会导致获取的稳态失真。规模则是对稳态自身属性整体的认知，由于个体对稳态的认知不可能是完整的，因此，规模具有明显的碎片化特征，尽管其也是一个系统、一个整体，但却是一个不完整的系统、不完整的整体，这是个体的局限性所决定的。

第一节 个　　体

　　在中医药学领域中，我们所认知的对象一般以个体为主，本书中所定义的稳态一般也是对个体状态的认知，因而本书中的稳态不是一种严谨的科学意义上的稳态。换言之，本书的稳态是认识论意义的稳态，而非本体论的稳态。这种个体认知的稳态，既包括承载真实稳态的个体即患者对稳态的认知，也包括判断真实稳态的个体即中医医生对稳态的认知。每个不同的个体对于同一种稳态的认知是不同的，而真实的稳态却仅仅存在于个体的认知中，更准确地说是在个体意象世界的体验中。

　　由于中医药学自身的特点，我们非常重视医生个体所获取的患者个体的状态信息，而这种个体状态信息经过获取和处理后，最终借助于他组织形成的稳态的解决方案，也只是在个体发挥作用，反馈出的状态改变信息（疗效）最终也是在个体上表现出来，因此，从这个角度上说，中医药信息学的研究基点是个体。在中医临床诊病过程中，患者个体尽力表达其自身的状态信息，而医生个体则基于自身的经验和知识，采集、分辨患者的个体状态信息。很明显，这种信息的获取和处理，需要医生个体和患者个体的相互协调，因此，如果医患关系协调，医生个体有可能发挥出较高的诊疗水平，从而达到较好的治疗效果。

一、个体的特点

个体首先是一个统一体，具有不可还原性，而个别性有时会成为个体的第二特点。个体所具有的这种独特性和唯一性，是中医个体化辨证论治的基础。患者是唯一的，医生是唯一的，这个患者和这个医生的组合也是唯一的。每个患者和每个医生都具有独特性和唯一性，而且在不同的时间点上，即便是同一个患者或医生，也依然是不一样的，因此，每个患者和每个医生在每个时间点上都具有该时间点上的独特性和唯一性。这种独特性和唯一性也是复杂性疾病生成的重要因素，因为每个患者是唯一的，他的机体从先天到后天所累积的稳态变化也是唯一的，对中医药学来说，要清晰地把握这种累积的稳态变化，了解所有影响这个患者稳态变化的因素，了解形成目前稳态的所有因素无疑是非常困难的，这也是每个患者均具有复杂性稳态变化的原因，了解这个原因，改变负面影响因素，使这个患者达到更佳的稳态，无疑是复杂的、困难的。

1. 统一体

作为统一体，个体包含着自身的功能与结构，以及由此功能与结构叠加产生的稳态。一旦个体原有的结构或功能发生变化，则该个体的稳态便不复存在。同时，个体的稳态具有不可还原的性质，这是因为个体的稳态是个体的结构与结构、功能与功能、结构与功能相互关联、相互作用后产生的，这种关联与作用产生了大量的涌现，所有因涌现所产生的稳态是无法还原到原有的结构和功能上的，因为原有的结构与功能根本不具备产生这些稳态的能力。因此，个体所表现出的稳态是一个统一体，是个体稳态存在的基本形态，如果被分解或还原为某一更原始的部分或构成产生的稳态，则原来的个体稳态也将随之消逝，例如，如果把人分解成细胞、组织、系统，则再难以从分散的细胞、组织、系统产生一个完整的个体稳态。

因此，从这个角度观察，个体可以根据不同的特性来分类，但它本身却无法再个例化。比如中医将人的体质大体分为九类，除了相对健康的平和体质外，还有另外八种处于所谓亚健康状态的体质类型，即阳虚体质、阴虚体质、气虚体质、痰湿体质、湿热体质、血瘀体质、特禀体质、气郁体质等八类，每个患者都可以被划分为九种体质之一的体质，但是作为个体的人本身已经不能再个例化，每个患者不能在其下再划分出其他的患者，换言之每个患者已经是个体的最小单位了，其在语义网中是实体而不是语义类型。再比如，中医对于咳嗽的辨证诊疗，首先分为外感和内伤，外感又可以根据风、寒、暑、湿、燥、火六淫而区分为不同的证型，风寒证、风热证、温燥证、凉燥证、火热证等。这也是咳嗽患病人群的每个患者的分类。从本体论的角度来看，个体已经是实体，在其之下已经没有实体，不能再细分，已经是最小的单位。

个体表现为特定的统一体，是一个整体，而不是由碎片所形成的规模。患者个体之间因为个体本身的不一样，其内部完整的关联关系也是不一样，但是内部的部分碎片及其关联关系有可能是一致的。所以作为统一体，个体的组成要素和组成要素之间的关联关系都是统一体重要的组成内容。例如，每个患者作为完整的整体个体都具有唯一性，而每个患者由部分碎片症状组成的证候却有可能是相同的，证候作为一种规模，有可能在不同的患者身上同时出现，而出现同一种证候的患者却是不同的，是具有唯一性的。

2. 个别性

中医药学历来都非常注重个体化诊疗，强调在诊疗过程中的个别性，始终认为此个体和彼个体之间是有着明确界限的，每一个个体的稳态承担者都是独立的。虽然不同个体属性内部存在着大量的相似性元素，但是个体之间依然还是有着明确的区别。不管个体之间有多少重复性或者相似性，个体所有属性都只属于这个唯一的个体，在这个个体内部或外部所产生的所有的关联关系也都只属于这个个体，不会属于其他个体。例如，所有不同的个体都具有心、肝、脾、肺、肾，但是所有个体心、肝、脾、肺、肾之间的关联关系均不一样；尽管不同个体都是由细胞和基因组成的，但是每个个体内的细胞之间或者基因之间所产生的关联关系也均是不一样的。

这种个别性是导致每个个体状态出现差异性的重要因素。《素问·异法方宜论》提到东西南北和中央因为地域造成了气候、饮食、生活习惯的不同，所产生的易患疾病有不同的特点，因此针对不同的个别性产生了各自相应的治疗方法。这里主要提到的是地域不同的影响，同理，其他各个方面产生的影响，如社会环境，也都会造成不一样的易患疾病，这些因素都是个别性存在的基础。而对中医医生来说就更为复杂，每个中医医生都有各自的成长和学习经历，以及因此而产生的各自的诊疗经验，这些因素也都成为影响每个中医医生个体知识体系形成的个别性。正是患者与医生的个别性导致了在诊疗过程中只能坚持个体化辨证论治才有可能获得较好的疗效。

3. 独特性和唯一性

独特性意味着每一个体都包含其他个体所不具有的特性，唯一性则表明不存在两个完全相同的个体。不同个体之间，自身所具有的各种关联关系是不一样的，包括体内建立起的各种关联关系，也包括与自然和社会之间所产生的关联关系。由此可见，独特性和唯一性主要表现在个体内部的组成要素和组成要素之间的关联关系，以及与外部环境间产生的关联关系上；但除此之外，独特性和唯一性还表现在时间点上，同一个患者或者同一个医生在不同时间点同样也都具有独特性和唯一性。如果在诊疗过程中，两个患者不同，或者两个医生不同，诊疗的结果也会不同，但即使是同一个患者，同一个医生，在不同的时间点其诊疗结果也会是不一样的。这是因为同一个患者，其内在的心肝脾肺肾的关联关系在动态变化之中，不同的时间点，其稳态是处于不同的状态下。同一个医生的经验与知识也是在不断积累与变化之中的，因而，同一个医生在今天和昨天的诊疗中，其所做出的判断也有可能是不一样的。

二、与个体相关的概念

1. 普遍性

作为普遍规律，个体的稳态总是处在不断的变动之中，那么稳态处于什么样的变化之中，个体依然算是同一个体呢？首先，还是要满足个体的特点，即个体是统一体，具有个别性、独特性和唯一性，这也就是人的普遍性，也就是说，由于个体本身的特性，其稳态无论怎样变化，依然是这个个体的稳态。其次，个体同时是一定类中的个体，具有类的可归属性（可以归属于相应的类），这种类的可归属性，以个体包含类的普遍性为其前提。具体的患者或医生之所以被归入人这一"类"，便在于他们具有人之为人的普遍规定，后者包括生理性、社会性等。就中医药学来说，个体的生理即是普遍性的表现，中医认为每个个体都是由五脏六腑组成的，因而，五脏六腑就是个体的普遍性。这种普遍性也是中医认识个体状态的基础。其实，稳态也是每个个体所具有的普遍性，每个个体从出生直至死亡始终处于稳态之中，也就是中医药学所说的阴阳平衡的状态，不论这个阴阳平衡处于怎样的水平，其始终是平衡的状态，这就是个体稳态的普遍性。

2. 殊相和共相

殊相本义是指奇异的状貌，不同的状貌；共相则是中世纪经院哲学术语，指普遍、一般。唯名论否认共相具有客观实在性，认为共相后于事物，只有个别的感性事物才是真实的存在，这与中医药学是一致的。实在论断言共相本身具有客观实在性，共相是先于事物而独立存在的精神实体，共相是个别事物的本质，这与中医药学的理念是相违背的。

从个体本身的角度来讲，在其整个生命过程中，总是不断存在特殊化的问题，换言之，特殊化是绝对的。一般情况下，个体和殊相容易被理解为同一类现象，事实上，两者是有很大区别的。从形而上的层面看，个体表现为统一体，殊相则与不同的时间和空间相关。所以在本书中，我们所说的殊相，既表现为个体在时空上的差异，也表现为个体的组成部分在时空上的不同状态。个体的存在不可避免地涉及不同的时空关系。举例来说，人的生长壮老已就会呈现出不同时间点上的殊相。这种不同，无论是在本体论上还是在认识论上通常均是通过相互区别的时空关系表现出来。个体患有某一种疾病之后，在一个时间点上表现出的状态，中医认为通过望闻问切所采集的所有的状态信息可以归结出的证候就是殊相。个体和殊相不是同一类现象，个体是完整的，是整体的，而殊相是规模的，亦即是碎片化的系统。换言之，殊相就是个体在不同时空所呈现出的不同。

大卫·休谟（David Hume）否认存在一个终生保持不变的持久的、实体的自我。我们在自己内部不能觉察任何持续不变的精神状态是原则性的事情。我们所能观察到的只是一系列或一束经验由生至死一个接一个发生。心的感知只不过是"一束知觉"。它是不同的知觉次第出现的剧场。由于知觉或印象不能持久，因此不可能有一个持久的自我。只是因为在一束知觉中存在相似、邻近和规则，我们才将一个自我或一个认同归于我们自己。心的感知捆束理论可以帮助我们理解个体与殊相。人在不同的时空状态下都是在不断的变化中，所以其实没有一个持续保持不变的自我。中医医生随着诊疗经验和中医知识的增长，其个体也在不断的变化之中。中医医生诊断患者的过程，其实也是在某一个时空状态下发现患者殊相的过程。从这个角度来讲，殊相本身就属于认识论的范畴概念。

本书中的共相指在一部分个体中具有类似的表现。不同个体之间的相同的证候，就是共相。中医的九种体质，也是一种共相，阳虚体质，对于个体来说是殊相，对于某类人群来说就是共相，但不是所有人都是阳虚体质，所以阳虚体质不是一种普遍性，阳虚是一种规模，可以表现在一部分人群上面；其实，即便是阳虚体质，每一个个体依然具有其自身的殊相。普遍性是适用于群体的，共相是群体所具有的特征。人类作为一个群体，每个人都是群体中的个体。具体的共相一方面表现为类的普遍规定，另一方面又与个体相结合而呈现为具体的存在形态。

三、从中医药信息学角度看中医个体临床疗效的提升

中医个体临床疗效的提高，主要包括两个方面，一个是完善的知识储备，另外一个方面是借助于信息技术和临床实践，形成中医医生个体的自身诊疗思维。

中医药信息的研究基点是个体，包括了医生个体和患者个体。患者个体需要维持自身稳态，包括个体本身的稳态及个体与自然、社会的整体稳态，即内环境和开放环境下的稳态。不同患者个体的稳态之间是相似而非相同的，同一患者不同时段的稳态也是相似而非相同的，维持自身稳态及控制不同稳态的范围，是人体自组织的能力和特点。当稳态超出了人体自组织调节能力时，医生介入治疗调节就具有了积极的意义，此时需要医生个体与患者个体的协同一致，即患者个体尽力表述自身稳态的情况，而医生个体则通过望闻问切采集患者个体的现象信息，通过分辨分析，得到诊断结果，再采取相应治疗方法，确立治疗措施。在整个诊疗过程中，需要医生个体的知识和思维，医生个体的经验知识，则基于群体性显性知识，又融入医疗实践过程中自身体悟到的经验，形成其独一无二的个体知识体系；医生的思维，实质上是来自于实践和思考的不断碰撞，从而得到提升。

个体知识与群体知识

我们认为中医药学的知识体系是建立在所有中医个体知识体系的基础之上的。中医的个体知识包括了显性知识和隐性知识，具有专有性、特殊性及隐含性。从个体知识中抽提出来的共性知识即是群体知识，所有中医的个体知识总和永远大于中医群体知识，并永远是中医群体知识的源泉。个体中医医生给患者诊病的过程，是高度个性化的过程，对患者而言，是中医医生的个体知识在发挥作用。个体采集的是患者的个体信息，而最终应用的对象也是患者个体，所以中医药信息处理的基点是中医医生的个体经验。当一个医生面对一个患者的时候，也就形成了高度个性化的个体体系，这个医生需要调动其所有的个体知识服务于这个具体的患者个体。这个医生的个体知识中当然包含了部分的群体知识，但是单纯的群体知识并不能很好地解决患者个体的此时的稳态问题，因为中医的群体知识都是高度抽象和概括的，而医生个体的许多知识是无法包含于其中的，此外，其所面对的患者个体也是个性化的，其真实的机体状态无法被群体知识所覆盖。我们在传统的院校教育下，从书本上学习到中医的群体知识，这些知识是从无数中医个体医生数千年经验中总结出来的，这种总结总是处于不断完善中的，但由于个体医生的经验总是处于不断增长之中，因此，这种已有的群体知识总是不完善的，有着这样或那样的不精确和错误，许多时候无法解决中医临床上的具体问题，而中医的进步却是通过不断提高其疗效实现的。因此，中医知识体系的组成是基于中医个体经验和个体知识的进步。如对咳嗽的诊疗，就是由历代医家不断丰富和完善而形成的。早在《黄帝内经》中就已经对咳嗽的病因、病位、症状、证候进行了分类，并对其病机转归及治疗等问题进行了较为详细的论述，如《素问·宣明五气》说"五气所病……肺为咳"，说明咳嗽乃肺系受病，这是普遍存在的，是群体知识；《素问·咳论》既认为咳嗽是由于"皮毛先受邪气"所致，又指出"五脏六腑皆令人咳，非独肺也"，强调了除肺直接发病以外，其他脏腑功能的失调，其病累及于肺，也可以导致咳嗽，这些认知同样属于群体知识。咳嗽的分类，历代论述也是甚多的，如《素问·咳论》以脏腑命名，分为肺咳、心咳、肝咳、脾咳、肾咳等，并且描述了各类不同证候的特征，在当时那

个时代对咳嗽的认知还是比较统一的群体知识。到了隋代巢元方时，《诸病源候论·咳嗽候》已经有了"十咳"之称，除五脏咳外，尚有风咳、寒咳、久咳、胆咳、厥阴咳等。而到金代刘完素时，其在《素问病机气宜保命集·咳嗽论》中指出了咳与嗽的区别，"咳谓无痰而有声，肺气伤而不清也。嗽是无声而有痰，脾湿动而为痰也。咳嗽谓有痰而有声，盖因伤于肺气，动于脾湿，咳而为嗽也"。至明代张景岳则把咳嗽明确分为外感、内伤两大类，并论述了外感咳嗽和内伤咳嗽的病机过程，丰富了咳嗽辨证论治的内容；张景岳则指出："咳嗽之要，止惟二证。何为二证？一曰外感，一曰内伤而尽之矣。"明末清初医家喻嘉言《医门法律·咳嗽门》论述了燥邪伤肺咳嗽的证治，创立温润和凉润治咳之法。隋唐至明清，对咳嗽的分类、病机、治疗原则、方药等均有了广泛而深入的研究，理论和实践不断得到充实，这是由于个体性经验和知识不断丰富和发展了群体性知识，使中医药知识体系不断发展、日趋完善。

1. 医生个体

（1）中医知识体系的组成

中医医生个体知识的来源主要可以概括为以下几个部分。

1）中国传统文化：中医与儒学、道学、易经八卦、阴阳五行甚至武术、茶道、琴棋书画等都有着千丝万缕的联系，因此要全面、深入地学习中医知识，必须对中国传统文化有一定的认知，现代教育体系培养的学生，在最初接触中医药学时，往往很难立刻融入进去，而具有传统文化知识背景的人学习中医要相对容易得多。所以古时世有俗语"秀才学医，笼里抓鸡"之说，即言古时候秀才科考不利，转而学习中医，往往较旁人容易。而现代的"秀才"学习中医则是一件非常不容易的事情，这主要就是由于对中国传统文化掌握上存在极大的差异。中国传统文化是儒、道、释三种流派思想长期融合而来的，这三派的思想，都对中医药学的形成与发展有着深远的影响，尤其人与自然界协调统一的"天人合一"观，不仅是中国传统文化的精髓之一，同时也直接缔造了中医药学的基本框架，为中医学的发展奠定了出发点与归宿。中医的整体观念、藏象学说等都深深地刻有中国传统文化的烙印。由此可见，掌握中国传统文化对于掌握中医知识具有至关重要的作用

2）中医药理论：中医药理论来源于几千年的中医实践，是中医个体医生经验的总结和抽提，除了中医诊疗知识外，包括中药药性、方剂配伍等都是源于个体中医实践经验的总结，记载于汗牛充栋的中医药古籍文献中。中医古籍浩如烟海，积累至今已经有上万种。《中国中医古籍总目》收录有 13 455 种之多，其中许多文献堪称中医经典。成长为一个水平高超的中医大夫，需要研读经典，尤其是中医四大经典。中医四大经典在中医发展史上起到了重要的作用，是具有里程碑意义的四部经典巨著，对中医药学的源流和发展都有着重要的指导作用与研究价值，目前中医药学术界共识的中医四大经典，通常指《黄帝内经》《难经》《伤寒杂病论》《神农本草经》。一般个体中医在临床实践中均以中医理论作为指导，其诊断、处方都需要以中医理论为依据，尽管中医临床诊疗不能以中医理论作为推导，但仍不妨碍中医理论成为中医临床实践不可或缺的部分。

3）临床实践：中医医师个体是临床实践的主体，中医理论和临床实践密不可分，只有充分的临床实践，才能对中医理论有更加深入的认识，也才能对个体的稳态形成趋于真实的认知。无论中医文化也好、中医理论也好，均需要通过临床实践体现其作用。中医医生个体在临床上

通过望闻问切收集患者个体的信息，再通过理法方药进行合理地遣方用药，作用于人体后，通过自组织作用，对人体的稳态产生影响，从而使患者达到更佳的稳态。中医临床医学不仅重视理论指导，实际上更加重视基于经验的指导，诊疗实践是中医医生成长的主要途径，所谓的勤求古训、融汇新知，就是将理论与实践紧密联系，以显著的疗效来诠释和求证前贤的理论，活学活用，最宝贵的仍然是临床经验。

（2）中医个体的显性知识与隐性知识

中医医生的个体知识怎样进行分类？从一种角度看，中医个体知识可以分为显性知识和隐性知识。显性知识和隐性知识是迈克尔·波兰尼（Michael Polanyi）于1958年在哲学领域首先提出的概念。他认为："人类的知识有两种。通常被描述为知识的，即以书面文字、图表和数学公式加以表述的，只是一种类型的知识。而未被表述的知识，像我们在做某事的行动中所拥有的知识，是另一种知识。"他把前者称为显性知识，将后者称为隐性知识。显性知识，又称"言传性知识"，是可以用一定规范化和系统化的符号体系（如语言、公式等）表示的知识。隐性知识，又被称为"意会性知识"，是难以用符号体系表示的高度个性化的知识，只能作为技能、诀窍、洞察力、技巧、经验和群体成员的默契等体现出来，是一种我们知道但难以言述的知识，此外，隐性知识还是以人为载体的一种知识，对这种隐性知识的学习，是需要不断观察、领悟和联系的。中医医生个体在面对患者个体时，必须有灵活的辨证思维，须明"随机应变之理，而得圆机活法"，这是因为中医药的诊疗模式中蕴含着各种各样的隐性知识，只有在长期实践中，医者个体针对患者个体的具体状态采用包括六经辨证、八纲辨证、脏腑辨证、经络辨证、卫气营血辨证、三焦辨证中的一种辨证方法，依赖自己的经验和悟性才能获取，换言之，中医医生个体的临床实践经验中都蕴含着大量的隐性知识，这种隐性知识不仅促进了中医医生个体的进步，而且对中医知识体系的进步都具有重大的意义。

"医者意也"，隐性知识的获得在于领悟。古今中医名家的成功，都是源于其对前辈们所著之书的涉猎及其在临床实践中的不断的"悟"。隐性知识的有效传承是培养中医人才临床能力和创新精神的关键要素，如何使学生的悟性从无到有，如何使已经颇有悟性的学生提高其悟性，以及如何使学生有效获取隐性知识，是中医经典课程教育的使命。加强对中医隐性知识的理解、学习和实践，是目前中医药院校教育需要面对的重大问题。

中医医生个体的知识结构包括显性知识和隐性知识，显性知识的获取主要是通过学习中医药文献，尤其是中医经典文献获取的，当然包括前人医案，也就是前人个体经验的学习。目前，中医药临床人才培养的主要途径是院校教育，而院校教育的授课内容，主要是中医药的显性知识，基本属于群体知识，即是从历史上无数中医个体经验中抽提出来的公认的、以书面形式记录下来的知识。中医药院校教育极大地促进了中医人才的培养，使中医医生的数量有了突飞猛进的增长，并使中医群体知识有了史无前例的增长。但是这些被培养出来的中医院校学生，却因为他们所有的知识基本属于中医的群体知识，也就是显性知识，使得他们在临床诊疗过程中，面对患者个体的真实状态时无从下手，他们往往发现从院校教育获得的知识远远不够使用。事实是，中医医生个体的成长需要有大量的临床实践，只有通过临床实践才能真正理解中医经典中的知识，也只有通过临床实践去领悟在诊病过程中所获得的中医隐性知识，体会那些"只可意会，不可言传"的隐性知识，才能真正成熟起来，而这种隐性知识是很难单纯通过院校教育获取到的。

大量的实践表明，目前中医的显性知识主要依靠院校教育进行传播，而中医的隐性知识则必须借助中医师带徒的方式即师承教育的方式进行传播。如前所述，中医药院校教育为培养中医药人才发挥了巨大作用，几十年来的中医院校教育，取得了巨大成就。但是，为了提高中医疗效，培养新的名中医，师承教育则是必不可少的，因而也越来越受到重视，通过"早跟师，早临床"，利用见习、实习、跟诊等多种手段，加强中医个体隐性知识的传播，才能促进中医临床的健康发展。一个成熟的中医医生个体应该是具有完整的理论知识及丰富的临床经验，并有着良好的自洽性，能够适应复杂多变的临床治疗的需要，处理好所面临的患者个体的真实状态，有效促进患者稳态的改善。而对仅仅接受了院校教育的中医个体来说，则需要经过一个较长时间的实践，将来自于书本或者他人的群体知识转化成自身的个体知识和经验，并有所发展和创新。每个中医医生个体实际上都是一个独立的中医知识系统，这个系统中包含了群体性中医显性知识和个体性中医隐性知识；而整个中医知识体系实际上是由所有中医医生个体的知识系统集合而成，换言之，中医知识体系是中医个体知识的集合体。完整的中医知识体系包含了每个中医医生个体的知识系统，对每个中医医生个体而言，其在中医知识体系中获得的知识都是独一无二的，即使是在同一个流派内，每一个医生的知识体系也依然是独一无二的。

2. 诊疗思维

指向性思维在百度百科中被称为目的指向性思维，其定义是指向一定问题解决的思维操作过程。受人的意识控制，是人主导的思维活动。

发散性思维，在百度百科中被称为发散思维，又称辐射思维、放射思维、扩散思维或求异思维，是指大脑在思维时呈现的一种扩散状态的思维模式。它表现为思维视野广阔，思维呈现出多维发散状，如"一题多解""一事多写""一物多用"等方式。不少心理学家认为，发散思维是创造性思维的最主要的特点，是测定创造力的主要标志之一。因而，发散性思维是创造性思维的主要表现形式，其要求人们对某一问题尽可能从两个或两个以上的不同角度、不同方面、不同层次去思考。

中医药知识体系的主要组成成分，如辨证论治、整体观，这些都同时具有指向性思维和发散性思维的特点。目前院校教育是中医培养的主要方式，在传授群体知识的同时，也传授着辨证论治、整体观这些指向性思维和发散性思维，在临床上，如何使指向性思维和发散性思维达到自洽，考验的是每一个中医医生的悟性水平。

但是思维的形成，不但需要在学院学习的群体知识，更需要在临床实践中获得的个体经验，每个中医医生从临床实践中得到反馈，从而进一步完善自身的知识体系，凝练出自身的思维方式。面对统一的教材，不同的个体，如何才能提高临床疗效，从而在众多的中医医生中脱颖而出？在中医个体实践中，我们从认识论的角度能够发现，我们要尽可能地采集患者所有的四诊信息，发散思路，尽可能地分析和总结症状与舌脉之间的关联关系，判断患者的真实状态，采用中医的理论，选择相应的处方和用药。在得到患者的疗效反馈后，根据对患者状态的评估，对先前的治疗方案进行思考，进而改善处方和用药，然后再观察临床疗效。诊疗思维是在发散性思维和指向性思维之间不断的融合过程中发展和成熟的，通过临床实践，我们可以不断提高临床思维的水平。

美国科学家和革命家本杰明·富兰克林（Benjamin Franklin）认为，人是能够制造工具并使用工具进行劳动的动物。那么相应的，中医便是能够使用中药、针灸等这些工具来进行诊疗活动的人。中药一般性的性味、归经和功效作为群体知识可以得到传播。然后更加隐蔽的专属的功效知识产生于散在的中医医师个体中。高明的中医往往能够取得覆杯而愈的临床疗效，是因为其对中药功效的认识有其独到之处，一方面其充分抓住患者四诊信息，对患者的真实稳态有着更为正确的认知；另一方面，则是充分考虑药味之间的配合，使得药物能够充分发挥它的功能，而其对中药药效的独特认识在获得更佳疗效中发挥了更为重要的作用。

从信息技术的角度，我们利用海量的有效的名家中医医案，挖掘隐含在中药-症状背后的关联知识，通过大数据，学习名家的诊疗思维，对我们提高自身的临床思维水平有着重要的作用。

综上所述，在中医稳态信息处理的过程中，个体发挥着基础的作用，真实的稳态产生于个体，对真实稳态的真实认知也产生于个体，稳态的真实改善也只能出现于个体。把握个体，才能把握真实的稳态，改善真实的稳态，从这个角度观察，在稳态的处理过程中，怎样强调个体的重要性都是不过分的。

第二节 关 联

世界是关联的集合。关联是指事物之间发生牵连和影响。

对于人体来说，稳态是人体系统中各因素及因素间关联关系的同步。因此，对于人体来说，稳态实际上是使组成人体的各个子系统及各个子系统间的关联关系达到同步。对于中医药信息学来说，需要处理和面对的，是人体这个开放复杂巨系统中，各子系统及其相互关系所形成的稳态。因而要处理的重点对象是这个复杂巨系统中要素间的关联关系，这比处理系统中的实体更为重要也更为复杂。

我们所把握到的人体的稳态是其内外要素相互关联信息的集合，没有哪一点信息是可以不受其他信息的影响而独立存在的，因此，点状信息只有在相互关联的复杂网络关系中的存在才是真实的存在。对于人体这个复杂巨系统而言，只有在复杂的关联关系中认识人体的稳态，才能把握人体的真实稳态，因为真实的人体本身就是处于开放的复杂环境之中。这种网状关联关系主要表现为现象间的关联关系，而非本质间的因果关系，因此，我们把握的稳态是现象的稳态。

中医药学中的脏腑、经络、气血等概念，目前还难以找到其相对的解剖实体，只能从功能上加以理解。我们很难确定脏腑、经络、气血的实体存在，也就很难发现其相关关系中的因果关系。但是脏腑、经络、气血等概念表达在外的现象是有着明确的关联关系的，这种关联关系是可以实际观测到的。例如，在脏腑、经络、气血出现异常时，如果给予了相应的干预调节，应用中药处方或者针灸等治疗以后，脏腑、经络、气血之间的不协调状态能够得以纠正，表现为新的稳态，这就是脏腑、经络、气血间关联关系的可观测表现。换言之，对中医药信息学而言，人体内的自组织功能间产生的复杂关联关系，我们是很难直接观察到的，但可以通过观察人体外在稳态的变化来认知其变化的结果。

由此可见，把握处于自然与社会之中的人体稳态时所遇到的关联关系，不仅广泛存在，而且实体是多样性的，关联模式也是多样性的。

一、关联模式的多样化

1. 尺度与关联

尺度是考察的事物（或现象）特征与变化的时间和空间范围。而关联可能发生在同尺度，也可能发生于跨尺度。

同尺度关联即所处理的信息处于具有相同特征与变化的时间和空间范围内，也就是说信息处理的时空范围是相同的。而跨尺度关联则指所处理的信息处于具有不同特征与变化的时间和空间范围内，即信息处理的时空范围发生了改变。

前者如人体的真实稳态，其涉及的关联关系是发生在人体整体水平上，无论什么时间什么地点，这个稳态所涉及的关联都是在人体整体层面上，而非指某一脏某一腑的关联处于稳态。

跨尺度的关联则发生于系统之间，子系统和系统之间，某系统和另一系统的子系统之间。如传统的"天人相应观"，就体现了人与自然界这种跨尺度的关联。在人体尺度上，人体本身是一个系统；如果将人体放在天地宇宙中，人和天地宇宙又形成了一个系统，在这个天地人大系统中，人和天地的对应关系是跨尺度的。

再如患者脾胃气虚兼有脾肾阳虚，此时在脏腑系统尺度上，整个脾胃系统出现了关联关系的变化，表现为脾胃系统间气的功能性关联减弱；而脾系统作为脾胃系统的子系统，与同尺度的五脏系统之一肾系统，在阳气的温煦推动功能方面的关联降低。此时针对同一名患者做出的诊断，就涉及了互为表里的脏腑系统，和单纯的五脏系统，但这依然保持在脏腑这一尺度上。但肺脾气虚兼见血虚的患者，则是在身体整体尺度上发生了血虚和五脏系统尺度上发生了肺脏和脾脏的气虚，这已经表现为跨尺度的关联了。临床上，常常可以见到患者通常需要进行这种跨尺度的关联关系处理，涉及某个系统的全部和其他系统的部分，而非完全局限于某一个完整的系统之内，同时还涉及全身的稳态变化。这种发生在特定患者身上的跨尺度关联，是形成个体规模的重要基础。

中医虽然可以在治疗中进行跨尺度关联处理，但因为涌现这一现象的存在，大尺度中的关联关系与小尺度中的关联关系，从种类到数量都有巨大的差别，适用于某一尺度的数据处理方法和经验，绝不能进行跨尺度的直接推导。比如在基因层次上有基因调控表现的药物，应用于细胞可能毫无作用，同样细胞实验获得成功的药物也不代表人体临床试验能有理想的结果，因为基因、细胞、人体三者尺度相差巨大。无视尺度差异，跨尺度直接推论，是目前药物研发和基础实验可能进入的误区。

由此可见，跨尺度的关联关系是我们把握人体稳态的中心问题之一，因而在把握人体稳态时，把在一个尺度内得出的结论，应用于另一个尺度，是需要慎重、慎重、再慎重的。

2. 维度与关联

维度在物理学和哲学的领域内，指独立时空坐标的数目。从广义上讲，维度是事物"有联系"的抽象概念的数量。从哲学角度看，人们观察、思考与表述事物的"思维角度"，简称"维度"。

中医药信息学面对的维度是观察稳态表现的视角和所有相关联概念形成的维数，可以从多维数的维度处理产生关联的信息。例如，中医药学脏腑理论中用五脏与五窍、五体、五声的关联来认识人体，这实际上，就是从多个维度来认识人体。以心为例，心开窍于舌，在体合脉，在声为笑，将心、舌、脉、笑形成了多维度的关联；我们同样可以在这个尺度内，用不同的维度处理肝、脾、肺、肾的关联关系，这就是在不同维度内处理信息。而将尺度扩大到天地人的大系统时，则自然界的方位、气候、五味、五色、五音也可以在不同维度内进行关联。这种关联是通过"取象比类"，以相似性思维联系在一起的。

例如，心火亢盛所致的口腔溃疡，中医常用黄连粉外敷治疗，因为黄连味苦，苦味与心脏同属于火，苦味、心、舌，或者说黄连、心火与口腔溃疡在"火"这个点上形成多维度关联，利用多维度的关联关系调整和干预人体的异常状态，使用黄连治疗心火亢盛所致的口腔溃疡就是其中的一个例子。由此延伸开来，中药的四气五味和人体相应脏、窍、体、声的关联都是基于不同维度的相关关系。中医药学利用这种多维度的关联关系来处理人体稳态，调整人体稳态，使人体达到新的稳态。

但这种关联关系变换了维度就有可能不复存在。黄连和大黄都具有清热泻火燥湿之功效，在治疗湿热证时，两者的功效是高度相似的，可以理解为处于同一维度，而大黄独有的凉血逐瘀功效，在针对热盛血瘀证时，与黄连则是高度不相似的，此时，两者显然并非处于同一维度。风疹、水痘、奶麻虽由不同病因引起，临床表现并不相似，但在疾病初期这个时空维度上，它们都有风热之邪郁于肺卫的病理变化，因而都可用银翘散疏风清热；但病程中期、后期、恢复期由于时空维度产生了变化，各疾病病机随之变化，因而不能再采用相似的治疗方法。又如胃痛、痞满、呕吐，虽症状各异，若都因饮食积滞而起，则都可用保和丸消食导滞，这是由于其病因、病机是处于相同的维度之中；但若病因不同，则又需按因施治，这同样是因为其病因是处于不同的维度之中。有时在中医临床施治中看似采用了不相似的诊疗方法，但却能够最终获得相似的稳态，这是由于其针对的病因病机实际上是处于相同的维度之中，这也是中医流派产生的根源之一。

关联人体稳态维度的维数改变后，其所涉及的相关关系的数量也将随之发生极大改变，这使得在使用统计学方法时，有可能无法得出稳定的大概率结论。尤其中医药信息学面对个体人体这样的维度极高、样本量极小的真实状况时，统计学基本发挥不了什么作用。以中药细辛为例，其药性辛温，有小毒，归肺、肾、心经，功效解表散寒，祛风止痛，通窍，温肺化饮。其所涉及的大的维度就有性、味、归经、毒性、功效五个方面，具体到肺经还是肾经，散寒还是通窍，又可分出十几个维度，从每个维度出发，细辛所形成的关联关系都是各不相同的。例如，一个寒饮蕴肺的患者，在细辛的温肺化饮维度上是会出现高度相关的，但在祛风止痛的维度上，相关性则不甚密切。因而面对中医药这种高维知识密集型数据，研究过程中无法笼统使用群体概率的规则，必须聚焦于小概率、个体化。

3. 规模与关联

我们所说的规模是指个体认知或经验所涉及的复杂关联关系形成的格局、形式或范围，当然主要包括对人体这个复杂巨系统各部分、各要素间的关联关系的认知；这种格局、形式或范围主要是与尺度和维度密切相关的。

从现代医学的生理学角度讲，构成人体的不同层次，如细胞、组织、系统等都是人体不同规模的体现。在中医药学的生理学中，则表现为人体的五脏、五窍、五体，以及人体整体等不同的规模。不同的规模内部有着千丝万缕的关联关系，在不同规模之间也同样存在着千丝万缕的关联关系。因此在处理来自患者的稳态信息时，就必须注重在什么规模上进行调整和干预，注重对此规模内的关联关系进行调整。

在中医学中，每个医生所认识的真实个体的稳态规模是不同的，因为观察者效应的存在，每个观察者都受到自身知识储备的影响，对患者的稳态在不同的规模产生了不同认识论信息。同样的一个咳嗽痰多白滑的患者，兼有鼻塞恶寒，头身酸痛。有的医生认为寒邪侵袭是目前的主要病机，寒邪郁肺引发了咳嗽、鼻塞、恶寒，肺为水之上源，寒则痰凝，水液不行，病位主要在肺，那么他所认识到的稳态规模主要是肺的稳态变化；另一位医生则认为患者素有脾虚湿盛，易生痰湿，又外感寒邪导致肺气不宣，外有表证不解，内则引动宿痰，病位在肺与脾，那么他所认识到的稳态规模则是肺与脾的稳态变化。由此可见二位医师所认识的规模不同，其调整和干预时，必然一个注重肺，另一个兼顾脾肺。而经过调整出现的新稳态也只是在这个规模上的稳态，只是这个规模内的关联关系构成的稳态，这个稳态及构成稳态的关联关系是不能突破这个规模的，这就可能对疗效产生一定的影响。

由此可知，规模是一种针对真实个体的实际范围，是中医师在临床中面对的实际范围，面对患者时，要确定患者目前疾病的类型和进展，也就是所谓的辨证，中医师辨出的证候就是一种规模，由症状组成的规模。针对证候确立治法，选取药物组方，此时医师开具的方剂，也是一种规模，由药物组成的规模。因为观察者效应，每个医师面对的范围由他自身的思维模式和知识储备而决定，因此每个中医师个体的所能认知的患者个体的规模都是不同的。这个证候或方剂规模记录下来，就成为了这个医师个体的经验。经验是个体化的，具有碎片化的特征，没有形成体系，也没有达成共识，因而不是群体性的知识。但它对于临床是有指导和借鉴意义的，其他医师个体以相似性思维借鉴这个特定的规模，继而将借鉴结果记录下来，实际上形成了一个与此特定规模相似的规模。当这个特定的规模在足够多的患者个体上取得了成功，在足够多的中医师个体里取得共识，就会上升为群体性的知识。比如《伤寒论》中的证候和方剂原本是张仲景建立的规模，被几千年的医家运用且成功后，已经成为了中医界公认的知识。我们在这里补充说明一下，所谓规模其实质是系统、是整体，不论是证候还是方剂都是一个系统、一个整体，只是这个系统、这个整体不够完整、不够全面，我们为了与相对完整、全面的系统、整体加以区别，故在这里称之为规模。

在中医药信息学中，由于规模是具有个体化的特征，限于个体经验和知识的限制，其所涉及的可能并非是一个完整的系统，也可能会横跨两个系统之间，比如个体医生判断患者属于肝肾阴虚证，他可能认识到是该患者肝的阴气部分和肾的阴气部分出现了功能障碍，而非整个肝系统和整个肾系统的全部受到影响，此时肝藏血部分和肾藏精部分的功能可能仍然在正常运转。但辨证完成后，由肝、肾、阴气等因素及其相互关联的关联关系组成的肝肾阴虚证，就构成了一个规模。系统观最基本的观点就是整体性原理或者说是联系性原理，由此可知，规模拥有自身完整性，而关联是其拥有自身完整性的先决条件，只有规模内部各因素形成有机的关联，才有可能使规模具有系统的基本特性。实际上，学习规模、把握规模的重点仍然是关联，只有建立起不同规模之间的关联关系才有可能学习和把握住规模。而这种学习和把握，必须依靠相似性思维。

4. 功能与关联

中医注重关联，尤其注重包含因果关系的关联关系。在中医学体系中，与结构相比，更加相对重视功能，其体系中的很多概念的来源并没有实质性结构的对应，比如脏腑、气血津液、经络。如果一定要在人体中寻找出相应的器质性器官，从其解剖结构来推导生理功能，将会发现困难重重。因为涌现的存在，系统的功能会大于所有组成要素的功能之和，因而分析论和还原论无法解释系统整体的问题，微观分析和解剖结构无法解释经络、脏腑、气血等独特的功能。

既然组成系统的要素没有变，要素的功能也没有变，那么涌现是如何出现的呢？这只能是由要素间存在的关联关系中产生出来。血的滋养功能产生于血与脏腑间的关联，气的推动功能产生于气和精血津液等液体精微物质间的关联，肾藏精的功能产生于肾脏和精的关联，经络的联络肢体官窍功能产生于经络与肢体官窍间的关联。这些关联表现于外，即稳态，正在运动中的状态。

在中医药学中最常使用的是直接的功能性关联关系的表达，因此，这也是中医药信息处理的最常见关联关系。而获取这些关联关系，则需要通过稳态获取。例如，治疗肺气虚时常用的补气药黄芪，血虚时常用的补血药当归，阴虚时常用的熟地黄等，起初都是观察到不同虚证患者使用不同药物后人体稳态变化的现象，进而把握使用的药物与人体稳态变化的关联关系，从而记录下所使用药物的功效，并作为经验用之于以后的临床治疗。这是通过功能进行的直接性关联。

在中医学体系中还存在着一些间接的功能性关联，这些间接的功能性关联起源于对稳态现象的观察，进而以中医理论进行归纳总结。比如"诸寒之而热者取之阴，热之而寒者取之阳"，就是在诊疗过程中的通过观察、尝试、反馈、变更，实现间接的功能性关联的例子。在观察到寒性药物可以治疗热性病证的现象，确立了"热者寒之"的治法，在治疗时却碰到了寒性药无法治疗的发热性疾病，改用滋阴药物后，反而取得了良好疗效。由此可推，滋阴药是通过补益阴气，加强凉润功能，起到了退热的作用，因而认识到在治疗阴虚内热证候时需要使用滋阴药物，将退热作为滋阴药的功能记录下来。再如"提壶揭盖法"，通过宣畅肺气，达到通调水道以利小便的目的，常用于治疗癃闭。肺主气，为水之上源，肺气闭阻则宣肃失职，影响全身水液代谢输布，导致肾与膀胱气化失司，开阖不利而小便困难。治疗时应宣发肺气，肺气得宣，则气机得畅，膀胱开阖有度，小便得利。即《素问·五常政大论》"病在下取之上"的"开鬼门"之法。金元名医朱震亨在此基础上以涌吐药宣畅肺气，通利小便，"一人小便不通……此积痰在肺，肺为上焦，而膀胱为下焦，上焦闭则下焦塞。譬如滴水之器，必上窍通而后下窍之水出焉"。这些都是利用非直接功能性的关联关系产生的治疗方法。这种间接的功能性关联还可以反过来，以临床用药的经验补充中医理论。比如"滋水涵木法"，是在治疗肝气亢逆时，通过滋补肝血肝阴未能取得理想疗效，加入补肾阴药物时获得了更佳的疗效，因而确定了滋补肾阴可以涵养肝气，补肾阴药物有治疗肝气亢逆的功能，进而将这个稳态现象的变化以五行相生理论进行归纳总结，从而丰富了中医理论体系。

5. 同步与关联

根据耗散结构理论，一个非平衡的开放系统，不断地与外界进行物质与能量的交换，当条件达到一定阈值时，可以从时空无序的状态变为有序的状态，即达到某种意义上的"同步"。整体是要素与要素间相互关联形成的，这些关联关系对于整体来说是内在的而非外在的，而一旦要素间通过关联关系形成了整体，由于"涌现"的存在，整体必然产生任何一个单独要素都不具有的特性。而在系统中，组成系统的各个子系统（要素）相互关联，这些子系统不断通过其相互间的关联关系进行着协调与同步,如果不同子系统的协调及其产生的同步能够实现必将使得系统的整体功能更加稳定,同时产生了超越各子系统功能之和的新功能。

人体作为一个开放的复杂巨系统,在不断与外界进行交换的同时,其内部组成人体的各子系统(要素)之间也在不断运行协同中,当组成人体的子系统与子系统之间的关联关系在一定程度上达到了协调同步的状态,人体整体就能够保持着相对稳定的状态。或者说人体的稳态就是人体的一种同步状态,阴阳协调,形神统一,脏腑经络、肢体官窍、气血津液间的关联关系达到同步,就是中医学所认识的人体的稳态。

人体的这种稳态永远都是相对的,是在永恒的不断变化中的,脏腑每时每刻都在工作,气血每分每秒都在运行,它们之间的关联也在不断变化重组,协调人体生命活动的总主宰就是"神"。神依附于形体而存在,又影响着组成形体的所有部分的协调同步运转,当形与神之间的关系达到了某种程度的同步,人这个复杂巨系统就维持着动态的平衡,逐渐前行,成长,衰老,直至死亡。

对于人整体而言,同步是组成人体的各个部分之间的关联关系达到了协调状态,使人体整体处于相对的稳态;对于组成人体的某一个部分而言,比如肝脏系统,其同步就是组成肝脏系统的各部分之间的关联关系达到了同步,进入了相对平稳的状态。在某个时间点,组成人体中的某个部分,其内部的关联关系已经不能协调同步,不能维持其稳态,但它与其他部分的关联暂时还未破坏,那么整个人体依然可以处于同步的稳态中。这种事情在人体中每时每刻都在发生,代谢掉的津液,消耗掉的气血,衰老凋亡的细胞,甚至在某个脏器发生严重病变的时候,只要人体内的各种关联重新达到同步,生命总能再继续存续下去。同样,当人体逐渐衰老时,不管局部的脏腑多么衰弱,只要生命还没有终结,各脏腑之间的关联关系还是处于一种相对的同步状态,就足以维持人体的稳态,维持生命的延续。

因此,同步的实质是各组成部分之间的关联关系达到协调同步状态,这种关联关系的协调比各部分结构本身的协调还重要,从这个意义上讲,同步是关联关系的协调同步。

中医学用阴阳的对立制约、互根互用、交感互藏来解释阴阳之间的关联同步,用五行生克、乘侮、制化、胜复的规律来解释脏腑之间的关联同步。阴阳双方都不能脱离另一方而单独存在,阴阳互相依存、互相资助,又相互斗争、相互制约,阴阳双方任何一方都包含着另一方,是为互藏,阴阳二气在运动中相互感应而交合,交感而产生新事物。因为这种克制又互助,相互包含、互为依托的关联关系的存在,阴阳双方才能始终保持着势均力敌而又协调同步。

五行则是以木生火、火生土、土生金、金生水、水生木的相生关系和木克土、土克水、水克火、火克金、金克木的相克关系为基础(图 3-1),每一行都资助邻行且克制隔行,并通过制化和胜复来维持五行之间的同步[6]。

五行制化的规律是,五行中一行亢盛时,必然随之有制约,以防止亢而为害。即在相生中有克制,在克制中求发展。具体地说,即木生火,火生土,而木又克土;火生土,土生金,而火又克金;土生金,金生水,而土又克水;金生水,水生木,而金又克木;水生木,木生火,而水又克火。如此循环往复。如下图所示,木行亢盛后,如以"+"来表述亢盛的程度,每一次相生可以加一"+",每一次相克则减一"+",则最终通过一系列

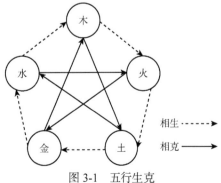

图 3-1　五行生克

的相生相克，使木行平复，五行之间的关联重新协调同步（图 3-2）。

胜复则是五行中一行亢盛（即胜气），则引起其所不胜（即复气）的报复性制约，从而使五行之间复归于协调同步的现象。如当木行亢逆时，木亢则乘土，土行因而削弱无法制水，水行因而亢盛则乘火，火行减弱无法制金，金行亢盛加大了对木行的制约，最终使亢逆的木行平复（图 3-3）。复气是因为胜气的出现而产生，对胜气进行"报复"。若胜气为木，则复气为金；胜气为火，则复气为水；胜气为土，则复气为木；胜气为金，则复气为火；胜气为水，则复气为土。又因为复气的产生，通常在胜气过克那一行的子行，所以又被称为"子复母仇"。

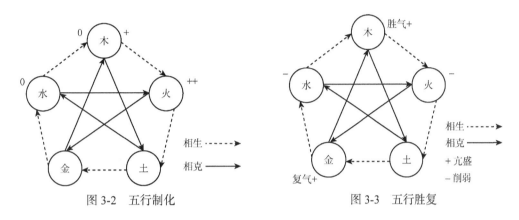

图 3-2 五行制化 　　　　　　　　　图 3-3 五行胜复

中医学理论在建立之初吸纳了阴阳学说和五行学说，以阴阳学说解释人体中一切相互对立又相互关联的事物和现象，尤其用以解释寒、热、动、静类疾病的表现及防治，由此产生了"阳病治阴""阴病治阳""寒者热之""热者寒之""补血益气""滋阴助阳"等治法；以五行学说解释五脏为中心的脏腑间关联关系，并由此确立了"滋水涵木""培土生金""抑木扶土""培土制水"等治则治法。

由此可见，中医体系中的阴阳及五行的同步是具有根本性意义的同步，之所以能够达到协调同步，主要是因为其所产生的相互关联关系，在关联中相互制约、相互促进，达到了人体稳态所需的同步。

6. 相似与关联

相似本身就是一种关联。

美国经济学家弗兰克·H. 奈特（Frank H. Netter）（1885～1972）曾经提出："我们之所以需要知识，是因为未来不同于过去；而能否获取知识，却又取决于未来和过去是否相似。"这表明，相似本身就是现在与过去的关联，甚或是未来和过去的关联。

我们所把握到的人体稳态实质上是人体内外相互关联关系的集合，而我们通过他组织发起的稳态干预的基础是相似的他组织干预方法。在通过他组织干预人体稳态的过程中，必须建立起过去、现在、未来之间的"相似"关联，这是认知稳态和干预稳态的基础。

在诊断中，必须建立起人体状态过去、现在、未来之间的"相似"关联。人一出生，秉承自父母的先天之精为其铸就了先天体质，虽然受到后天的饮食习惯、生活习惯等种种因素的影响，但终究还会带着初生时的基础雏形。从婴儿长大成人，再逐渐衰老，在这个过程中，他的相貌、体质、稳态，始终都是相似的。医生需要在诊断中"以常衡变"，就需要在关联中辨识患者的状态与之前是否相似，以及相似的程度，才能判断出观察到的稳态是降低还是升高。医生想要通过他组织使患者获得更佳的稳态，甚至理想中的最佳稳态，都不可能脱离"相似"的基础。

医生需要在诊疗过程中，建立起其自身具有的经验与知识的过去、现在、未来之间的"相似"关联。医生将自己把握到的患者稳态集合起来，在自己的知识储备中，在学习到的前人的知识和经验中，在临床实践的过往中，寻找与面对的具体患者"相似"的稳态，"相似"的案例，确立诊断，确立治法，确立方药、针灸、导引、烫熨等治疗手段，通过这些人工他组织，去刺激患者自身自组织功能，以期达到更佳的稳态。

医生还需要在复诊中，建立起患者稳态变化和经验知识的过去、现在、未来之间的"相似"关联。医生需要以患者稳态变化的相似度来判断治疗手段是否发挥了作用，患者的稳态是比治疗前更佳，还是更差，抑或没有太大改变？医生更需要以经验知识的相似来判断为什么起效，为什么无效，之前的干预手段是否需要更换？稳态变化不理想是季节的原因还是地域的原因导致的，或者是因为患者体质的不同需要调整干预手段？又或者干预手段是正确的，只是因为力量不足，还需要时间积蓄？总之，医生需要根据患者稳态变化的反馈，来调整干预手段，通过他组织，重新对患者施加刺激，促进其自组织功能优化，到达更佳的稳态。

在这个过程中的"相似"，并不是严格符合相似性理论的相似，更多时候可能是某组症状、某个病程、某个病因，引起了医生的联想，找到了面前的患者和曾经某种知识某个经验的关联，即根据"相似性思维"做出的判断。

而在这个过程中，无论是初诊还是复诊，医生所获取的患者的稳态，每一时刻和前一时刻也都是不一致的，能够获得的仅仅是当下的稳态，再从当下的稳态去推导前一天、前几天、前一段时间患者相似的稳态，才能够正确把握患者的诉求，调整患者的稳态。而这些稳态是由无数关联关系构成的，这些关联关系在每时每刻都在发生变化，能够把握到的也仅仅是具有相似性的关联关系。

换言之，关联关系只能是相似的，而相似本身却是由关联关系构成的。

二、非线性系统中的关联

美国气象学家爱德华·诺顿·罗伦兹（Edward Norton Lorenz）曾经说过："一只南美洲亚马孙河流域热带雨林中的蝴蝶，扇动几下翅膀，可以在两周以后引起美国得克萨斯州的一场龙卷风。"由于在气象学领域，误差可以呈指数增长，一个初始阶段的小错误随着时间的推移会产生巨大的后果。这种事件的结果对初始条件具有的高度敏感的依赖性，也被称为"蝴蝶效应"。"蝴蝶效应"是关于混沌学的一个比喻，解释了确定系统可能产生随机结果的某种原因。

人体是典型的非线性系统，具有非线性系统的一切特征，包括多样性和多尺度性，人体内存在的关联关系是典型的网状关联。从每一个个体角度来说，人体形成之初的状态对人体保持相对稳态发挥了重要作用，也就是中医所说的先天条件，人体稳态对这种先天条件有着高度的依赖性和高度的敏感性，先天条件对于人体的自组织功能有着极大影响，而自组织功能对人体稳态维持有着至关重要的作用。

个体的中医师在面对个体患者时，会从尺度、维度及规模出发，对于患者当前稳态形成自己的认知，并根据自己的认知组成干预措施，通过他组织，给予患者自组织功能以相应的刺激，激活内在的级联反应，使其达到更佳的稳态。这个他组织对自组织刺激的形成过程中，依赖于中医师的指向性思维、相似性思维、概率性思维的运用。医生通过干预，使他组织激活患者体内自组织，从而引发相应的级联反应，有可能发挥出类似"蝴蝶效应"的作用，刺激人体自组织功能，人体内各组成因素及其关联关系通过相互协调达到同步，使患者身心调整到更佳的稳态。因为医生的思维方式不同，知识结构各异，不同医生构建的干预措施可能各有差异，通过他组织作用于人体后，激活自组织所引发级联反应的通路也可能完全不同，整个过程中有太多因素产生扰动，并随着时间推移，偏差越来越显著。但激发了人体自组织功能之后，最终达到的稳态，总是与患者个体的先天条件相似的。这也能够说明，为何不同医生针对同一名患者，采用了不同的他组织刺激，最终可能达到相似的效果。

人体这个非线性系统过于庞大，其内部的关联关系是非常复杂的，目前的科学水平，尚无法对干预措施形成的他组织作用于人体后通过自组织产生的级联反应进行观测，对于医生或者患者来说，这个过程都是在黑箱中发生的，只能通过自组织产生作用后身体重新建立的稳态来得到反馈，以帮助医生决定如何调整干预措施形成的他组织。

但这种反馈，只能在相同的尺度上进行，因为尺度变化后，关联关系也必然发生巨大的变化，导致无数只蝴蝶挥动翅膀。一个泻心火疗效显著的方剂，可能对全身性的热邪壅盛无效；在细胞层面能够抗病毒的成分，放之整个人体可能并无效果；但每一个在微观环境下无效的单味药，组合成方剂后可能疗效显著。

中医药学的知识体系也是非线性系统。从中医医生的个体角度来说，中医个体知识与经验之间是互相关联的，经验的不断积累促进了中医个体知识体系的形成，中医个体知识的发展又不断促进个体经验的增长；而中医药学的群体知识是产生于个体知识，并被个体知识所包容。个体知识的不断形成和增长，促进了群体知识的发展，而群体知识的不断凝聚，又对个体知识形成刺激，促进个体知识的充盈。

中医方剂也是非线性系统。中药药味之间的关联存在多样性和不确定性。从中医方剂学的角度看，中药药味之间经典关联关系构成了经典处方，也就是经方。经方的作用、功效与安全性已经经历了上千年的验证。如《伤寒论》首方桂枝汤，其药味之间就存在多种关联关系。桂枝汤由桂枝、白芍、炙甘草、生姜和大枣组成。其中芍药和炙甘草相配为芍药甘草汤，桂枝和炙甘草相配为桂枝甘草汤，所以在这个处方中，从方剂的角度讲，至少含有 3 种方剂关联。芍药甘草汤，主治津液受损，阴血不足，筋脉失濡所致诸证，芍药和炙甘草形成一种关联；桂枝甘草汤，具有补助心阳，生阳化气，扶阳补中之功效，桂枝和炙甘草形成一种关联。若抛开剂量，芍药甘草汤加上桂枝甘草，再加上生姜、大枣形成的桂枝汤，则具有辛温解表，解肌发表，调和营卫之功效，芍药甘草汤与桂枝甘草汤之间形成了关联。药物之间关联组合可以影响方剂的功能，方剂进入人体之后，产生一定的疗效，药物与疗效之间形成了关联。这种关联关系是极其复杂的，药物之间组合形成的方剂本身就是一个非线性系统，充满了变量和不确定性，加之作用于人体之后，激活人体的自组织功能，诱发级联反应，所有这些都是不确定的，又是密切相关的，药物、方剂都是通过一定的关联关系实现疗效的。

而上述三个非线性系统：患者个体、医生个体、方剂组成又构建起了一个更大的非线性系统，用以重构患者个体的稳态，而患者、医生、方剂间同样存在着复杂的关联关系，这些关联关系都是非线性的。

由此可见，中医药学体系内所有的知识都是基于关联关系建立的，中医药学在解决问题时，实际就是在解决关联关系所产生的问题。从临床来看，中医的证候是症状和体征间的关联关系构成的,它的这种关联关系是一种不确定性的关联关系,因此,证候的边缘并不是很清晰,这也是为什么经过多年的研究,依然无法确定证候的实质。方剂组合也是一样的,中医药学对中药功效本身的认识存在着不确定性,药物组合后产生的关联关系所能够发挥的作用同样存在着不确定性,因此使用中药复方调节人体状态时,就存在着极大的不确定性,一般来说,应用某个复方时是针对某种状态所具有的某种主症,复方和主症是相互关联的。但在临床实际情况中,方剂中的药物对证候所起的作用,不仅仅是药物的主治和主症相互对应,同时,药物还与患者个体体内的复杂因素相互对应,如果这个方剂的主治仅仅和患者的主症相应,但与患者体内的其他因素不能匹配,那么也可能发挥的作用依然不理想。因此,方剂发挥作用是一系列复杂关联作用的结果,寻找这个规律是非常困难的。从这个角度说,关联对中医药学,特别是对中医药信息处理来说,是极其重要的,同时,这种关联是需要尽可能全面才能发挥应有的作用,甚至是掌握了所有中医概念的关联才能使中医药信息处理发挥出其应有的作用。

综上所述,我们可以认为,稳态是通过个体及其关联关系表现出来的。本书所讨论的稳态仅仅是指个体及其内外关联关系的稳态,因为中医药信息的特点是个体及其关联关系所表现出的信息特点;中医思维是在处理个体及其关联关系信息时产生的三种知识(明知识、默知识和暗知识);尺度和维度是个体及其关联关系所处的尺度和维度;自组织是在个体及其关联关系内激发并引发级联反应;规模是个体及其关联关系形成的规模;同步亦是在个体及其关联关系中实现,其目的依然是为了使个体及其关联关系能够处于稳态;所说的相似稳态同样也是个体及其关联关系的相似稳态。因此,个体及其关联关系是稳态的载体,是中医药信息处理科学问题的基点和起点。

第三节　维　　度

中医药学是研究人体结构、功能、状态及其变化的学科,具体而言,人体结构是指"人体内部不同独立系统间的空间关系",人体功能是指"机体产生或发挥正常作用的能力",人体状态是指"人体结构与功能表现出来的形态",变化是指"人体各系统结构和功能的表象以及因为不同影响因素导致其随时间的变化"。中医药学将人体各系统空间格局和生态学过程整合形成人体小整体论,更将诸多影响因素如气候变化、地理环境、生活习惯、情绪变化、社会影响等因素综合形成人体大整体论。从而演化出"三才合一"的整体观、"气一元论"的宇宙观,阴阳"中和"的治疗观,四时养生、"养性"为要的养生观。中医药信息学的主要研究对象是人体结构与功能表现出来的状态。

中医药学认为,人体作为一个开放的复杂巨系统,其子系统数量巨大,子系统之间存在多种形式、多种层次的相互关联、交互作用,由此产生出基于涌现的复杂功能,并表现为外在的状态。在中医药学知识体系中脏腑、经络、证候、方剂、中药等都是复杂系统,这些复杂系统均与人体这个处于开放环境下的复杂巨系统密切相关,研究人体这个复杂巨系统必须注重研究相关的尺度与维度对其产生的影响,很明显如果相关的尺度或者维度发生了改变,这个复杂巨系统的状态自然也会发生改变,所有的研究结果都不再成立,因为与人体相关的所有系统都是由一定维数的维度在一定尺度上构建的,维度和尺度的改变必将导致系统的改变,进而导致在此基础上开展的有关系统的研究结果不复存在。

维度主要是构成系统的维数和观察事物的角度。

维数：维度的科学定义指的是自由度，简单的理解就是在描述一个对象时，需要用多少个相互独立的参数描述清楚，就可以说有多少个维度。

角度：人类认知事物一般有 3 个相互独立的维度，即外延、属性和关系。外延，是从量的角度去观察和描述；属性，是从所指的内在特点去观察描述；关系，是从事物内在与外在事物的关联关系去观察描述。另外，从哲学角度看，维度是人们观察、思考与表述某事物的"思维角度"，简称"维度"。例如，人们观察与思考"孙思邈"这个人物，可以从孙思邈的"年龄、性别、出生地"三个思维角度去描述；也可以从孙思邈的"著作、职业、朝代"三个思维角度去描述。

在中医药信息处理中，面对一个复杂系统时需要考虑选择哪些维度，从多少维数上去把握，以及需要把握维度及维数间的多少关联关系，才能从整体上认知系统，以便协调组成系统的各个维度间的关联关系使其达到同步。选择维度及选择维度的维数需要个体从已有知识体系建立起来的思维角度去认知，作为中医药信息处理的思维模式，我们更多的是从相似性思维的角度去建立维度、选择维数，并构建维度及维数间的关联关系。从这个角度认知中医药信息处理，维度所涉及的问题就是中医药信息处理的核心科学问题。

一、维度与辨证

在中医药知识体系中，维度无处不在，这个维度就是观察事物的角度。大的方面包括中医思维模式，如有专家创新性提出诊疗疾病时以疾病、证机、时周、体质四维为主，从四维之间的内在联系出发，将辨病、辨证、辨时、辨体四维相联系，并综合运用的临床诊疗新模式。小的方面包括症状，如咳嗽，辨证时可从咳嗽的时间、程度、伴随症状等不同维进行观察，如从时间维观察咳嗽症状的变化，可出现夜晚加重，或清晨加重，或食用甜食后加重；从伴随症状维观察，可出现伴胸闷气短，或伴呕吐未消化食物，或伴咯血；观察维不同，对其证候和症状的处置也不同。可见维度是中医思维和认知证候、症状时选择的不同思维角度。

中医辨证论治就是从不同的观察维度出发调节患者的稳态变化。历代医家基于不同认识角度提出多种辨证方法，通过辨别患者不同症状组合诊断为某一种证候，将其按照一定的规律进行分类，用以判断疾病处于何种阶段，以及判断病变的部位、原因、性质及邪正关系，然后选择最佳的方剂进行治疗。在中医几千年的发展路程中，形成了从不同的思维角度辨证的方法，如方证辨证、脏腑辨证、气血津液辨证、经络辨证、病因辨证、六经辨证、八纲辨证、卫气营血辨证、三焦辨证等。

这些不同的辨证角度，已经被大量典籍的医案证明，都是行之有效的。没有谁更优，或谁更适合。就其实质来说就是不同的医家从不同的角度考虑病证，从自己认为对的角度，综合从一两种甚至多种辨证角度切入治疗某一类疾病，获得良好疗效后将其整理成文字，再由后人整理成系统理论传之于世。

可见思维角度在中医药学知识体系的构建中具有至关重要的作用。

1. 六经辨证

六经（太阳、阳明、少阳、太阴、少阴、厥阴）辨证是《伤寒论》提出的。清代柯琴在《伤寒来苏集》中提出："仲景之六经为百病立法，不专为伤寒一科，伤寒杂病，治无二理，咸归六经之节制。"俞根初认为："六经钤百病，为确定之总诀。"

六经辨证是"分六病"和"辨方证"相结合。医圣张仲景将人体阳气盛衰情况与脏腑功能、经络循行和气化学说等理论相结合，根据疾病不同的临床症状和发展变化趋势，将疾病分为六类，即太阳病、阳明病、少阳病、太阴病、少阴病、厥阴病，然后结合疾病的证候特点和治疗方剂制定出特色的方证，并将"分六病"和"辨方证"有机结合，创立了著名的六经辨证方法，所以说六经辨证本身就是辨病和辨证相结合的辨证方法。"分六病"和"辨方证"是一纵一横两种思考维度，交织成一张辨证论治的网络，能够更准确、更高效地寻找与疾病相吻合的治疗方法和方剂，成为保证临床疗效的关键因素。

比如抑郁症主体如果从六经辨证，实则又落实到方证辨证上。从少阳论，抑郁症属于《伤寒论》第110条："伤寒八九日，下之，胸满烦惊，小便不利，谵语，一身尽重，不可转侧者，柴胡加龙骨牡蛎汤主之。"所以柴胡加龙骨牡蛎汤证即是少阳不利，阳明实热，太阴脾虚，邪扰心神之证候。临床上，抑郁症患者如有表现为郁闷不乐，失眠，情绪不定，喜怒无常，偶有语无伦次、狂躁大作等症状，则适于用柴胡加龙骨牡蛎汤治之。从少阴论治，抑郁症可属于《伤寒论》第303条："少阴病，得之二三日以上，心中烦，不得卧，黄连阿胶汤主之。"此条是指少阴病阴虚有火之证候。少阴病之提纲条文为"少阴之为病，脉微细，但欲寐也"。由此可见，睡眠的好坏是辨证与少阴病密切相关的一个证候。少阴肾水乃人身之根本，亦为精神情志、思维活动之基。少阴肾水不足，则心火不能下达，浮越于上，水火不能既济，阴阳不能交互，则可见"心中烦，不得卧"。睡眠的好坏也是抑郁症的一个主症。由上可以看出，六经辨证与方证辨证在医经典籍《伤寒论》中就是以纵横两种思考维度（思维角度）进行辨证论治的。

2. 八纲辨证

"八纲"，即阴阳、表里、寒热、虚实这四分八类，八纲辨证是所有辨证方法的总纲领。其中，阴、阳为统摄其余六纲之总纲，表、里、半表半里辨病位，寒、热辨病性，虚、实辨邪正盛衰。用"八纲"解析张仲景《伤寒论》中的六病，太阳、少阴为表，阳明、太阴为里，少阳、厥阴为半表半里。太阳为表之阳，少阴为表之阴；阳明为里之阳，太阴为里之阴；少阳为半表半里之阳，厥阴为半表半里之阴。"万病不离八纲，不离六经"，体现了八纲辨证的高度概括性。由此可见，六经辨证和八纲辨证是分析明确疾病的病位和证候性质的基础。

疾病的表现千变万化，基本上都可归纳于八纲之中。但因为是总纲，所以较为宏观，在临床上处处可以见到八纲的影子，但实际运用诊疗过程中，还是会更多结合其他辨证方法。如传统八纲辨证对于病变部位、病变性质及病变过程中正邪双方关系的界定范围较为模糊；另外，传统八纲并未完全概括所有发病的病理状态，如常见的气虚、血虚症状表现，若单以八纲中的"虚"来概括其病理状态，则不能体现该病是气病还是血病，故需要叠加气血津液辨证进行进一步判别，这增加了辨证的步骤，埋没了八纲辨证"速"的优势，进而影响方证匹配"准"的选择，影响"效"的结果。因此，从八纲辨证的维度出发，在实际应用中还需结合其他维度的辨证方法，才能获得较好的效果。由此可见，在中医临床上，多维度辨证是常用的方法。

3. 方证对应

方指方剂，证指证候。方证辨证即将单个方的适应症状、病机特点与患者临床表现进行匹配、辨析的辨证方法，这种方法省略了许多辨证思维步骤，使方剂适应证与患者临床表现直接对应，达到速、准、效的结果。经方大家胡希恕教授提出了"方证是六经、八纲辨证的继续，亦即辨证的尖端"。

方证对应的辨证思维角度在《伤寒论》中表现最为突出。张仲景以条文方式记录证候，将对应方剂附于其后，并以方剂的名称命名为某证，形成了独具特色的方证，如桂枝证、柴胡证等。方证是构成《伤寒论》六经辨证体系的基本单元，以症辨证，以证定方，以方治病。伤寒名家刘渡舟教授曾指出："认识疾病在于证，治疗疾病则在方。"方证辨证是日本汉方医家临床最常采用的辨证方法。

经方方证中记载的证候组合特异性较高。如太阳病表实证，麻黄汤证和葛根汤证均有发热、恶寒、无汗、头痛、身痛或喘或咳及脉浮等共同症状。应用方证辨证分析，在共同症状的基础上，若项背强几几和（或）下利更为明显者，为使用葛根汤的适证；若胸满而喘更明显者，则为麻黄汤的适证。这两个方证病位相同、病性相同，但若葛根汤证使用麻黄汤，或麻黄汤证使用葛根汤，必难以达到应有的治疗效果。

刘渡舟教授在第一次中日《伤寒论》学术讨论会上讲："使用经方的关键在于抓住主证。""抓主证"就是把握方证中的特异性症状，能够执简驭繁，快速寻找到对应的方证，从而缩短诊疗时间，提升治疗的准确性。可见，方证辨证对疾病定性、定量辨析及选方用药更具优势，是中医临床辨证的一种主要思考角度。

另外方剂因其具备复合作用，所以从不同的病机出发，可以治疗不同系统的疾病。如四物汤中川芎可行气活血，地黄可凉血滋阴，当归可通经化瘀，白芍可养阴，所以四物汤的四味药物从四个维度关联在一起构建了一个贯通内外的方剂。而仅从四个维度构建的方剂就可以治疗妊娠病、产后病和妇人病。王好古将这些疾病所有相关症状、体征维度关联在一起构建了一个自己认知的证候体系，仅有四个维度的四物汤可以覆盖三种疾病所具有的几十种症状、体征维度构建的证候体系，这种将维度构建成体系的能力为中医临床方证对应奠定了基础。除治疗妇人病外，王好古还将四物汤加减扩展至内伤范畴，如治疗饮停心下，微吐逆者，加猪苓、茯苓、防己；脾胃不适者，加砂仁、甘草；发寒热者，可加生姜、牡丹皮、芍药、柴胡。由此可见，中医理论中采用异病同治，即用一个主方根据症状不同，进而进行化裁，能适应多种不同系统的疾病，或者不同的疾病，因为医者将其辨证为同一病机，就会采用同一种治法或方剂，从维度的观点看，是医者能够很好地将相关维构建成一个体系的能力，这也是为什么中医的一个证候能够覆盖多种疾病的原因；同时，也是一个只有不同维药物组成的方剂能够治疗多种疾病的原因。再如，著名滋阴派医学家朱震亨所创的越鞠丸，由川芎、香附、苍术、栀子、神曲五味药物组成。《丹溪心法》中记载主治胸膈痞闷，恶心呕吐，脘腹胀痛，饮食不消，嗳腐吞酸诸症，功用行气解郁。后世总结其基本病机为中焦气机升降失常，气血失和导致六郁产生，常见的临床使用指征是纳呆、烦躁、情志抑郁、失眠、腹胀、胸闷、口味异常、腹痛、倦怠乏力、胁胀、脘痞、红舌或青紫舌、黄腻苔或白腻苔、弦脉或兼滑或兼细或兼数，因此临证多个系统的疾病凡是符合此病机和临床使用指征皆可用越鞠丸化裁治疗。这就是医者在辨证施治中，能够将多维的症状、体征构建成一个证候体系，同时又能够将多维的药物构建成一个对应证候的方剂体系，形成时空上的方证对应，从而使人体从失衡恢复到稳态；同时，也是医者能够从一个主要的思维角度去认知多维失衡所产生疾病共同特征的结果。由此可见，将不同维的因素正确关联形成一个有机整体与能够掌握正确的思维角度在中医临床上是同等重要的。

4. 脏腑辨证

如果说辨证是中医诊断的灵魂，那么脏腑辨证则是诊断学的皇冠。脏腑辨证理论基础肇始于先秦时期，滥觞于《黄帝内经》，经《中藏经》《备急千金要方》《医学启源》等历代医家的著作的阐释，目前已经自成体系，并广泛应用于临床。可以说"藏象学说"是源，"脏腑辨证"是流。《黄帝内经》综合归纳各脏腑证候特点，《金匮要略》开创脏腑辨证先河，晋隋唐时期是脏腑辨证的成长时期。脏腑辨证是在认识脏腑生理功能及病理特点的基础上，对疾病所产生的各种临床表现，通过四诊八纲来辨别脏腑病位及脏腑阴阳、气血、虚实、寒热等变化，为治疗提供依据的辨证方法。脏腑辨证也是现今最主要的辨证论治的角度之一，脏腑辨证的证描述方式为病性加病位。

如金元四大家李东垣提出内因脾胃为主论，认为人体诸多疾病都可以归因于脾胃受病，即谷气、营气、清气、卫气、少阳上升之气和五脏六腑之气、十二经脉之气的虚损及由胃气虚所导致的津血亏虚等引发的症状，都可以由元气亏虚所致。因此提出升发脾胃阳说和甘温除大热说。他在《脾胃论·卷上·脾胃虚实传变论》中说："历观诸篇而参考之，则元气之充足，皆由脾胃之气无所伤，而后能滋养元气。若胃气之本弱，饮食自倍，则脾胃之气既伤，而元气亦不能充，而诸病之所由生也。"李氏认为脾胃是元气之本，元气是健康之本。脾胃伤，则元气衰；元气衰，则疾病所由生。损伤元气的因素主要是饮食失节、劳逸过度两个方面。他说："故夫饮食失节，寒温不适，脾胃乃伤。喜、怒、忧、恐，损耗元气，资助心火。火与元气不两立，火胜则乘其土位，此所以病也。""元气论"是李东垣认识内伤诸证的基本病因的出发点，是李东垣著述中最基本、最常用的概念，也是李东垣辨病论治的最主要的思维角度。由此他提出"升发脾阳"为脾胃内伤各种病证的治疗大法；以"甘温除大热"法治疗伤寒与热病等外感发热病。也就是说李东垣在治疗脾胃内伤和外感热病等证候时，并不是一证一机，而是总归为"升发脾阳"，同时将治法归结为一种，即"甘温除大热"。这就是李东垣看诸多病证时的独特思维角度。

5. 三焦辨证

三焦辨证起源最早见于《黄帝内经》，是中医理论的重要辨证维度之一。在《素问·灵兰秘典论》《素问·五脏别论》《灵枢·本输》等篇对三焦的定位、生理、病理都进行了论述，奠定了三焦学说的基础。《黄帝内经》中的三焦包括六腑之一的"三焦"及划分脏腑位置的"三焦"。

张仲景所著《伤寒论》将三焦学说和六经辨证体系有机结合，在生理、病理、病机、治法、方药方面对三焦学说颇多阐发，丰富了三焦学说的内涵，创立了治疗上焦虚热肺痿的麦门冬汤，治疗虚寒肺痿的甘草干姜汤，治疗中焦脾胃虚寒的吴茱萸汤、理中丸，治疗胃热炽盛的白虎汤，治疗胃肠热结的大小承气汤，治疗下焦有热的赤石脂禹余粮汤，治疗真阳虚衰的四逆汤，调和三焦气机的小柴胡汤等一些著名方剂。

吴鞠通是三焦辨证大家，他所创三焦辨证特别强调邪气传变的脏腑定位，在指导临床方面和完善辨证体系方面都有积极意义。在其"三焦为纲，病名为目"的大框架上，再结合六经辨证和卫、气、营、血辨证之长，有效弥补了各自思维角度在辨证论治上的不足。

例如，新冠感染在中医辨证为寒湿疫，吴鞠通辨治寒湿疫的主要治疗思路是三焦分治，根据寒湿疫所在上、中、下三焦的不同病机特点分别论治，总以温燥寒湿为治疗原则。上焦寒湿疫邪闭阻肺系，用桂枝、细辛等芳香辛散寒湿，温补心肺阳气；中焦为上下之枢机，中焦寒湿疫邪困脾，用草果、厚朴等宣畅气机、分消寒湿，蜀椒、附子温补脾胃中阳；下焦寒湿疫邪开阖不利，用茯苓、通草等渗利寒湿，鹿茸、葫芦巴温补奇经。此外，吴鞠通还根据寒湿与阳伤的轻重程度，调整燥湿药与温阳药的用量比例。对于寒湿疫邪较盛，脏腑之阳已伤者，在苦燥寒湿的同时，还要温补脏腑之阳。综上所述可以看出，吴鞠通并未仅从三焦辨证一种思维角度看待疾病，而是将脏腑辨证、六经辨证和卫气营血辨证融入三焦辨证的理论体系当中，这才成就了《温病条辨》在温病学派崇高的历史地位。这也是多种思维角度同时应用于中医临床获得较好效果的典型案例。

6. 气血津液辨证

气血津液辨证运用藏象学说相关理论，是中医学的主要辨证维度之一，主要从气、血、津液方面的病变进行辨证论治，分析各种临床表现的一种辨证方法。气血津液生理上相互为用，病理上相互交织。疾病的发生发展过程中常伴随气血津液交结为患，凡是影响气血津液的脏腑与因素都可能引起不同病证，临床上常表现为虚实错杂，多脏腑同病的情况。

例如，冠心病最基本的病机为本虚标实，其常见证候要素依次是气虚、血瘀、痰浊、气滞、血虚等，在冠心病的诸多生物信息学机制研究中，绝大部分基于气血津液辨证理论，从改善心功能、减轻炎症反应、调脂稳定斑块等方面进行研究。在临床研究中，益气活血、豁痰通络为冠心病的基本治则，调畅气机为冠心病治则的中轴。近年来，有关冠心病诊治的专家共识/指南也有进一步的梳理和推荐，或从气血阴阳的本虚及血瘀、痰浊、气滞、寒凝的标实分治；或从气虚血瘀、气滞血瘀、痰瘀互结、气阴两虚、阳气虚衰等论治，均有一定的引领作用，也说明某些疾病从气血津液思维角度论治较为合适。

7. 其他辨证

近几十年来，众多医家根据临床实际，结合经验提出很多新型的辨证观点。如以病、证、时、体四维辨证：其中病是疾病，属于疾病诊疗学范畴，内容是以借鉴疾病的西医诊疗思路（专病）而使用中医药方法治疗（专治），与特殊症状（专症）和临床综合征（方证）的特异性中医诊疗（专治）体系，突出的特点是专病（症、证）专方专药的特异性中医诊疗；证，即证机，属于病机辨证诊疗学范畴，内容是首先辨识以病位和病性为核心的病机，进而确定辨证论治的中医诊疗体系，突出的特点是辨证识病机的非特异性中医诊疗；时，即时周，属于时间医学范畴，内容是以时间和周期为核心的中医诊疗体系，突出的特点是与时间和周期相关疾病的中医诊疗与预测；体，即体质，属于体质医学范畴，内容是以体质辨识为核心的中医诊疗体系，突出的特点是与体质相关疾病的中医诊疗与预防。将这四维相互关联，构成新的中医诊疗体系，是四维角度在中医药学中运用的典型例子；而这种思维角度，也可以算是在百花齐放百家争鸣的中医知识体系中的一枝独秀了。

二、维度与病因

对于某些疾病，或疾病的某种状态，仅从传统"分证论治"的维度去认识和治疗，还难以从整体上把控病程和病势。因此，中医在辨证上还特别注重从病因的维度辨证，将病因分为内因、外因和不内外因等不同维。

外因包括"六淫"和"疠气"两个方面。"六淫"病因滥觞于《黄帝内经》外感病因学说，为自然界风、寒、暑、湿、燥、火六气异常所形成的一类致病因素，"疠气"病因则是明末清初医家吴又可提出的能导致瘟疫暴发的一类致病因素，常被称为"乖戾之气"，具有传染性。

内伤病因分为七情、饮食、劳逸3个方面。七情病因指情志突然的、强烈的、持久的刺激引起人体疾病的一类致病因素。其中七情并不是致病因素。病理性的7种情志刺激如过怒、过喜、过思、过悲、过恐、过惊、过忧是基于个体心理、生理状态，经过心神（脑）的感应、认知，对内外环境变化产生涉及心理生理、超出个体调控能力的复杂反应；另外随着社会日益发展，生活节奏日益增快，人们的饮食、作息规律失调问题日益突显，由此导致的饮食不当、劳逸失调等方面新的致病因素也层出不穷。

另外还有新型病因，是指近年来出现的、见诸文献报道的、有别于传统中医病因分类的一类新型致病因素。鉴于新型病因层出不穷，经查阅文献，近年对新的病因研究主要体现在雾霾、PM2.5、电子烟等方面。其中PM2.5是人们近年来普遍关注的一个与污染及健康相关的病因概念，是一种随着人类社会发展产生的一种新型病邪，对人体的危害已有大量文献数据证实。很多研究[7]认为其阴阳属性不容易界定，它的形成既有风、雨、寒、暑等自然因素，也有饮食居处等人为因素，是两者的结合，是一种复杂的邪气，具有致病力强、人群普遍易感、易与其他邪气相合、感邪即发又伏而致病、无所不至而广泛内损性等特征，归属于"毒邪"范畴更为恰当，这也是中医认识病因的新的思维角度。

三、维度与病程

辨证维度除了病因辨证维度外，还有病程辨证维度。

例如，西医学将高血压分为功能期、动脉病变期、内脏病变期3个阶段。有专家在此基础上，结合中医理论及个人临床经验，将高血压从中医角度分为病气血、病脉络、病脏腑3个阶段。①病气血——气血乱：此期辨识要点是患者的血压波动较大，可因情绪激动、饮食不节、外界寒热刺激等因素使血压突然升高，经降压治疗或祛除诱发因素，血压可有效改善，一般不需要长期服用降压药物；②病脉络——脉络痹：此期的辨识要点是患者的血脉（动脉）已僵硬、艰涩、狭窄，从西医的角度而言，即形成顽固性动脉硬化、粥样斑块形成、血栓形成等。此期患者长期处于高血压状态，需要规律服用降压药物。脉象多坚硬、弦涩，状如皮革；③病脏腑——脏腑损：此期的辨识要点是患者依然处于持续高血压状态，需长期服用降压药物。同时由于相关脏腑的损伤而出现心、脑、肾等脏腑功能下降的临床表现。这是中医从病程维度辨证的典型案例。

四、维度与维数

维数是数学中独立参数的数目，一维只有长度，二维是平面世界，只有长宽；三维是立体世界，客观存在的现实空间就是三维空间，具有长、宽、高三种度量；四维是时空概念，包括时间维和空间维，是在空间的架构上在普通三维空间长、宽、高三条轴外又加了一条时间轴，即"四维空间"。

在中医药学认知的各种不同规模的系统中，构成系统的维数存在着极大的差异。如天地人这个开放的复杂巨系统所涉及的维数，与肝脏这个开放的复杂巨系统所涉及的维数，其间的差别是数量级的。因此，如果要认知不同的系统，就必须了解构成这个系统的维度，包括维数，也包括每个独立维的特性，以及各独立维间的关联关系，这种维间的关联关系甚至比各独立维本身更为重要。例如，在人体这个规模层次上，存在着气、血、阴、阳、脏、腑、经、络等不同的维，这些维间存在时间维、空间维及各个维间的交互作用，这种维与维之间的关联关系对系统的影响，在某种意义上比维本身还要重要。比如人体在春季受到时间维中气候影响，肝气易生发，正如《素问·平人气象论》所说，春"脏真散于肝"，夏"脏真通于心"，长夏"脏真濡于脾"，秋"脏真高于肺"，冬"脏真下于肾。"这种随季节而发生的人体的周期性变化，表现出来的就是人体精气各变化周期之稳定的状态"象"，或者说是从时间维上展现的人体整体功能状态。但如果春季肝气过旺，就容易引起脾胃不和，或心火受制，或肝风内动，表现于外，就容易出现风疹等。由此可见，"春"这个维与"肝"这个维间的关联关系，要比"春"这个独立维和"肝"这个独立维单独对人体整体规模的影响要大得多得多。又如西北干燥，东南潮湿，所以东南多痹证，是空间维扰动人体产生的病理变化，重点是"东南"维与"痹证"维间的关联关系对人体整体的影响。总而言之，只有对中医药学认知的不同层次规模的独立维数量、独立维特性，特别是独立维间的关联关系有正确的认识，才能正确把握这个规模的稳态变化；而要正确把握不同规模稳态间的关联关系并不容易，因为不同规模稳态所涉及的独立维数量及各维的特性，特别是这些独立维间的关联关系都是不同的，加上每一状态的时间维、空间维的复合作用，就更为复杂了。

此外，这种时间维和空间维，以及独立维的数量，包括二维、三维、四维乃至多维，其关联关系是极其复杂的，如果从不同的独立维进行聚类，或者从不同的维数进行聚类，则呈现出来的系统状态是不同的。

在空间维上，中国传统文化把整个世界作为一个整体，这是最大规模的系统，各种层次和位置的事物统一在这个整体内，服从这个整体的规律。在统一的整体规律框架内，通过各个局部领域的实践经验积累和总结，又发展出具体的局部规律。比如整个中医理论都是在阴阳五行的基础上建立的，但是具体的脏腑经络等理论，则是把阴阳五行理论应用到人体后，不断总结和积累经验的成果。这也就是中国传统哲学与中医实践紧密结合的原因。可以看到，在时间维上，世界的同源性是空间维整体规律普遍性的基础（例如，生物进化的同源性保证了绝大部分生物的遗传密码是一致的），而在空间维上，每一局部既遵循整体规律，又作为对整体规律的补充，形成局部规律。而这也就是中医临床有效性的基础。

中医药学不仅把人体看成一个整体，而且把人和环境看成一个整体（天人合一），始终从整体来处理人体的疾病和各种问题。从这个维度来说，人体及人体生存的大环境是一个有组织的复杂巨系统。人体内部和人体所在的环境乃至宇宙之间，结构、功能和状态是相互依赖、相互作用的。在这个复杂巨系统中，子系统种类很多并有层次结构，它们之间的关联关系又很复杂，无论在哪一个生态学组织层次上（如细胞、组织、脏腑、经络、气血等），结构与功能都是相辅相成的。任何一个单独系统都可以通过不同空间和时间层次上的网络化组织相互联系，推动生理性进程或病理性进程。这种网状联系是同一空间及不同空间的多维存在。

自组织同样是通过在一定数量的独立维间建立相关关系以维持人体的稳态。同样的道理，在这个系统中任何独立维改变或独立维数量发生了变化，那么这个自组织维持的非线性系统的稳定性也就不复存在了，甚或这个系统本身也不复存在了。在中医药信息处理的科学问题中，在我们的认知范围内,自组织通过一定数量的独立维及其相互关系维持了人体局部脏器的非线性系统的稳态;并可以在所有人体局部脏器非线性系统的独立维间建立相关关系以维持人体整体非线性系统的稳态;甚至可以在天、地、人三维间维持人与自然、社会相和谐的开放复杂巨系统的稳态。在绝对的情况下,不管是哪一级系统稳态的自组织活动,涉及的独立维是确定不能改变的(亦即独立维的性质不能改变)、独立维的数量不能增加或减少,甚至自组织所涉及的独立维间的关联关系也不能改变,否则,自组织维持的非线性系统的稳态将不复存在。

与他组织不相似的是,自组织所涉及的独立维的数量以及自组织独立维的性质对我们来说,绝大多数情况下是处于黑箱状态。我们并不清楚系统的变化涉及了哪些独立维,有多少独立维参与其中,独立维间的关联关系发生了什么样的改变。但可以肯定的是在黑箱中,自组织所涉及独立维的数量及独立维的特性是一定的,独立维间的关联关系也是一定的。

整体概念本身就已经包含了相关独立维及其数量。中医药信息的基本特点就是整体信息,这意味着中医药信息是由大量相关独立维建立起的关联关系构成的整体层面的信息。这就明确告诉我们,在临床获取的信息必须具有所需的独立维,独立维间的关联关系必须是我们能够理解的,这样才能构成诊断疾病、处方用药所需要的整体性信息。中医证候是症状和体征的多个独立维及其关联关系构建起的极其复杂的整体状态;中医方剂同样是中药饮片多个独立维及其关联关系构建起的极其复杂的整体状态;而将中医方剂用于中医证候所形成的方证对应的整体,则是涉及更多独立维和其所具有的更为复杂的关联关系的整体。由此可见,理解整体信息必须从维度和维数的关联关系入于,才能在中医临床上从整体层面上把握证候和方剂间的对应关系。

五、维度与不确定性

不确定性原理(uncertainty principle)是沃纳·卡尔·海森堡(Werner Karl Heisenberg)于 1927 年提出的著名量子力学原理,这个原理涉及很多深刻的哲学问题,他认为:"在因果律的陈述中,即'若确切地知道现在,就能预见未来',所得出的并不是结论,而是前提。我们不能知道现在的所有细节,是一种原则性的事情。"对中医药信息处理来说无论是所处理的对象,还是处理后所获得的结果都存在着极为明确的不确定性,这是因为处理的对象是现象信息,而处理的结果要经过黑箱过程。为什么现象信息或者黑箱过程就会存在不确定性呢?至少从某个维度看是因为我们无法把握现象信息所有的独立维,甚至不知道这些独立维的数量,更无法把握这些独立维间的极其复杂的关联关系;而黑箱本身就是未知,因而更无法了解其中的独立维和相关独立维的数量及其相互间的关联关系;因此,如果我们从这个维度分析问题,就必须明白,可解释是建立在维度、维数及其相互关系基本清楚的基础之上的。维度与不确定性有着密切相关性,这也就是为什么高维小样本的研究结果总是充满不确定性,以至于个体的辨证论治存在不确定性是一种原则性的事情,无论如何都是无法避免的。

此外,由于不同个体医生在面对同一个患者个体时,因为患者现象信息存在的超高维数,无论如何也无法全面把握所有独立维,更无法谈及相互之间的关联关系;而另外,即便不同的个体医生面对同一个患者在不同的位点激活了体内的不同级联反应通路,依然可能获得相似的疗效;从而使得不同的个体医生会从不同的思维角度去组织患者现象信息的独立维及其相关关系,这种视角不同的维度也会对中医证候及处方产生不同的认知。

第四节　尺　　度

一、尺度的概念和范围

尺度是指准绳，分寸，衡量长度的定制，可引申为看待事物的一种标准。

尺度（scale）是一个许多学科常用的概念，通常的理解是考察事物（或现象）特征与变化的时间和空间范围，因此定义尺度时应该包括 3 个方面：客体（被考察对象）、主体（考察者，通常指人）、时空维。自然现象的发生都有其固有的尺度范围。奥尼尔（Robert V. o'neill）认为在生态学研究中，应该以自然现象本身内在的时间和空间尺度去认识它，而不是把人为规定的时空尺度框架强加于自然界。不同尺度上生态学过程的相互联系问题是理论生物学的中心问题之一。通俗来讲，尺度即标准、规则。是指事物或现象特征与变化的时间和空间范围，一般学科中常用的尺度有时间、空间等。

在景观生态学的研究中，尺度概念有两方面的含义：一是粒度（grain size）或空间分辨率（spatial resolution），表示测量的最小单位；二是范围（extent），表示研究区域的大小。有必要补充的是尺度并不单纯是一个空间概念，还是一个时间概念，景观生态学中的尺度范围在空间上通常只有几平方公里到几百平方公里，时间上还没有比较统一的意见，一般为几年到几百年范围。景观生态学的任何研究可以说都离不开尺度，尺度暗示着对事物细节的了解程度，通常在一定尺度下空间变异的噪声（noise）成分，可在另一个较小尺度下表现为结构性成分，在应用遥感数据研究景观生态问题时这个问题表现得十分明显。

在中医理论中，尺度是指在研究某一系统、系统内部某一脏腑器官或生理/病理现象时所涉及的空间或时间范围，同时又可指某一现象或过程在空间和时间上所涉及的范围和发生的频率。前者是从观察的主体即医生的角度来定义尺度，后者则是根据被观察的客体即患者机体发生变化的过程或现象的特征来定义尺度。

尺度可以分为大尺度和小尺度。大尺度可以是时空上一个人一生的所有生理现象和长期慢性病中产生的病理现象，小尺度是指时空上短时间的、小范围的人体生理变化和病理现象。当然，大尺度和小尺度永远都是相对而言的，对某一次观察来说的大尺度，同样可以是另一次观察的小尺度，只要在一次研究或观察过程中的尺度不发生变化，那么观察或研究的结果就是在该尺度内成立的结果。

范围是指研究对象在一定空间或一定时间上持续活动的界限或程度，如舌苔厚度、洪脉的有力程度、出汗量的多少、病程的时间长度、病灶的大小范围、某些症状的程度（如头痛的轻重）等。

在中医药信息学中，对尺度的研究有 3 个重要概念是不能回避的，一是涌现，其表明在大尺度上出现的功能，在小尺度上是不存在的，这种功能是小尺度间相互作用产生涌现后出现的；二是稳定，其表明大尺度范围的稳定性要优于小尺度范围，即人体局部的稳态的改变可能在整体上基本可以忽视；三是速率，其表明人体局部稳态的变化要比整体稳态的变化速率快。

二、尺度——中医

1. 整体尺度

中医学常常把人体、证候、方剂作为整体。但中医认为的整体尺度实际比上述范围更大，但同时也更模糊。

中医理论的精华之一是整体论。

首先中医学认为人体是整体，但考虑病因时，又会将人体的各个系统与自然界相应属性的物质联系起来考虑，认为人体和周围环境构建起一个大整体。比如将肝、心、脾、肺、肾之间的关系，通过象思维拟化为木、火、土、金、水，与季节中的春（木）、夏（火）、长夏（土）、秋（金）、冬（水）相呼应，因而演化成中医药学中的时令养生学说，即根据春夏秋冬四时阴阳变化规律，结合人体自身的体质及脏腑气血特点，合理安排精神情志、饮食起居、生活劳作等行为活动，并采取积极的调摄养护手段和方法，以达到维护健康、预防疾病、延缓衰老乃至延年益寿的目的。

其次，中医学的他组织诊疗思维也是整体思维。在考虑病证诊断时，中医学会从大尺度认识病证。比如从人的生长壮老已的大阶段，从具体个人的"人体小宇宙"，从人体与宇宙联系的"大宇宙"等大尺度进行考虑。考虑的角度特别强调整体平衡，而整体平衡的中心就是阴阳平衡，在阴阳总平衡下又分出内外、表里、虚实的平衡。平衡与失衡是相对的、动态的，平衡与失衡是一对矛盾。在正常情况下，失衡是短暂的，尺度是较小的，相对而言平衡则是长久的，大尺度的。

所以从总体上看，中医学的主体思维模式是整体论，对客体的认知也是从整体的大尺度来考虑的。

中医学认为，人体稳态协调性的保持与信息交流有密切的相关性。在以信息为中介的相辅相成的协同作用和相反相成的制约作用下，人体系统内的五个生理子系统才能共同完成机体统一的功能活动，维持人体协调平衡，保证人体生命活动的正常运行。此外，人体通过从外界环境接受信息，并通过信息的作用不断地进行调节，以适应外界环境的变化，从而能够保持与各种环境不同程度的协调，维持自身的生存并不断进化。

人体作为一个具有自组织功能的开放系统，在生存过程中，不断和外界交流物质、信息和能量，同时系统在内外因素持续的相互作用下，通过自发组织形成有序的稳态。

中医看病的特点，首先是看"病的人"，其次是看"人的病"，作为具有社会属性的人体，对"自然-生物-心理-社会"的认知构成了中医理论体系框架和思维模式。以阴阳为总纲，纬度上部是天，再分为发病年份、发病季节、发病时辰、气候特点等；纬度下部是地，再分为地域地势、水土环境等；纬度中间部分是人，再分为五行体质、九种体质、年龄性别、心理因素、职业性质等。经度则是错综复杂的临床症候群、体征特点及相关实验室指标。对经纬交汇靶点的分析，结合气化整体观"太极球"模型，可得出病因溯源、病位锁定、病性辨析、病机分层等，进而推出靶方和靶药，在此过程中他组织形成的诊疗方案尤其讲究病机善变，当圆机活法，灵活进退。

综上所述，从生理角度看，中医学在人体整体尺度认知的功能是任何一个局部尺度的脏腑所不具有的，这是由于所有局部尺度的脏腑相互作用产生了涌现，生成了任何一个脏腑所不具有的功能，这些功能只存在于人体整体；人体整体生理功能的稳定性也明显优于局部脏腑生理功能的稳定性，任何一个脏腑生理功能稳态的变化，都不会对人体整体生理功能的稳态造成同样程度的影响，这是大尺度的稳定性优于小尺度的原因；人体整体生理功能稳态变化的速率也明显慢于局部脏腑稳态的变化速率，从尺度的角度看，这是服从大尺度发展速率慢于小尺度发展速率的定律。从病理角度看，中医的证候对人体稳态的影响并不等于证候中单个症状、体征相加之和，而是大于单个症状、体征的相加之和，这同样是由于涌现的存在；同样，证候的稳定性也明显优于症状、体征的稳定性，临床上，单个症状、体征的改变，通常会快于整个证候的改变，这是大尺度的稳定性优于小尺度的稳定性所决定的；在证候形成和发展的过程中，单个症状、体征的变化速率也会明显快于整个证候，这同样是服从于尺度的速率定理。干预方案的尺度特性就更加明显，大尺度方剂的整体增效减毒作用不是任何一个其小尺度组成单味中药所具有的，涌现在这里起到了决定性的作用；而经过七情和合、君臣佐使有机关联的大尺度方剂对证候干预的稳定性也明显优于小尺度单味中药，尺度规则在这里同样生效；大尺度方剂对于证候干预稳定性变化的速率也明显慢于小尺度单味中药对证候干预稳定性的变化速率，这也是为什么临床常常是方剂对应"缓则治其本"，而药物则是对应"急则治其标"，尺度规则在这里也产生了作用。

2. 巨系统尺度

中医药学认为，天地人组成了一个大系统，在这个大系统内天地人三者之间的关联关系是协调的，人体处于和谐的稳态，真实世界是不能将人体与外界因素隔离的。

人在这个开放的大系统中所有的具体问题都是在这个尺度下发生的，而且这个尺度形成一个整体，它们中的部分互相交融密不可分。如果失去其中一个部分，其研究的结果就很可能出现极大偏差。换言之，大系统对人而言，是开放的环境，在这个大系统中，同样出现了大量只有在这个尺度才存在的涌现，缩小尺度会造成存在于这个大系统的某些特征不复存在，人体的真实稳态也会发生改变。

真实的人体稳态只能出现在天地人和谐的这个尺度上，而不能出现在其他尺度范围内，这也符合尺度的定义，它规定了所有的规律都是出现在一定的范围内，而不能突破这个范围，突破了，规律也就不存在了。同理，人体的五脏在人体这个尺度上可以表现出和谐的稳态，这个稳态表现为五脏本身及其相互关联关系均处于稳定的状态，而这种稳态只有在人体这个尺度上才是成立的，换言之，这个规律是出现在人体整体这个尺度上的，离开了这个尺度，同样这个稳态就不存在了，比如，一定要把五脏的协调一致放到天地人这个系统中，那么这个稳态自然是不存在的。再如，肝脏系统的稳态是依赖于相表里的胆腑，开窍于"目"，以及肝脏本身包含肝血、肝气等形成的和谐状态，这个稳态仅仅是肝系统的稳态，肝的稳态放大到人体五脏，则这个稳态亦将不复存在，更不能放大到天地人的尺度，这就是尺度的规则。换言之，尺度的规则表现在所有规律都发生在一定的尺度内，这个尺度既不能放大，也不能缩小，否则原有的规律将不复存在。

空间粒度：指中医药学研究对象表现出的特征信息中最小可辨识单元所代表的特征范围，如从细胞乃至心脏等脏器的大小、小儿病脉透关射甲长度，以及舌象目前研究比较多的色值空间、色彩空间和局部特征的灰阶差分参数等量化其舌象和表面纹理的数值。

时间粒度：指人体状态或症状发生的（或主体观察到的）频率、持续时间长短及时间间隔，如脉率、呼吸等生理表现或头痛、呕吐等病理症状的频次，以及某一方剂服用的频率，都是时间粒度的例子。

组织尺度（organizational scale）：是人与自然各类组织层次的单元，运用生态学组织层次的研究范围和空间分辨率。组织尺度是指在由生态学组织层次（如脏腑等小系统、人体等大系统、人体所处环境等巨系统）组成的等级系统中的相对位置，这不是单纯的空间概念，这种尺度划分还包含了功能、联系等概念。同时，如果从不同的维度划分，尺度还可以划分为功能尺度、结构尺度、关系尺度等。

对于生命体的研究尺度我们认为主要包括了以下三个要素：客体（被考察对象）、主体（考察者）和时空维。即医者（主体）观察患者（客体）的症状和体征（时空维），症状主要为患者不同时空维主体性的不适感觉，体征则主要是医者通过对患者不同时空维的脉象、舌象及神色形态的感知与把握，不同时空维是指初诊和多次复诊，以及对既往病史的感知，通过对"候"的认识、归纳和总结，医者确定患者的"证"，这种"证"的结论是以机体整体水平所表现出的"候"为基础的，其实是对机体在某一时间和空间环境中具体状态的认识和把握，与西医疾病的定位是不完全相同的，它注重的是主体的综合感觉，而不是某一组织、器官、分子等的病理改变，因此，证候的定位是整体性或亚整体性的，即证候是对机体功能反应状态的一种整体性的认识。医者根据"候"总结判断出相应的"证"之后，确立治疗原则和方法，最后以方剂或针灸等形式对证候进行干预，纠正失序的状态。在这一过程中，证候与致病因素、方剂效应三者之间的关系并非是简单的、一一对应的线性关系，而是极为复杂的、存在许多中间环节、仍有待于进一步研究的非线性关系。这其实也构建了一个更大的整体系统。

广义的尺度强调空间异质性，中医药学观察的空间尺度随研究对象、方法和目的而变化。它体现了生态学系统中多尺度和多等级结构的特征，这有助于开展多学科、多途径的研究。人体的状态不是由它的绝对空间尺度所决定的，而是由特定研究问题相关的空间异质性所决定的。因而，从尺度上说，中医药学是研究包括人体及人体所处的自然、气候、社会、饮食、地理环境等多因素综合作用的总体空间和功能实体之间相互作用所产生的状态变化。

如上所述，中医学在研究人体状态变化时，常常是从天地人这个巨系统出发，将人放在自然与社会的开放环境中才能发现人的状态的真实改变，这种真实改变也仅仅出现在这个尺度范围内。人在自然环境中会受到来自季节、昼夜、温度、湿度、地理位置等因素的影响，受此影响产生的状态变化，一旦脱离了这个尺度范围将不复存在；人在社会环境中会受到来自人与人之间关联关系的影响，而受此影响产生的状态变化也不能脱离这个尺度而存在。所以只有人处于自然与社会这个大尺度下才能表现出其真实的状态改变，而对这种真实状态改变的调节，也必须考虑到自然与社会的影响。人处于自然与社会这个大尺度中产生的状态变化比起其体内产生的状态改变相对是稳定的，这是因为四季变化、昼夜节律这些自然因素，以及人与人之间的关系比起人体内部的变化是更加稳定的，自然界与社会的变化常常以年为单位产生，而人体内部的变化通常是以天为单位变化的，大尺度的稳定性及变化速率减慢，在这里也得到充分的体现。

3. 体内系统的尺度

中医学认为人体系统是一个开放的复杂巨系统，人体系统内部各脏腑、组织、器官间的关系是极其复杂的，且是多层次的。人体这个大系统由心系统、肝系统、脾系统、肺系统、肾系统五个子系统组成，而五脏子系统又有其各自的组成要素。五脏子系统相对于组成它的组织、器官而言是一个大系统，但对于更大尺度或更高层次的人体大系统来说，则属于相对小尺度的要素。各脏腑、形体、官窍在人体中所处位置不同，各自的结构与功能也不同，但它们互相滋养、互相制约，通过经络相互联结，组成交叉性、相关性的有机整体，保证人体协调生存。存在于人体各组成部分（同时也是相对独立的子系统）之间的相互作用就是协调性。

在人体内部系统中，可以用到四个主要尺度：

功能尺度：功能是指人体结构与人体影响因素之间相互作用，或人体结构组成部分之间相互作用，这些作用主要体现在物质、能量和信息对人体存在与运动的影响。功能尺度则是指功能作用和影响的范围。

结构尺度：结构是指人体结构，即人体组成部位或系统的类型、多样性及其空间关系。例如，人体中不同系统的体积、形状、组成细胞等，它们在人体内部的空间格局及空间分布等，都属于人体的结构特征。结构尺度则是指这种相互关联、相互影响的人体部分、系统、空间的范围，结构尺度定义的不仅仅是空间概念，还包括了空间的关联关系。

动态尺度：动态是指人体在结构和功能方面随时间的变化发生的改变。具体地讲，人体动态包括人体结构单元的组成成分、多样性、形状和空间格局的变化，以及由此导致的能量、物质和微生物在分布与运动方面的差异。动态尺度则是指人体结构和功能发生改变的范围，既包括了结构的变化范围，也包括了功能的变化范围，还包括了结构与功能相互关联的变化范围。

关系尺度：关系是指人体在结构和功能方面随时间变化而产生出的相互作用。人体状态随时间或影响因素而发生不同的变化，随时间改变发生的正常变化是生理变化，一般属于可控可预期的关系；随影响因素产生的变化是病理变化，属于部分不可控不可预期的关系。关系尺度则是指无论是生理关系还是病理关系，其随时间发生的改变及其改变的范围，换言之，所有相关关系的状态随时间发生变化的范围均属于关系尺度研究的范围。

系统在持续运行中及系统在与环境交换中所表现出来的状态、态势、特征就统称为系统的状态，它由一组称为状态量的参量来表征。状态变化也可以解释为关联力的变化，状态量允许在一定范围内变化，可以取不同的数值，又称为状态变量。不同的系统由不同的状态变量来描述。状态变量有时间和空间之分。"系统所有可能状态的集合，称为系统的状态空间"。

在现实世界中，任何系统都是相对稳定的，从小尺度时间上看系统在一定程度上保持相对的稳定性，但如果时间跨度足够长，任何系统都是动态的。对于动态系统，状态空间中包含着系统的所有可能状态。许国志认为："动态系统有两类可能的状态。一是系统在某个时刻可能达到但不借助外力就不能保持或不能回归的状态或状态集，称为暂态；一是系统达到后若无外部作用驱使将保持不变的状态或反复回归的状态集称为定态。"这里的暂态就是耗散结构理论中所提及的偏离原有稳定态不远的状态，此时系统表现为惯性复归；而当外界扰动较大时，系统的运动规律就有可能发生较大的偏离，这种偏离使运行规律与原规律有质的不同，系统的结构发生了突变，此时系统就从原有的定态向另一个定态转变。

如上所述，人体体内各系统的认知也必须在一定的尺度范围内。在一定尺度范围内这些系统的涌现、稳定性及速率都是可辨识的，脱离了这个尺度范围，涌现、稳定性、速率都将发生改变。暂态和定态也是发生在一定尺度范围内的，脱离开这个尺度范围，原有的暂态和定态也将不复存在。

4. 脏腑的尺度

人体中每一个具体系统（即脏腑、气血、经络等）都是时空上有限的存在。凡系统都有其作为整体的形态、结构和功能，系统和大环境之间具有一定的边界，使系统依赖于环境，又对环境保持相对的独立性。在人体中，整个人体相对各个子系统就是大环境，人体生存的环境相对人体来说，就是大环境。环境可以看成是系统所从属的更大的系统，一旦系统的边界消失，则系统瓦解，同属于环境。系统总是存在于一定的环境中并在与环境或其他系统的作用中表现出其特殊的性质和状态，环境是系统存在与生成演化的必要条件。因此系统中的尺度不可能无限扩大，如果将人体基因的特点和运动规律无限扩大，推论或代替脏腑的特点和运动规律，甚至推论或代替整个人体的特点和运动规律，更有甚者推论到整个宇宙作用于人体的特点与运动规律，就一定会获得不准确的结论。因此再强调一遍，只讲逻辑而不管尺度无条件推理和无限度外延，甚至用微观实验结果推论宏观运动和代替宏观规律，这是许多理论悖谬产生的重要哲学根源。这就是研究尺度现象的一个重要观点。

在中医药学中，用五行及其变化来描述人体脏腑、经络、形体、官窍等组织器官和精神情志等各种功能活动变化的关系。中医药学认为，人体系统内的五脏功能活动不是孤立的，而是相互联系的，它们之间存在着既相互资生又相互制约的关系。通过五脏的生克制化关系将五脏紧紧联系成一个有机的统一体，从而保证了人体内环境的统一性。在病理状态下，五脏之间也是相互影响的，某脏有病可以传至他脏，他脏疾病也可以传至本脏。在不同层次的时空维中，人体所处的自然、气候、社会、环境等因素及人体自身的变化也会产生相互影响，综合作用于人体，影响人体的状态。人体受到影响后，内在的各个系统在初期会相互作用力争恢复自身的稳态。但如果病因过于强大，比如痰湿蕴结其中，会逐渐导致人体气血运行不畅，出现气滞血瘀寒凝等证型，出现肝、脾、肾多个脏器的亏损，从而导致整个人体发生稳态的破坏，即产生了不良反应的跨尺度变化。因此我们需要摒弃那种把生命机体复杂信息割裂开来研究的方法和理念，从整体上整合各层面的尺度，还生命现象以本来面目。

综上所述，从尺度上研究中医药学，不同尺度的自然现象与生命体之间有可以类比和推绎的特点及规律，但不能将尺度无限扩大，每个开放系统都是有限的，突破尺度的限度，会造成不可估量的谬误。可以将小尺度系统的特点和运动规律进行部分推绎或类比大尺度系统的特点和运动规律，但不能代替。

这是因为，首先在生存环境中紧密联系或相互依存的不同尺度的系统，都具有整体性，这种整体性具有不可还原性，较高层次不能向较低层次还原，了解部分并不能了解整体。引用贝塔朗菲（Bertalanffy）的话来说，就是"组合性特征不能用孤立部分的特征来解释。这种复合体的特征与其要素相比似乎是'新加的'或'突现'的"。其次，单个要素的活动不能形成系统的整体功能，系统的功能是系统内部各要素活动的统一性外在表现。系统整体具有不同于各组成要素的新功能，没有统一功能的要素集合体不是一个系统。因此系统是由相互联系和相互作用的若干组成部分按特定的方式组合起来的具有特定功能的有机整体，而且这个系统本身又从属于另外一个更大的系统。每个系统都有依存的环境，每个依存环境在组合了不同系统后又是一个整体，这样无限套加，形成了无限大的宇宙。所以尺度可以有限地推绎，但不能无限推绎。

5. 经络的尺度

经络穴位理论是中医理论极其重要的组成部分。经络包括了十二经脉、奇经八脉、十二经别、十五络脉及外围联系的十二经筋和十二皮部。十二经脉内属于脏腑，外络于肢节，起到将机体的内与外相联系成整体的作用。因此经络是人体体表各部分同体内脏腑相联系、沟通起来的一个通道，表明了穴位与脏腑的关联。但是经络不是物理存在的，《灵枢·经脉》曰："经脉者常不可见也，其虚实也，以气口知之，脉之见者皆络脉也。"是说经脉是不可见的。中西医一直在研究经络的物质基础，经筋可能代表体内脏器和四肢的膜层等结缔组织。经络经筋与四肢百骸相互配合，共同维持机体内外信息物质交流。近年来发现，经络可能与组织液系统有关，即提出一种假说：心血管系统具有两套液体传递功能，即在血管内有着血液的流动；在血管外筋膜间隙的多级拓扑结构中存在着组织液的循环流动。组织液的循环系统即为经络经脉经筋系统。通过描绘人体各组织、器官、系统的组织液流动网络图谱，可能对人体各组织器官之间的联系有全新的认识。

经络、经脉、经筋尺度很大。《灵枢·经筋》《类经》等详细记载了经筋的循行路线和分布区域："经筋联缀百骸，故维络周身，各有定位。"即在循行分布上纵横交错，内联胸腹、外联四肢关节而维络周身，具有"在内维络气血、在外联缀形体"的特点，因此能"维络周身"和"候病所在"。根据十二经筋循行中各部强有力的联结与联系，使肢体呈现出网络性、层次性和框架性的结构。

经筋"在内维络气血"，在于经筋在循行上包绕着经脉循行，是经脉气血运行的框架支持，经筋病变会束缚经脉导致其运行失畅，在产生疼痛的同时，经筋亦失于濡养，而经脉循行所过的脏腑亦会受到影响，从而产生"筋性脏腑病"。借经络、经脉、经筋可以把整个人体经"点-线-面-体"的发病规律进行气血、脏腑、经脉综合辨证，"候病所在"。因此经络的尺度可以辐射至周身。

如上所述，我们一般讲的经络是在人体整体层面的大尺度，但近年来，关于微经络系统或者被称为微针系统的研究越来越多，微经络系统顾名思义就是微小的经络系统，它是指在人体的局部如耳、手、足、眼、头等部位用全息方法映射出全身的经络或器官，对于一般的经络而言是小尺度。在小尺度经络上，我们可以大致地了解到大尺度的整体变化并进行调节，但效果不如在整体层面进行调节，因为整体层面的调节更为细致，而小尺度上的调节虽然能够映射全身，但其细致度却不够。这表明用小尺度映射大尺度虽然可以获得近似的效果，但不能获得相同的效果，受小尺度的稳定性、发展速率及涌现的影响，完全用小尺度代替大尺度是存在一定问题的。

三、尺度——中西医结合

1. 整体

中医学和西医学同样都把人体作为整体。但中医学认为的人体及周围环境构建的整体尺度明显比西医学更大，但同时也更模糊。

在中医理论中，尺度有时明确，如将一年等比划分为四季，每季三个月；有时也比较模糊，如四季之阴阳占比各有不同。《素问·厥论》云："春夏则阳气多而阴气少，秋冬则阴气盛而阳气衰。"这种盛衰或多少就是模糊的尺度。

中医学根据阴阳比例不同，进一步在一年四季中取一点作为阴阳比例变化节点，即二十四节气，从而指导人们的日常生活，进行春种秋收的农作生活。又或者是在阴阳的基础上将一年等分为五行，其中以每季度的最后 18 天作为土行所主，五行的划分又是对四季及脾土之时特性的总结。不仅如此，古人将一日也等比划分成十二时段，或是大体上按阴阳占比划分为三阴三阳反映一日之阴阳盛衰变化。等比划分事物是古人根据生活总结出认识事物变化的手段，而阴阳的具体比例关系是划分等级的依据，五运六气理论是比例总结下的具体产物。五运六气理论以 60 年为观察单位，探讨天体运动与自然气候和人体生命的规律，借此指导人们的养护摄生。

针灸学里讲述各个穴位的位置关系以及体表骨间的长短、宽窄，其评判标准除了固定的体表标志及简便方法外，多用的即是骨度折量定法、中指同身寸、拇指同身寸、横指同身寸来确定身体各穴位所在位置，以及人体各部位长短、大小等度量范围，这些尺度虽然比较个体化，不够统一，但还是比较明确。这也是中医理论的独特之处，即是在长期的认识中以简单且易取得的定比关系认识人体的基本框架，从人体表面认识人体的气血阴阳盛衰情况。正如《灵枢·骨度》所论述："此众人骨之度也，所以立经脉之长短也。是故视其经脉之在于身也，其见浮而坚，其见明而大者，多血；细而沉者，多气也。"

在《灵枢·五十营》中以人的脉动作为基础量，与气的运行距离形成 1∶3 的固定关系，进而得到"一万三千五百息，气行五十营于身，水下百刻，日行二十八宿，漏水皆尽，脉终矣。所谓交通者，并行一数也，故五十营备，得尽天地之寿，凡行八百一十丈也"的认知。

西医学也把人体作为整体，但西医学是建立在解剖基础上的知识体系。解剖学使西医学认识了人体的结构：巨体解剖认识人体的系统和器官；局部解剖识别器官组织的层次；病理解剖发现了病灶；显微解剖看到了组织的亚微结构；电镜更深入到超微结构和分子结构。现代的高科学技术使解剖达到了分子层次。因此西医学是"还原论"，西医学的视角是从整体看向分子，甚至更微小的结构。

西医学将人体不断细分，从整体到组织、器官、细胞、分子，都有着非常明确的尺度。这一点在影像学中表现比较明晰。如在 CT 影像中，影像可以对组织的长度、面积、容积等内容进行测量，影像量化能够依据数据精确地分析出病灶的空间位置、病灶范围、病灶体积等信息，超声心动图也可对血流的血流量、血流面积进行测量。频谱型多普勒超声和彩色多普勒影像可量化分析血流的速度、血流的时相和血流的方向，血流速度还可以量化出瞬时速度、平均速度、最大速度和最小速度等数据信息。彩色多普勒血流影像还可检测其他有关血流动力学参数。三维超声影像能准确地计算脏器的容积及容积变化量，并能精确地计算出心脏内的血流值、速度值等信息。数字减影血管造影（digital subtraction angiography，DSA）影像则可测量出心脏流血分数及组织体积等内容。

影像学通过对人体不同尺度的测量结果，来对人体整体、器官、细胞、分子的功能进行分析。如磁共振成像（magnetic resonance，MR）弥散加权影像常用量化参数平均扩散率（average diffusion coefficient，ADC）来分析生理生化的运动数据，并通过代谢数据分析身体的运转功能。正电子发射计算机断层显像（positron emission tomography，PET）影像反映核素药物在体内的生理和生化分布情况，并能对身体的代谢过程进行实时监测和定量分析。

西医影像学检查包含了器官的几何形态、空间位置、生理参数、运动数据等身体信息，力图彻底地将身体形象展示出来，让身体成为显示在影像中的透明人，但实际上因为人体 90% 以上的功能尚未明晰，因此在数年内，影像学还是不能将身体实际微构造和相互作用机制都显现出来。

西医理论也认为，整体各系统之间也是相互协调形成人体稳态的，生物个体主要通过神经-体液-免疫网络调节机制来维持自身的稳态。如通过人的体液调节、水盐平衡、体温平衡及药物调节等活动来维持自身生理的动态平衡。

如上所述，中医学更注重从整体尺度把握人体及人体所处的环境；而西医学更注重从微观的尺度把握人体和人体所处的环境；两种医学从两个不同的尺度认识人体及其所处环境，进而从不同的尺度调节人体，保持人体的稳态。

2. 组织

在中医学和西医学之间，器官或系统也是有对应的。如中医学肝、心、脾、肺、肾，虽然解剖位置和西医学不一致，但功能还是大体对应。特殊组织如膜原，在中医理论中是周身之间隙。如周学海在《内经评文灵枢·百病始生》中提出"募原，夹膜之中空者也"，在《读医随笔·伏邪皆在膜原》中详细描述为"膜原者，夹缝之处也。人之一身，皮里肉外，皮与肉之交际有隙焉，即原也；膜托腹里，膜与腹之交际有隙焉，即原也；肠胃之体皆夹层，夹层之中，即原也；脏腑之系，形如脂膜，夹层中空，即原也；膈肓之体，横隔中焦，夹层中空，莫非原也？原者，平野广大之谓也"。中医学认为膜原是独立的结构，王冰注《素问·疟论》中"横连募原也"为"募原，谓膈募之原系"，认为膜原是间隙的系托形成的一个系统。中医学的膜原可以和西医理论中的间质类比。西医学的"间质"概念包括细胞间质、间质细胞等均可以类比于中医学的膜原。但需要注意的是，不论是作为细胞间质的网状微型液体腔，还是作为与实质细胞相对应的间质细胞，所构成的也只是部分组织而不能被称为完整的器官，但其以营养支持为主的辅助作用，对于人体组织、器官的机械功能，以及肿瘤转移、水肿、纤维化等都起到了重要作用。膜原影响着人体脏腑经络功能，对于癌毒转移、痰湿水饮、络病瘀积都起到了传输和控制的作用。但膜原有着独立自主的气血运行方式，对于人体有着与脏腑同等重要的地位，这一点超出了间质只是辅助作用的范畴，因此膜原比间质的内涵和外延更广。有研究者认为膜原近似于结缔组织的根本原因也在于膜原与间质的趋同性，但同样膜原比结缔组织的内涵和外延也更广。

如上所述，中西医学均在组织尺度上把握人体的状态变化，用以调节人体的稳态，两者有相通之处，但更多的是差异。在组织尺度上把握人体的变化，中医学仍是以整体为主，从宏观上把握组织的变化，从整体尺度进行调节；西医学则相对重视从微观把握组织的变化，从微观尺度进行调节。

3. 器官

中医理论中器官独立存在，但在考虑病因病机时，总是将器官联系在一起考虑，如心与小肠、肝与胆、肺与大肠、脾与胃、肾与膀胱。因此中医器官在发挥功效时是相对不独立的，尺度也比较模糊，如"气的升降出入""水液的输布""营养物的布散、代谢废物的排出"的通道三焦。最早提及三焦的《灵枢·本输》云："三焦者……是孤之府也，是六腑之所与合者。"但后世医家对三焦的形态学（即解剖学）实质众说纷纭，莫衷一是，至今未有定论。但归纳而言，三焦形态学特征为"大"而"无形"，如张介宾《类经·藏象类》载"三焦……脏腑之外，躯体之内，包罗诸脏，一腔之大府也""十二脏中，惟三焦独大，诸脏无可与匹者"。但三焦的尺度无从测量，仅能以前文提及的功能尺度、动态尺度、关系尺度等进行估量。

西医理论中器官尺度很明确并可测量，如心、肺、肝、血管等，又如中枢免疫器官包括骨髓和胸腺等，外周免疫器官包括脾、淋巴结及黏膜等。但器官的尺度也根据物理器官的大小不同而不同，如黏膜免疫系统主要包括了皮肤黏膜及其附属成分（物理屏障），以及皮肤黏膜分泌物中的杀菌物质（化学屏障）、寄生在黏膜表面的正常菌群（微生物屏障）等。其中杀菌物质和正常菌群等，其尺度就大小不一。

西医学认为器官之间存在相互影响，这种影响衡量的尺度就是指某一现象或过程在空间和时间上所涉及的范围和发生频率。

正常情况下，器官处于稳态水平，包括器官的结构与功能的稳态，各分泌器官所分泌的激素含量，以及各种激素对生命活动调节之间的稳态，如心脏节律的稳态、激素水平的稳态、血糖和水盐平衡的稳态等。

病理情况下，器官之间作用的范围和频率发生变化时，稳态被打破，出现非稳态。但现代医学对人体器官的独立研究时间不是很长，多集中于药物药理及毒性评价的检测体系对人体某一器官的影响，或是某一受损器官对远程器官的影响。器官损伤之后，各器官之间存在着相互影响并可以互为因果，从而加重病情发展，比如免疫系统既是对抗病毒感染炎症损伤的执行者，又是直接受害者。失衡的免疫环境引起患者体内免疫细胞在一些尺度上的改变，如数量和功能上的急剧改变是诱导疾病进一步恶化的枢纽。

又如体内肾脏之外的器官发生病变可以导致急性肾损伤，如急性肝衰竭可以发展成为肝肾综合征。相反，急性肾损伤亦可发展为多器官功能障碍综合征。随着对人体的病理生理机制的认识不断深入，人们发现某一器官严重受损后病死率较高的原因之一是基础疾病谱已经发生了很大变化，比如单纯的急性肾损伤比例逐年下降，合并多器官功能障碍综合征的急性肾损伤患者比例逐年上升。也就是说，当急性肾损伤患者合并出现肝衰竭、呼吸衰竭、心脏衰竭、神经系统疾病等疾病中的一种或几种时，患者的病死率可提升数倍，并且这些合并多器官功能障碍综合征的急性肾损伤患者往往病因更复杂，病死率更高，预后更差，即使在医学飞速发展的今天依然是医生面临的巨大挑战。这实际上从侧面说明了，中医理论的整体论是科学的。人体是一个相互协同，相互影响的巨系统，每个器官是一个独立的子系统，但同时也是与人体内其他脏腑器官是相互联系、相互作用的。

但是，西医学在人体中开展相关的某一损伤器官与多种远程器官的相互作用研究尚存在一定困难，由于缺少对变量的控制，研究者很难区分到底是损伤器官本身造成的患者病死率升高，还是损伤器官只是其他疾病进程中的副产品。研究者多从倒推理论来推测病因或病机。如急性肾损伤是急性肺损伤导致的严重全身性损伤之一，相应地，急性肺损伤也是急性肾损伤导致的严重全身性损伤之一，两者同时发生时患者的病死率超过 80%。具体而言，心脏是受急性肾损伤影响的重要远程器官之一，一方面作为急性肾损伤的常见死亡原因之一，当心脏出现急性功能障碍时，可以导致肾功能的急剧下降。另一方面，急性肾损伤的发生发展常常引发心脏的损伤。据报道，20%～30%因心力衰竭而住院的患者均伴有轻度的急性肾损伤，并且这些患者的病死率较未伴有急性肾损伤的心力衰竭患者病死率明显升高。急性肾损伤还可增加脑血管疾病和脑功能障碍的发生率和严重程度，如急性肾损伤合并代谢性脑病患者比没有发生急性肾损伤的代谢性脑病患者的病情进展更迅速、更严重，表现为意识呆滞、记忆障碍、运动功能下降、睡眠障碍等。但这些机制都不甚明确，比如肾损伤发生之后可以显著增加脑血管对血管紧张素Ⅱ的敏感程度，并且成纤维细胞生长因子2及其结合蛋白1在其中发挥了重要作用，这可能是急性肾损伤造成脑损伤的原因之一。通过不同患者结果统计，急性肾损伤还和脾脏、心脏及免疫系统等相互影响。但机制均不明晰，有研究者推测损伤器官与各远程器官的异常多与炎症级联反应、氧化应激增加、细胞凋亡等密切相关。

又如糖尿病也会引起一系列的并发症如心血管疾病、眼部病变、糖尿病肾病及神经损伤、糖尿病足等多个部位的病变。

虽然器官之间的影响机制不够明晰，但器官及器官内容物的尺度是明确可测量的。

如上所述，器官尺度上，中西医学的把握仍有整体与局部的差异，但无论是中医学还是西医学，都更加关注器官间的相互影响，从多器官的尺度把握人体稳态的改变，在这个尺度上，认识人体状态变化，并加以干预，这种从多器官关联尺度把握和调节人体稳态变化的效果明显优于单器官调节，提示人体在更大尺度上把握与调节能够获得更佳的效果。

4. 细胞

西医学对细胞的认识也是近一个世纪的事。19世纪50年代，克劳德·伯纳德（Claude Bernard）提出身体是由各器官和各系统共同参与维持的生理内环境。内环境中的活细胞维持着身体的生理机制。到19世纪人们开始在细胞分子层面中认识蛋白质的功能和合成调节工作方式，实际上细胞的工作方式就成为了身体活动的来源。在此之后又有研究者发现了蛋白质中的多肽链。身体开始在分子运作机制中被重新认识。对身体内在机制的研究从物理的机械关系到注重机体功能及其内在机制的生理学，再到主要研究细胞内蛋白质、核酸等生物大分子的结构和功能的生物化学的演进，一步步将身体的认识推进至分子结构，并通过它们的分解、化合等作用形成对身体内在运作机制的认识。因此西医学认为身体实际上是一个细胞代谢的工厂。

西医学认为，正常情况下，细胞水平存在稳态。细胞内各种代谢活动，如糖代谢、蛋白质代谢、脂质代谢等活动均是处于一个相对稳定的状态。换言之，细胞内的物质循环、细胞内外的物质交换、各种代谢活动及细胞器的结构功能等均处于一个相对稳定的状态。

病理情况下，细胞稳态被打破，而细胞是身体的最小可受伤的尺度。细胞的损伤导致多种协同机制破坏，导致疾病。如1型糖尿病的发病原因常见为自体免疫系统攻击β细胞后，造成β细胞损伤引起缺失，从而引起胰岛素分泌不足，出现多食、多饮、多尿、体重减轻等症状。

中医学是宏观理论，以象思维为主导，因此在思维发展过程中，并无微观考虑，中医学并无物质可对应的细胞和分子。但随着现代医学的发展，中西医结合研究尽量在功能上寻找其中的对应关系。

细胞是生命组成的基本结构单位，有研究者认为每个细胞都含有整个生命的全息，这就是细胞生物学、分子生物学之所以能深刻揭示生命规律的根本原因，也是中医学"五脏"的微观实质——"细胞的五脏"的重要性之所在。①细胞之"脾"：即细胞的能量系统，其亚细胞结构为线粒体；②细胞之"肾"：即细胞的先天遗传信息系统，其亚细胞结构为染色体；③细胞之"肝"：即细胞的信息交流、接受和反应系统，其亚细胞结构为配体-受体-信号转导系统；④细胞之"肺"：即细胞的内外物质的分隔和交换系统，其亚细胞结构为细胞膜；⑤细胞之"心"：

即细胞的电信号传导系统，其亚细胞结构为细胞膜上的离子通道。具有相同或相近的亚细胞结构分化、某一类细胞器（如染色体 DNA、线粒体、配体-受体-第二信号系统、细胞膜、离子通道）特别发达的同一类型细胞，虽然散布在全身各处不同器官中，但它们却作为一个整体对相同的体内外环境应激做出相同的生理和病理反应。这可能就是中医学内联五脏六腑、外络五窍四肢百骸的"藏象系统"的物质基础。这 5 种不同分化类型的细胞，分别以此 5 种亚细胞结构亦即"五脏"（线粒体——中医之"脾"、染色体——中医之"肾"、配体-受体-信号转导系统——中医之"肝"、细胞膜——中医之"肺"、离子通道——中医之"心"）为中心，形成脾、肾、肝、肺、心 5 个藏象子系统。

如细胞之"脾"——线粒体。线粒体通过三羧酸循环，氧化从消化系统（"胃腑"）消化吸收而来的糖类、脂肪、蛋白质等营养物质（水谷精微），生成 ATP（气）；此外，线粒体的三羧酸循环是糖、脂、氨基酸三大营养物代谢的最终通路和相互转化的枢纽，三羧酸循环的中间产物，为细胞合成生命活动所需的各种活性物质提供了前体；所以，线粒体是细胞乃至整个生命体每时每刻进行各项生命功能活动的枢纽和核心，与消化系统（"胃腑"）相为表里，成为"气血生化之源""后天之本"。由于线粒体的功能异常将不可避免地导致细胞凋亡，所以线粒体功能正常与否决定着脏器功能的盛衰，"有胃气则生，无胃气则死"。另外，线粒体又是对体液环境高度敏感的细胞器，渗透压、pH 异常和细菌内毒素等（水湿之邪）都可能对其结构和功能造成损害，这又和中医学关于"脾恶湿"的特性相契合。综上所述，细胞之"脾"——线粒体，是中医学"脾"藏象子系统之所以存在的微观物质基础。

细胞之"肾"——染色体。中医学认为，"先天之精"首先是指禀受于父母的生殖之精，它是构成胚胎发育的原始物质，在胚胎成形后藏之于肾，并在脾胃运化生成的水谷精气和各脏腑化生的精气等组成的"后天之精"的不断充养和资助下，化生一身之元气（元阴、元阳），发挥其生理效应，调控机体的生长、发育和生殖。从现代医学的角度看，生殖的物质基础（"生殖之精"）——精子与卵子，其中最主要的细胞结构就是染色体 DNA，而生殖的最主要目的也是为了将遗传物质——染色体 DNA 传给下一代。在出生后，藏之于体细胞细胞核染色体 DNA 内（中医之"肾"）的遗传信息，通过复制、转录和表达，控制着每个细胞的生长、增殖、凋亡及各项生命活动。细胞核核仁还是组装核糖核蛋白体亚单位的中心，而核糖核蛋白体是合成蛋白质的细胞器。细胞通过"DNA→RNA→蛋白质"的信息流，把遗传信息翻译成具有各种生命功能的蛋白质，这些蛋白质（元气和元阴、元阳）推动着人体几乎所有的生命活动。从宏观和整体的角度看，众多细胞的生长、增殖、凋亡和生命活动就构成了机体的生长、发育、生殖和衰老，而 DNA 中遗传信息的正常与否，必然决定机体健康与否。综上所述，细胞之"肾"——染色体，是中医学"肾"藏象子系统之所以存在的微观物质基础。

细胞之"肝"——配体-受体-信号转导系统。中医学认为，肝主升发阳气，具有启迪诸脏、调畅气机的作用，喜条达，恶抑郁，体阴而用阳，这与在细胞间起信息传递作用的物质（激素、神经递质）的作用特点类似。激素能激发和调节靶器官细胞生理功能（升发阳气，启迪诸脏，调畅气机），其发挥生理作用后若仍潴留在体内，则导致调节功能的紊乱（喜条达，恶抑郁）。激素与血液内的白蛋白结合，缓慢地释放出来发挥生理效应（体阴而用阳），如果血液白蛋白太低而使游离激素浓度过高，则使靶细胞反应过亢而出现"阴虚阳亢"的症状。现代医学的肝脏是灭活各种激素的主要器官，它使激素能及时快速地灭活，不"抑郁"在体内而使机体功能紊乱，所以它是全身细胞的配体-受体-信号转导系统不可缺少的一个重要环节，起着不可低估的作用。但它并不是中医学的"肝"实质的主体，更不等于中医学的"肝"。所有贝壳类中药都有平肝潜阳的作用（介类潜阳），如石决明、珍珠母等，最主要的成分均是碳酸钙，而钙离子是细胞内信号转导的很重要的物质。综上所述，细胞之"肝"——配体-受体-信号转导系统，是中医学"肝"藏象子系统之所以存在的微观物质基础。

细胞之"肺"——细胞膜。中医学认为，"夫肺为四脏之上盖，通行诸脏之精气"（《太平圣惠方·卷第六·治肺气喘急诸方》），主宣发肃降，主呼吸，通过呼浊吸清，吐故纳新，促进气的生成，调节气的升降出入，并主通调水道，"肺朝百脉""气为血帅"，故"肺"在血液循环中也起着重要作用。从细胞角度看，细胞膜覆盖于细胞的最外层，为其他"四脏之上盖，通行诸脏之精气"，它主持着细胞的呼吸。通过膜上的自由扩散、各种载体蛋白的协助转运、主动运输及胞饮、胞吐作用（宣发肃降），实现细胞内外物质的交换（吐故纳新，气的升降出入，通调水道）。当细胞膜把细胞内的生理或病理产物通过胞吐等作用分泌到细胞外以实现其功能（如汗腺细胞分泌汗液）则称为"宣发"，当细胞膜通过载体运送细胞所需的物质以保证内液各种物质成分的稳定，则称为"肃降"。综上所述，细胞之"肺"——细胞膜，是中医学"肺"藏象子系统之所以存在的微观物质基础。

细胞之"心"——离子通道。"心"是中西医学概念最接近的两个脏器之一。关于这个"主血脉"的心脏，其细胞结构中最独特的特点应当是离子通道。心功能正常与否，除了与心肌收缩力密切相关（已认为与脾气的强弱相关），更重要的是与心脏节律密切相关。心脏节律的正常与否取决于构成心的传导系统，尤其是窦房结细胞的各种离子通道功能的正常与否。离子通道在大脑的思维活动中也起着非常重要的作用。除了神经递质（上文提到的"肝"）外，各种离子通道（Na^+通道、K^+通道、Ca^{2+}通道等）开闭所产生的细胞膜电位的改变和神经电信号传导和互相作用，对大脑传递和整合各种信息起着主要作用。所以，脑细胞的离子通道的功能正常与否，决定着人的精神状态，这可能是"心主神志"的阐释。此外，神经纤维中电信号的长距离传送也依赖于离子通道。综上所述，细胞之"心"——离子通道，是中医学"心"藏象子系统之所以存在的微观物质基础。

如上所述，细胞尺度已经是西医学独有的概念体系，近年来，有研究者把中医学的五脏功能与细胞功能相联系，试图探索两者间的关联关系，使中医学也能从微观尺度进行把握，这类探索目前还仅限于理论探讨。

5. 分子

分子是由组成的原子按照一定的键合顺序和空间排列而结合在一起的整体，这种键合顺序和空间排列关系称为分子结构。

西医学认为，正常情况下，分子水平存在稳态。如组成细胞的各种化合物，如水、无机盐及大分子物质，如蛋白质、核酸和多糖等的含量及调控功能，如基因表达、酶活性等都能维持在一定的范围内。

病理情况下，分子稳态被打破。细胞作为身体的最小可受伤的尺度，其病变会导致分子运动或相互作用发生改变，目前研究者对人体病变的机制了解甚少。但随着西医学世界范围的病理机制研究，包括临床试验和动物实验，病变机制被揭秘的范围也逐渐加大。

西医学中他组织，即治疗方案也多从分子角度入手进行治疗。如糖尿病的治疗常用药物磺脲类口服降糖药，主要通过与β细胞膜上的受体结合，促进Ca^{2+}通道开放，抑制Na^+通道开放，从而促进胰岛素分泌，降低血糖；或使用 α 葡萄糖苷酶抑制剂，主要通过抑制小肠上皮的 α 葡萄糖苷酶的活性，降低葡萄糖的吸收效率，降低餐后血糖；格列酮类药物主要通过增加胰岛素的敏感性，从而缓解胰岛素抵抗的状态，降低血糖。但研究者也发现上述的传统治疗手段都只能缓解患者高血糖症状，并不能从根本上治疗糖尿病。真正的解决办法可能是胰岛移植，有研究者发现通过改良提取纯化供体捐献者胰岛，结合非糖皮质激素免疫抑制疗法，在后续观察中取得了良好效果。这个办法虽然可以从根本上治疗糖尿病，但是需要大量的、稳定的供体来源。限于供体极度缺乏，该方法也并未成为糖尿病的主要治疗手段。所以研究者还是迫于现实，从细胞这个尺度去治疗重大疾病。比如着眼于胚胎干细胞，这是来源于着床前的内细胞团，具有多向分化潜能的一类干细胞。胚胎干细胞与多能干细胞在体外均具有分化出多种组织和器官的潜能。研究者将 1 型糖尿病患者的成纤维细胞重编程为多能干细胞后，在体外分化为胰岛素分泌细胞，或可用于治疗高血糖。2014 年美国的 ViaCyte 和 Semma 这两家公司，已将体外分化得到的胰腺前体细胞应用于临床阶段的研究。这种利用干细胞定向分化得到胰腺前体细胞来治疗糖尿病的方法，为根治糖尿病提供了新的解决方案。

如上所述，分子尺度更是西医学独有的概念，中医学体系中没有相关知识，在此尺度上把握人体稳态的变化能够使西医学精确进行调节。但同时也需要注意不能把在此小尺度范围取得的研究结果直接推广到宏观层面。近年来，也有部分研究者试图将在分子层面发现中医临床的疗效指标，这种将宏观尺度与微观尺度结合的研究目前取得的进展并不大。

四、维度与尺度的结合

1. 病证结合-诊断

中医学在诊断上，多用阴阳盛衰或多少来衡量证型的不同，或阴阳比例的失衡会形成不同的疾病变化，《黄帝内经》即告诫阴阳比例失衡的疾病属性变化，"阴胜则阳病，阳胜则阴病；阳胜则热，阴胜则寒"。如在《素问·阴阳别论》中记载："阴阳结斜，多阴少阳曰石水，少腹肿。二阳结谓之消，三阳结谓之隔，三阴结谓之水，一阴一阳结谓之喉痹。"解释了从阴阳的比例从属描述疾病的特性，为临床提供了理论依据。又在《素问·阴阳类论》中描述："三阳为父，二阳为卫，一阳为纪……阴阳皆壮，下至阴阳。"通过阴阳的配数比例解释疾病所伤脏腑及临床表现。

中医学在诊断上，需要将多尺度和多维度结合才能更全面地思考病因、病机、病程等。

中医学认为人体与自然环境、社会环境是紧密联系的。自然环境、社会环境的变化可能直接或间接地影响人体的生命活动。自然界的五方、五气、五色、五味等通过五行与人体系统的五脏紧密联系起来，将人体内外环境联结成一个有机整体，体现了天人相应的整体观。

如肾精亏虚证不仅需要从肾与膀胱的角度考察患者症状，还需要从"肾-骨-髓-脑"体系的视角考虑诊断及治疗。也就是说，肾精亏虚证不仅是肾的系统疾病，还需要从多个维度去辨证，如"肾藏精，主骨生髓"是以肾所主形体为解剖形态的角度，以精、天癸、元气、津液等为生命物质基础的角度，以肾主蛰藏的生理特性为功能基础的角度，以肾藏志为思维活动基础的角度，以肾与膀胱、三焦、经络的联系为人体整体观基础的角度，以肾与自然、社会的联系为天人一体观基础而形成的复杂而独特的辨证结果。在"异病"（老年性痴呆和原发性骨质疏松症）

中，"同证"（肾精亏虚证）患者的治疗会殊途同归。这就是尺度和维度的结合。

又如干燥综合征是一种主要累及泪腺、唾液腺等外分泌腺的慢性炎症性自身免疫性疾病，主要表现为津液代谢失调导致的一系列干燥症状，如眼干、口干。此病会逐渐累及皮肤、关节肌肉、呼吸、消化、肾脏、神经、血液等多系统及脏器。国医大师路志正教授将干燥综合征诊断为燥痹，认为燥痹发病与燥热邪毒有关，热毒灼阴日久损伤脉道，致使瘀血内停，津液输布失常，燥痹乃生。进而认为燥毒侵犯脾胃之玄府，导致津液生成失司；燥毒侵犯脾肺肝之玄府导致津液布散失司；燥毒侵犯肺肾之玄府导致津液气化失司。治以清燥解毒开玄为总则，畅津液输布之通路。

如上所述，在中医学诊断上可以从多个维度、不同尺度上判断患者稳态的改变，从而更好地把握患者状态。医生考虑的独立维数量越多，对患者稳态的把握也就越全面，而从不同尺度认知患者稳态的变化，亦能够帮助医生全面掌握患者的状态，因此临床上，如果可能，在诊断时应从尽量多的独立维把握患者的状态，亦应从不同尺度考虑患者稳态可能发生的改变，从而做出尽可能的贴近真实的诊断。

2. 病证结合-用药

方有定式，药无定量，尺度在治疗用药中发挥着很重要的作用。如《素问·五常政大论》曰："病有久新，方有大小，有毒无毒，固宜常制也。大毒治病，十去其六；常毒治病，十去其七；小毒治病，十去其八；无毒治病，十去其九。谷肉果菜，食养尽之，无使过之，伤其正也。"

方药、针灸的协同作用发挥着最佳的治疗效果，不同的比例配合形成不同的功效主治；药物选用和搭配的比例又产生了药性、药效的差异。如《素问·五脏生成》从味道比例失调的角度论述疾病的易感性，《伤寒论》太阳篇中的桂枝汤、麻黄汤、桂枝麻黄各半汤及桂枝二麻黄一汤就是在邪气体表与肌肉及正气与邪气比例不同的体现，这种不同也就是尺度的差异，因此在不同的比例选方不一，尺度的变化又产生用方及药物剂量的变化。

按尺度选择药物部位体现天人相应的观点。对植物的部位选取关系其药性作用的发挥，如麻黄与麻黄根虽为一物，但两者接触的环境不同导致功效大为相反。郁金与姜黄也是如此，虽为同一植株的不同部位，然郁金活血止痛、行气解郁、清心凉血、利胆退黄，是治疗"倒经"的常用药；而姜黄虽与其同株，但药性更猛，长于破血行气、通络止痛。正如李东垣在《珍珠囊补遗药性赋》中对植物的在土用药与出土用药进行等比划分，强调植物用药在自身比例划分下走行人体不同部位。"凡药之在土者，中半以上为根，其气上行，病在中上焦者用之。中半以下为梢，其气下行，病在下焦者用之。药之出土者，中半以上为苗，其气味上升。中半以下为身、为干，其气味中守，下达咸宜。因其病而酌之，使弗悖乎阴阳也"。

药物的应用除了部位上的形体比拟划分，更在计量的选择上有大概的比例。与中药根据体质、疾病强弱按大概比例选择用药类似，此种药物的大小比例在于根据病情需要选择药用效力。吴鞠通在《温病条辨》中就谈到用药比例的问题："但分量或用四之一，或用四之二，量儿之壮弱大小加减之。"《伤寒论》中小柴胡汤之柴胡半斤意在发散，四逆散十分意在舒调，《内外伤辨惑论》补中益气汤二分在升阳。西医临床也存在药物比例关系，如儿童与成年人患同一疾病，在同一治疗药物的使用剂量方面，儿童剂量只有成人的 $1/3 \sim 1/2$。而在疾病的发展过程中，药物剂量也存在一定比例关系，如普通胰岛素的初始剂量为 $0.1 \sim 0.2U/（kg \cdot d）$，或是在糖化血红蛋白大于 8% 后，给予 0.3U/（kg·d）进行起始治疗。药物自身剂量大小比例的选择及按比例划分部位选取的意义均在于发挥适应的药效。

君臣佐使比值下的效用更是有尺度的规则。君臣佐使是药方之中对疾病精准把握的合理处方规则。君药是对疾病的主证或主病起主要治疗效用的药物，体现方药的主治范围，药力居方中之首，是不可缺少的药物。臣药是辅助君药加强治疗主病和主证的药物。佐药有 3 种含义，一是佐助药，用于治疗次要兼证；二是佐制药，用以消除或减缓君药、臣药的毒性或烈性；三是反佐药，即根据病情需要，使用与君药药性相反而又能在治疗中起相同作用的药物。使药一是引经药，引导方中诸药直达病所；二是调和诸药，使其合力祛邪。君臣佐使之间存在一定比例关系，如在《素问·至真要大论》中君臣之间的比例关系有奇方偶方之别，此目的在于"故平气之道，近而奇偶，制小其服也；远而奇偶，制大其服也"。原因为"气有高下，病有远近，证有中外，治有轻重，适其所致为故也。有毒无毒，所治为主，适大小为制也"。又在君臣佐使的配比关系下有方之大小之别，清代医家余师愚所创清瘟败毒饮根据病情的严重程度进行药方相互配比，将方中石膏、生地黄、犀角（现以水牛角代替）、黄连分大、中、小剂以达到对等治疗的目的。疫毒初起，恶寒发热，头痛如劈，烦躁谵妄，身热肢冷，舌刺唇焦，上呕下泻，六脉沉细而数，即用大剂；沉而数者，用中剂；浮大而数者，用小剂。

在中医药治疗疾病的选方用药中，最重要的是药物之间的配比尺度关系，正因为存在人体生理、病理的比例尺度，乃至于天地法则比例尺度关系，故而才能指导临床正确处方施治。交泰丸中黄连与肉桂 6∶1、桂枝汤中桂枝与白芍 1∶1、当归补血汤中黄芪与当归 5∶1、左金丸中吴茱萸与黄连 1∶6 的关系都揭示出中医典籍对药物配比尺度关系的重视。

药量配伍比例适当与否，对药效关系甚大，适当则增效，不当则效价降低或失效，甚或出现毒副作用。处方中的药物配比关系更是有所讲究，除了君臣佐使配方规律下的药物剂量，古人更考虑药物之间特殊的比例，而非仅仅是药物剂量之大小。如在九一丹、八二丹、七三丹、五五丹、九转丹中升药与煅石膏根据病情变化研末外用的比例随着升药用量增加，拔毒祛腐的能力更强。《伤寒论》中的小承气汤、厚朴三物汤、厚朴大黄汤，同由大黄、枳实、厚朴组成，只因用量（指成年人 1 天的用药量）比例存在差异，其主治就有攻下、除满、宽胸、泻饮的不同，这些都体现了中医学在用药尺度上的重视。

从维度与尺度结合的角度考虑处方用药对中药治疗至关重要，一个适合于具体个体稳态变化的处方，其药味组合一定是充分考虑了患者各个独立维稳态的改变及独立维间的关联关系，其在大尺度上整体稳态的改变；选取了适合其稳态改变的单味药组合，这种组合后的方剂，组成其各个独立维（单味药）叠加在一起是一个有机整体，在大尺度上具有增效减毒的涌现效应，增加了所有单味药所不具有的功效，消除了某些单味药所具有的毒性；由此可见，从维度与尺度的结合上考虑用药能够收到更佳的治疗效果。

五、尺度、维度和稳态

1. 中医学的稳态

稳态是一种状态，人体任何时候都处于稳态，它具有独特的规模，就是说每个稳态表达范围的规模都不同。

我们将中医学的稳态分为两种：

一种是理论上的稳态。正常机体通过调节作用，使各个器官、系统协调活动，共同维持内环境的相对稳定状态。

如稳态可以是人体的健康状态。所谓健康状态是存在于理论中的，没有人是完全健康的。这种个人机体的健康状态，以及与所处周围环境完全的和谐共存，未受到风寒暑湿燥火六邪、喜怒忧思悲恐惊七情内伤等病因的任何影响，这种人与自然的和谐状态也仅是存在于理论中的。这是一种稳态。

稳态也可以是知识体系。如中医理论体系，是一个完整的知识系统，包含从古到今的中医理论、中药理论等，这些知识系统由很多层次的子系统相互影响，相互关联组成，如脏腑学说、五行学说、经络学说、学术流派理论等。在中医理论中，人体因六邪七情或其他病因导致机体脏腑气血、津液、阴阳运化失常，出现各种病理状态，如肝阳上亢证、肺阴虚证、气滞血瘀证等，根据病因病机病位的不同，予以辨证论治，施以龙胆泻肝汤、一贯煎、桃红四物汤等，形成不同的治则和方证，这种由几千年传承而固化了的知识网络是由信息表达出来的，也是一种稳态，是群体概率事件。

另一种稳态是真实的稳态，与真实的机体相关，是个体概率事件，具有唯一性和不稳定性，其表达的范围我们称之为规模，不同的稳态的规模是由不同的尺度和维度结合形成的。这种真实的稳态是指生命存续条件下的任何时段的暂时状态都可以成为稳态，而无生命则不是稳态。

人体的稳态，是人体处于一种平衡状态。人体的稳态总是处于"稳态-元素干扰-他组织调节-自组织调节-稳态"的状态。也就是说作为自然人，任何年龄段，任何环境下，其身体各方面结合的状态都是稳态；作为患者，任何病理状态都是一种相对稳态，这种稳态是动态的、唯一的，是由不同的尺度和维度组合而成的，是不同时空叠加个体的不同病因和不同体质后，形成的稳态，如是一位地处甘肃的肝阳上亢中风患者与一位地处广州的肝阳上亢中风患者，即使年龄、性别相同，体质类似，其病理状态或症状群也绝不相同，但这两位患者在同一时刻的病理状态又都处于一种相对稳态，但稳态的规模不同，也就是尺度和维度或两者结合度不同。这种相对稳态是随影响因素（如时空、病因、病机变化）变化而变化的，是不稳定的；作为医生，其知识是自身学习了固定的群体知识体系后，从中获得的较小规模（因个体而异）的知识和个体认知的结合体，再加上自身随着年龄变化，经历不同，添加了个体独特的经验，这些不同尺度和维度结合形成的个体的知识体系，是一种小规模的独特的知识体系，是一种个体知识体系的稳态。医生的思维是发散性的自成体系的知识，是小的知识网络，有独特的维度和尺度，这些不同医生的小网络连接在一起，形成一个大的知识系统，这个大的知识系统类似于我们现在看到的医生个体发表的所有文献及书籍。在主体医生的处方用药对客体患者的病理状态产生的他组织影响，即药物对机体各个系统之间的可探测和尚未可知的影响及机体的反馈，也会形成一种新的稳态，在此规模上形成的稳态。因此，作为自然人，客体患者的病理状态、主体医生的知识网络及他组织影响后形成的新稳态等，会形成多层次、多尺度、多维度的无数真实的稳态，这些稳态相互联系形成一个类似固化中医知识体系的知识系统，这个系统包含了暗知识、默知识。

医生个人头脑中的知识系统也是一种真实的稳态。这种由人拥有的知识系统是个人从理论学习并加上自己的体悟后形成的，和理论上的中医学知识体系在较大尺度上是相似的，但在较小的尺度上肯定是有差异的。这种相似和差异是行业性知识的创新和发展，因为其规模太大，因此这种差异让人来发现是很困难的，但对于机器学习相对容易，这也是我们中医药信息学所需要发现并找出的规律，如果找到这种规律，对中医药学的发展是有助推作用的。

所有这些真实的稳态都具有不稳定性和唯一性，都是不同尺度和维度组合形成的规模，所以个体与个体之间的稳态及其规模绝不相同，但它又是一种真实的稳态。

这种个体的小规模的真实稳态和理论上稳态的整体规模是不同的。整体是作为整体的整体，是整体的系统，也是一种理论上的整体稳态。如人是一个整体，是一个完整的、复杂的、相对巨大的系统；人处于自身所处的环境中，与周围的小环境又形成一个完整的、复杂的巨系统，这些完整系统都是由完整的子系统有机组合形成。这些正常的子系统形成的整体处于一种理论上的稳态，或是一种大尺度的可复制到无数个体上的稳态。如人是完整的肝和胆、脾和胃、心和小肠等五脏六腑、经络、四肢百骸等相互联系、相互作用组合形成的生命系统。个体一定是整体，这个整体的表达范围具有完整性，不是规模。人体不能划分出其他的个体，人是最小的类，没有子类。中医药学理论体系也是一个整体，所论述的人体生理状态和病理状态都是大尺度的稳态，是可复制的状态，是人体群体概率的健康状态和群体概率的疾病状态，其中八纲辨证、六经辨证、中药、方剂等都是不同尺度的完整的子系统，是可以复制到无数个体身上的他组织形成的诊疗系统。这些他组织活动在真正面对真实个体表达出的不同的真实规模时，就必须有不同的变化，这种变化就形成了各种小尺度的规模。因此可以说整体是大尺度的、可复制的、相对稳定的。

而规模作为真实稳态表达的范围，是由碎片化叠加形成的系统，系统是正常状态的部分组成的整体，规模是不同于正常状态的、碎片化的部分组成的，形成一个闭环的状态，不能被称为整体。规模是由真实要素组成的，不是整体，规模是碎片化叠加的系统，不是整体的系统。健康人体正常状态是由部分组成的整体，如五脏正常功能组成的一个复杂巨系统。而不健康的人体是部分异常脏腑的异常功能构成了一个相对的稳态，形成了个体化的病理状态。具有病理的子系统与其他子系统也是相互关联的，这种关联是不正常的关联，如母病及子、五行相侮等，这种非常态的关联关系也构成了一种稳态。比如人的某一脏出了问题，有了肝阳上亢证，那这个病理状态脏器与其他尚处于生理状态的脏器有机联系后的患者的整体状态依然是一种稳态，如肝属木，木行过于亢盛，不但不受其所不胜金行的制约，反而反过来欺侮金行，出现"木亢侮金"，或"木火刑金"。临床上常见的"左升太过，右降不及"的肝火犯肺证等，这种一脏病及不同脏器出现的个体的病理状态，就是患者个体化的规模稳态，因为这种规模是碎片化的，是不同的碎片在不同尺度的组合，如病因不同、患者体质不同、所患病的脏器的病理状态阶段不同，就具有了个体差异性。因此中医治疗针对的规模不同，遣方用药也就不同，所以会出现同一个医生治疗十个不同患者的暑湿感冒，其用药或剂量上一定会有差别。不同的医生面对同一疾病同一证候的思维维度不同，处方也会不同，因而中医治疗有不同的流派，或从火热的概念分治，或从火热的六经分治；或以寒凉立论；或以阴火建说；或以滋阴立法；或以温补组方。而后世的医生更是从不同的时空下结合自身的经验，形成了多如繁星般的独特的治则治法，这些治则治法与古代医生一样，有些有疗效，有些无疗效，有些疗效好就升华为文献和书籍，形成明知识保存下来，有些疗效不好，就留于医案中了。但是这些都是一定时空下的稳态，是真实的。其规模是小尺度的，具有唯一性和不稳定性。

不同规模的系统或生命空间具有不同的稳态，其规模是由不同的尺度和维度关联组合形成的。比如自然人的阴阳平衡可以是肝脏的阴阳平衡，或是肝与脾的阴阳平衡，或是脾与胃的阴阳平衡，又或是整个机体的阴阳平衡，甚至说是这个机体和社会自然形成了阴阳平衡，那么这种阴阳平衡都是一定处于规模范围的，即存在于不同范围内，是不同尺度和维度的组合。

2. 稳态的实质

由于真实的稳态存在于个体，具有唯一性，所以它一定是个体概率事件，具有不可重复性。

个体真实稳态之所以是不能重复的个体概率事件，不仅是因为其具有的个体性特征，更重要的是个体所包含的所有实体都是处于复杂的关联之中，实体与实体之间都具有关联关系。关联关系对个体真实稳态的影响显得尤为重要。例如，在处理肝脾失调信息时，脾脏和肝脏本身的信息变化固然重要，但脾与肝之间关联关系的变化可能更为重要。

同步依赖于自组织实现，自组织可以被他自组织激活，通过级联反应实现同步，自组织是实现个体概率稳态的必要条件，他组织是实现个体概率稳态的更佳条件。

作为个体概率事件，患者既有共相症状，也具有个体的殊相特征，因而相似性思维或许是认知特征的解决方案。达到的真实稳态是相似的稳态，之所以是相似的，是因为随着年龄增长，疾病发展，真实的稳态不断地退而求其次，不断地降低到次佳水平，直至死亡。相似是极其复杂的，自相似与他相似，相似性思维与相似性原理，以及无论何种相似性的度量，理解相似，度量相似，才能评价疗效，评价真实的稳态。

因此稳态的实质是小概率事件，是由患者机体自组织和医疗他组织不断调节形成的动态平衡，具有独特性、动态性和不可重复性。

3. 尺度维度对真实稳态的影响

人体是一个复杂的巨系统，人体与无限大的周围环境组合形成一个更为复杂的巨系统。而大（规模）系统（large-scalesystem）是指由多种类别和较多数量的子系统、设备、人员综合集成在一起构成的规模庞大、结构复杂（环节较多、层次较多或关系复杂）、目标多样、影响因素众多，且常带有随机性的复杂系统，通常具备以下特征。

1）构成要素种类多、数量大，其状态变量维数高到难以集中处理的程度。

2）系统中信息是分散式分布、多时间尺度、多空间维度的，且信息量大至难以完全采集和处理的程度。

3）子系统数量多，时空变化范围大，并具有多层次和分散的控制结构。

4）各子系统控制和优化的目标是多维、多层，以及互相影响的。

因此中医学对人体及外在因素对人体影响的认知过程，其实就是处理多层次、多尺度、多维度且相互影响的海量信息的复杂过程，这也是中医药信息学的研究内容。

由于中医理论认知的机体信息是多尺度、多维度、相互交织的，且患者真实稳态信息具有唯一性和动态性的特点，因此仅靠医生个人，终其一生在学习传承上取得巨大成就是很难的，从古至今也仅有少数医生能取得出类拔萃的成就。采用大数据处理的技术方法，即机器学习可能是解决这一难题的途径之一。

机器学习可探寻不同患者海量信息的几何级尺度和维度的结合，也就是海量的不同规模。机器学习通过复杂运算，在遇到新的相似的病理状态时，在已有的尺度和维度结合体中找出相似的适合的解决方案，也就是机器思维推荐的诊疗方案。

中医信息学思维的主要特征是相似性思维，机器思维不同于人类思维，但同样是基于个体与关联，机器思维是可以突破人类思维的局限的。

机器学习除了在存储和快速处理海量信息上远胜于人类学习外，处理信息之间的因果关系和相关关系也有可能胜于人类。同一规模的要素之间存在无数因果关系和相关关系。实际上，任何生命现象都能基于物质基础找到解释，发现因果关系。但囿于目前的科技力量，因果性只能局部体现，在整体生命层面尚无能为力，因此在海量数据的基础上验证更多的相关关系，寻找生命体内部的更多未知的联系，是目前较为可行的办法之一。这一点也是机器学习可能胜于人类的地方。

综上所述，尺度与维度对稳态的影响主要是稳态的主体与观察者所获得的信息是从什么角度体验或观察、涉及多少维度、在什么尺度范围，这直接影响体验或观察的效果，不同角度、不同量的维度及不同的尺度，稳态的表达是完全不同的，因此如果要获得真实的稳态或贴近真实的稳态，应该从最恰当的角度、尽可能多的维度、尽可能大的尺度去体验或观察，这在现实世界中，受到各种因素的影响几乎是不可能的，因此无论是稳态的主体或是稳态的观察者只能从个体的经验与知识出发，从尽量贴近真实的角度、尽量多的维度、尽量大的尺度去体验或观察，以求获得最贴近真实的稳态。

第五节　规　　模

本书所述的规模不同于整体，其具有整体的特性，又有别于整体，和整体相同的是都具有系统的特性，不同的是整体基于群体知识，规模基于个体经验，即在中医药理论体系指导下，在临床应用和科研实际工作中主体（观察者、操作者）对客体（即其所面对的对象、被观察者）经由个人实践认定的经验性范围。规模的产生与认定具有一定的个体主观性、与主体的认知能力和认知水平具有极大的相关性，是主客观融合的产物。

一、基本原理

1. 整体性原理

整体性原理是指在中医药学理论体系下，通过经验认定的由若干要素所组成的一个可完整描述或阐释的有机整体，各要素之间相互联系且具有非线性的相互作用，每一部分均是不能被单独剥离的有机组成，呈现出所组成的独立要素不具备的性质和功能。

《灵枢·天年》中通过对气血津液、五脏等随年龄变化情况的描述对人的一生进行了系统而整体的描述，且每个阶段均系一个完整的体系。"岐伯曰：人生十岁，五脏始定，血气已通，其气在下，故好走；二十岁，血气始盛，肌肉方长，故好趋；三十岁，五脏大定，肌肉坚固，血脉盛满，故好步；四十岁，五脏六腑十二经脉，皆大盛以平定，腠理始疏，荣华颓落，发颇斑白，平盛不摇，故好坐；五十岁，肝气始衰，肝叶始薄，胆汁始减，目始不明；六十岁，心气始衰，苦忧悲，血气懈惰，故好卧；七十岁，脾气虚，皮肤枯；八十岁，肺气衰，魄离，故言善误；九十岁，肾气焦，四脏经脉空虚；百岁，五脏皆虚，神气皆去，形骸独居而终矣"。

"阴平阳秘，精神乃治"即中医学对机体认知的整体观及系统观，但当阴阳平衡的状态被打破时，则机体会呈现出各种病态。诸如对"肝热证"的认知：肝合胆，肝胆经络循行至面颊，巅顶。《素问·至真要大论》曰："少阳司天，其化以火。"热邪侵扰肝系，症见身热、头痛、目赤肿痛、颊赤，胸胁满而痛，胆汁溢泄而口苦，小便黄；肝在体合筋，其华在爪，肝火煎灼津液，耗伤营阴，则筋脉失养而拘急挛缩，爪甲不荣；肝在志为怒；热极生风，故狂言而惊。《素问·刺热》曰："肝热病者，小便先黄，腹痛多卧，身热。热争则狂言及惊，胁满痛，手足躁，不得安卧……刺足厥阴少阳，其逆则头痛员员，脉引冲头也……肝热病者，左颊先赤。"从"身—头—目—颊—胸胁—口—小便—爪甲—筋脉—情志—言语"方面对"肝热证"进行了整体性的认知阐释[8]。

复杂性疾病的发病机制是各层次的生理病理信息相互作用，它是整合的机制，是功能的实现，是涌现的现象。"方剂的潜能蕴藏于整合之中，不同饮片、不同组分，不同化合物的不同配伍，具有不同的效应，要诠释多组分和多靶位的相关性。针对全息病症，融合对抗、补充、调节于一体，发挥增效减毒与减毒增效的和谐效应"。[9]

基于临床实践，从"病""态"入手，建立以"病"为纬、以"态"为经认识疾病全貌的整体性方法，并在此基础上提出"以病为参、以态为基、以症（指标）为靶，以因为先、以果为据"的"态靶因果"的"十字"处方方略，即处方时全方位地关照疾病的用药方略[10]。

作为中医临床治疗的主要方式之一的复方制剂也是基于整体性原理逐步产生明确的概念理论体系。从《黄帝内经》根据方剂组成药物主次轻重建立的"君臣佐使"和七方的整体临床用药概念体系到《神农本草经》的四气五味、君臣佐使、七情合和、阴阳配伍、察源审机、辨证用药、配伍宜忌、毒药用法、用药时间及剂型选用等融诸多方面因素于一体的更为全面整体的临床用药理论和准则，是中医临床医师基于经验对疾病用药方式和方法的逐步认知过程。因而将君臣佐使的配伍理论总结为主治为君、兼治为臣、八纲为佐、引经为使四个方面[11]。也可将"一个方剂视为一个邦国"进行了君臣佐使诸类药职责功能的阐释[12]。

如上所述，无论是证候还是方剂形成的规模，都具有整体性，但对于应用于真实个体，当其稳态出现改变，呈现出某种证候时，只能是这个具体个体稳态的改变，这种改变无法和教科书中所描述的任何一种证候的整体性完全重合，是某个证候加减某些症状形成的独一无二的叠加状态形成的规模，在此意义上，具体个体身上的具体证候的整体性具有碎片化组合的特征，因其不是一个完整的群体认知的证候，是多个群体认知证候的部分（或称之为群体认知证候的碎片）组成的；此外，这种规模的整体性是进行观察的具体的医生和被观察的具体的个体在具体情况下达成的具体共识，具有明显的个体性特征，换言之，对此规模整体性的认知是个体经验而非群体知识。而调节这个个体稳态改变的方剂，如果是恰当的，应该也无法是任何一个经典方剂不加变化的机械应用，可能是某个经典方剂加减某些药物、改变某些药物剂量形成的独一无二的方剂，也可能是完全根据这个个体稳态改变组合出的独一无二的方剂，在此意义上，这个具体的方剂的整体性同样具有碎片化的特征，同样因其不是一个完整的群体认知的经典方剂，是多个群体认知经典方剂的部分（或称之为群体认知经典方剂的碎片）或与经典方剂无关的多种单味药组成的；此外，这个方剂的规模性只是某个具体的医生根据某个具体个体稳态改变的具体情况给出的具体方剂，因而，同样具有明显的个体性特征，同样只是个体经验，而非群体知识。这个个体稳态的变化呈现出具有系统特性的规模整体，唯一的、不会重复的整体，调节其稳态的方剂同样呈现出具有系统特性的规模整体，同样是唯一的、不会重复的整体，这就是本书所阐述的规模所具有的整体性原理，即基于个体经验、具有碎片化特征的整体性原理。

2. 层次性原理

层次性原理源于主体基于对客体组成要素的差异导致其在构成地位与作用、结构与功能上的层级秩序性而形成的具有本质差异的等级规模。由于客观世界本身及人对其的认知是无限的，因此规模的层次性也是无限的、不可穷尽的。即层次间的递进包含关系，首先是具有整体和部分的属性，其次又具有一定的独立性和相对性。高层次作为整体制约着低层次，又具有低层次所不具有的性质。低层次构成高层次，就会受制于高层次，但却也会有自己的一定的独立性。层次区分是相对的，相对区分的不同层次之间又是相互联系的。

组成规模的不同层次，往往发挥着不同层次自己独特的系统功能。一般而言，低层系统的要素之间具有较大的结合强度，而高层次系统的要素之间的结合强度则要小一些，随着层次的升高，结合强度也越来越小，这正如客观世界最一般物质层次所表现的那样。要素之间结合强度较大的系统，具有更大的确定性；反之，要素之间结合强度较小的系统，具有较大的灵活性。

《灵枢·本神》曰："肝，悲哀动中则伤魂，魂伤则狂忘不精，不精则不正当人，阴缩而挛筋，两胁骨不举，毛悴色夭，死于秋。"对肝虚证层次递进性的病程发展进行了详细的描述。

方剂理论中的层次性从多方面加以体现[13]：基于药物在治疗中的职能和主从顺序明确君臣佐使，如《素问·至真要大论》曰"方制君臣，何谓也？岐伯曰，主病之谓君，佐君之谓臣，应臣之谓使"；根据方剂组成的用药特点划分，在《素问·至真要大论》中把方剂分成"奇、偶、缓、急、大、小、重"7种形式；按方剂组成药物多寡划分，如《素问·至真要大论》曰"君一臣二，制之小也；君一臣三佐五，制之中也；君一臣三佐九，制之大也"；按方剂组成药物气味厚薄划分为缓方、急方等。《神农本草经·序》提出药分上中下三品，上品为君，中品为臣，下品为佐使，赋予中药复方组成的基本框架模式和主辅层次之分，提供临床创制方剂的思维模式框架。

疾病的演变是发生、发展、转归的过程集合，是病因、病机整体作用的结果。根据致病因素作用的时间、环节与程度的不同，将病因分为始动病因、维动病因、显性病因及潜在病因四类。病机辨析亦分为原发病机、衍化病机、具体病机三个层次，原发病机与维动病因紧密相关，是临床治疗主要阻断的环节；衍化病机是在原发病机的基础上，因患者体质、性情、病程长短及病情轻重等导致病机出现的延展性变化，如在"气郁"的基础上，可变生郁热、瘀血、痰热等；临床中患者会同时出现一些与病机并不直接相关的症状，需结合原发病机、衍化病机综合分析，明确病位、病性，形成具体病机，是指导临床治疗的具体靶向。病机辨识是中医治疗的重要依据，立足原发病机、理瀁衍化、随机应用，是治疗的根本原则[14]。

例如，参照糖尿病前期、糖尿病期、并发症期将糖尿病分为"郁→热→虚→损"四个阶段（图3-4），在糖尿病"郁"的阶段又细分为中土壅滞、肝郁气滞等具体的态，在"热"的阶段分为肝胃郁热、肺胃热盛等态势，在"虚"的阶段分为热盛伤津、阴虚火旺等态势，在"损"的阶段细分为肝肾阴虚证、阴阳两虚证、脾肾阳虚证。这种以"病"为纬，在疾病横向认识上按病分期；以"态"为经，在疾病纵向认识上层层剥离地分析，对疾病的整体认识更加完善，使治疗有的放矢，能极大地提高治疗的针对性和临床可操作性[3, 4]。

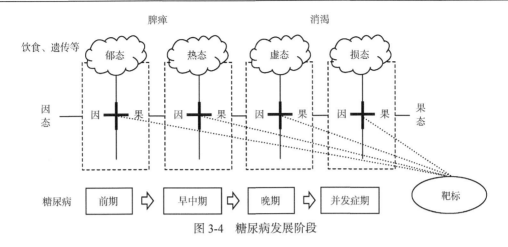

图 3-4 糖尿病发展阶段

"气—阴阳—五行"模型是中医学认识人体生命活动的比较理想的简单模型，这个模型可分为很多内在层次，气—阴阳—五行是三个层次，三者各自又有不同层次，如五行—五脏模型中肝、心、脾、肺、肾是一个层次，胆、小肠、胃、大肠、膀胱是一个层次，目、舌、口、鼻、耳是一个层次……另外，每一脏又包藏五脏（五脏互藏），如肝中又有肝、心、脾、肺、肾……各层次之间存在自相似性或不尽相似性[15]。

为系统地揭示中医药的科学性，有学者提出了将中药复方分为三个"化学层次"（复方、有效部分或组分、有效成分群）并提升为化学物质组学，产生化学物质组（中药复方）与生物体系的动态应答（系统–系统）的关系模式[10]。

如上所述，专家个人或其团队，在疾病或药物领域对层次性原理的应用仍属于经验范畴而非已经达到知识的层面，可以看出，任何一项研究的成果对于整体中医疾病或中药领域来说只是碎片化层次性原理应用，并不具有整体性的特征，即只是从部分（碎片）层次去认知疾病或中药。

3. 开放性原理

开放性即指规模具有不断地与其相对应的外界环境进行物质、能量、信息交换的性质和功能，是规模得以向上发展的前提，是其稳定存在的必要条件，即中医药疗效产生的根本所在。通过开放，规模与环境发生相互联系和相互作用，且基于规模不同层次的内因和外因发生相互作用及相互转化，实现量变到质变，从而达成更佳或最佳稳态。

《灵枢·九宫八风》曰"风从东方来，名曰婴儿风，其伤人也，内舍于肝，外在于筋纽，其气主为身湿"；《素问·生气通天论》曰"风客淫气，精乃亡，邪伤肝也"；《素问·水热穴论》曰"春者木始治，肝气始生，肝气急，其风疾"。

《素问·六元正纪大论》中岐伯对帝问阳明之政的回复体现了基于开放性前提下的疾病规模下的不同顺应的整体表型及治疗调整方案，"初之气，地气迁，阴始凝，气始肃，水乃冰，寒雨化。其病中，热胀、面目浮肿、善眠、鼽、衄、嚏、欠、呕、小便黄赤甚则淋。二之气，阳乃布，民乃舒，物乃生荣。厉大至，民善暴死。三之气，天政布，凉乃行，燥热交合，燥极而泽。民病寒热。四之气，寒雨降，病暴仆、振栗、谵妄、少气、嗌干引饮，及为心痛、痈肿、疮疡、疟寒之疾，骨痿、血便。五之气，春令反行，草乃生荣。民气和。终之气，阳气布，候反温，蛰虫来见，流水不冰。民乃康平，其病温。故食岁谷以安其气，食间谷以去其邪，岁宜以咸、以苦、以辛，汗之、清之、散之，安其运气，无使受邪，折其郁气，资其化源。以寒热轻重少多其制，同热者多天化，同清者多地化。用凉远凉，用热远热，用寒远寒，用温远温，食宜同法。有假者反之，此其道也。反是者，乱天地之经，扰阴阳之纪也"。

刘完素《素问玄机原病式》曰"玄府者，无物不有……人之眼、耳、鼻、舌、身、意、神识，能为用者，皆由升降出入之通利也"，提出玄府联通内外，不仅是气、血、津、液等物质升降出入的门户，亦是意识、神志等信息交换的通道[16]。

"气化学说"将人视为一个开放系统，通过气的升、降、出、入的过程，机体与环境交换并且耗散物质和能量，建立和维持机体的耗散结构[17]。阴阳五行则是"阴阳二气"和"五行五气"，包含了人体内外环境物质、能量、信息的交换[15]。

"肾藏精"具有典型的开放性特点，肾藏精功能及肾精的充盈都需要与其他各脏腑及自然界进行物质、信息、能量交换，以维持人体系统的稳定[18]。一方面，肾精的充盈需赖自然界之清气、水谷充养。肾所藏之精的充盈不仅来源于先天禀赋的先天之精，还来源于脾胃的运化与水谷滋养的后天之精及五脏所余之精，而且先天之精的生理功能的发挥须赖后天之精的不断培育充养，《景岳全书·杂证谟·脾胃》中称："人之始生，本乎精血之原；人之既生，由乎水谷之养。"肾精的充盈只有不断地与外界进行物质能量交换，才能维持精气的充足。另一方面，各脏腑通过肾的藏精作用与肾维持精气的交流与转输。系统各脏腑在维持各自功能活动的前提下，其富余之精由经络系统的转运而藏之于肾，以备不时之需，成为肾所藏之后天之精的重要来源，《素问·上古天真论》曰："肾者主水，受五脏六腑之精而藏之，故五脏盛乃能泻。"而当各脏腑需要时，肾所藏的精气由肾重新供给五脏六腑。所以肾精的盛衰，对各脏腑的功能都有影响，《医碥·卷之三·杂症·遗精》称："精者，一身之至宝，原于先天而成于后天者也，五脏俱有而属于肾。"同时，肾和五脏六腑之精在贮藏、转输、相互调节方面是动态的、多向性的，如此才能保障肾所藏之精的充足及其对全身各脏腑之精的贮藏和调节[19]。

规模因其所具有的系统性特征也遵循着开放性原理，但规模所具有的个体经验认知和碎片化组合的特征使其发生的环境也并非是整体所面对的环境，换言之，规模所面对的环境因其本身的特性所限，环境也具有个人经验性和碎片化组合的特征，也就是一个基于个人经验和碎片化组合形成的规模，相对于它的环境同样是基于个人经验和碎片化组合形成的，因而不是整体所面对的环境，仅仅是具体规模所面对的具体环境，这个具体环境不是群体知识所认知的环境，而是个体经验所形成的环境，同样具有个体主观性，与主体的认知能力和认知水平具有极大的相关性，是个体主客观融合的产物。

4. 目的性原理

目的性原理即规模在开放性的前提下，一定范围内的发展变化不受或少受条件变化或途径经历的影响，坚持表现出某种趋向预先确定的状态的特性。规模目的性的实现基于表现为：基于客体与环境的开放交换，借助方剂、针灸等以实现特定规模下的最佳或更佳稳态。

规模的目的性是一种属性，是基于开放性条件下在发展变化之中表现出来的一种属性。规模与环境通过周而复始的开放、交换使其潜在的能力得以激发展现，从而实现其所谓目的性，即发展方向的确定性。规模潜在的发展能力是内部复杂的反馈机制发挥作用的结果，目的规模是规模与环境之间存在着复杂的非线性相互作用的规模体系。这种复杂的非线性相互作用表现为规模复杂的反馈机制的建立，即在相当大的范围内造成环境向其进行不同的输入时，能够通过自身的反馈调节实现基本相同的输出，从而保持不变的发展方向（目的性）。且在一定的发展阶段，在一定的范围之内，无论环境条件怎样改变，总要朝着某种确定的方向（临床疗效、更佳稳态）发展，异因同果，具有同等终结性。

有人以改善患儿的自闭状态、加强与外界交流能力为目的，根据每次诊治时患儿的身体状态、情绪表现等适时调整处方，通过对 14 岁孤独症男性患儿一年 24 次的诊治，患儿由"2018年 4 月 2 日初诊时的无眼神交流，无对话，动作刻板，神疲乏力，反复敲击半满的矿泉水瓶，不能自制，夜间烦躁，儿童孤独症评定量表（childhood autism rating scale，CARS）评分：46分（重度）"状态有效改善为"2019 年 4 月 25 日二十四诊时的患儿已可自如对答，可主动表达意愿与要求，夜寐安，非画图干预时段亦会玩亮色调颜料。CARS 评分：37 分（中度）"情况。其初诊时处方为："生地黄 24g，菟丝子 15g，石菖蒲 15g，远志 12g，白芥子 9g，青黛 1.5g，生石决明 90g，青龙齿 30g，全蝎粉 2g，蜈蚣粉 1g，僵蚕粉 2g，鸡内金 15g，通天草 15g，黄连 9g，炒白术 30g，葶苈子 15g，大枣 6g，陈皮 9g，14 剂，水煎，日三服。"二十四诊时处方："生白术 30g，厚朴 9g，柴胡 3g，生黄芪 30g，山茱萸 30g，石菖蒲 15g，远志 9g，黄连 9g，川芎 15g，伸筋草 15g，生石决明 60g，生铁落 60g，熟地黄 15g，全蝎粉 1g，蜈蚣粉 1g，知母 15g，地骨皮 15g，14 剂，水煎，日三服"[20]。

麻黄汤由麻黄、桂枝、杏仁、炙甘草 4 味药物组成。方以麻黄为君，既能发汗以散风寒，又能宣肺气而治气喘；辅以桂枝辛温通阳，可助麻黄解肌发汗，又可温通血脉以解疼痛；杏仁宣降肺气，协麻黄止咳平喘；炙甘草调和诸药，而守中养正。临床多用于风寒郁滞腠理导致的经络不通和肺气失宣等外感疾病的治疗。有人以论述麻黄八证的《伤寒论》第 35 条"太阳病，头痛，发热，身痛，腰痛，骨节疼痛，恶风，无汗而喘者，麻黄汤主之"为切入点，将麻黄汤病证特点归纳为：①发热，恶寒为卫气凝闭；②疼痛诸症为营气凝闭；③无汗而喘为肺气郁闭。两大病机：一是营卫凝闭；二是肺气郁闭。太阳病外感可以出现营卫凝闭，肺气郁闭，内伤亦可。临床用麻黄汤合四物汤治疗月经后期案，三诊即见效；正如《素问·评热病论》云："月事不来者，胞脉闭也，胞脉者属心而络于胞中，今气上迫肺，心气不得下通，故月事不来也。"故选用麻黄汤开宣肺气。二诊在上方基础上加入川牛膝，旨在引血下行。从肺心肝同调，疏肺肝之气而利血脉，故效。麻黄汤合枳术汤治疗慢性便秘案，合半夏白术天麻汤治疗原发性高血压案，合五苓散治前列腺炎案均起效。国医大师薛伯寿教授认为麻黄只要配伍得当，能治疗很多疾病，如麻黄配桂枝，发汗解表；麻黄配杏仁，宣肺降逆、止咳平喘；麻黄配石膏辛凉宣泄；麻黄配薏苡仁，透散风湿；麻黄配白术，除表里湿；麻黄配射干，主咳逆上气；麻黄配石膏、清半夏，宣肺化痰清热；麻黄配附子温经解表；麻黄配清热解毒药，苦辛寒清宣解毒；麻黄配化饮药，解表化饮；麻黄配补益药，扶正达邪等[21]。

如上所述，规模在遵循目的性原理时，同样是具有明显的个人经验和碎片化的特征，具体的案例在具体的规模范围内实现了其目的，具体的案例应用的具体方法同样具有明显碎片化特征，但在真实世界中，任何系统目的的实现都是具体的、个体的，因而也只能在规模层次上，而非整体上。

5. 突变性原理

突变性原理指因失稳，从一种状态进入另一种状态，系质变的一种基本形式，且因其发展还存在着分叉，从而有了质变的多样性，即中医治疗疗效的最终体现。

勒内·托姆（René Thom）的突变论研究的是连续作用的原因所导致的不连续结果，并认为在社会科学的运用中，因突变现象的变量个数是不清楚的，只能凭借对这些现象的感性认识，去选择认为与实际形态符合的突变形式，然后寻求导致这种突变形态的内在的动力学，从而找到控制参量、状态参量及其关系，这是软科学应用的途径。

疾病多是群体对群体状态一种全方位、动态、整体的认识，是连续的"态"的集合，而中医学所讲的"态"，是对疾病某个特定阶段的一个纵向的观察。中医学的特色和长处在于调态，利用药物的偏性调整疾病时的偏态，使体内的自调节、自修复、自平衡的能力得以最大效能地发挥。同时，应该借鉴现代医学对疾病的认识，实现对疾病的全方位关照，即"以病为参，以态为基"。治疗疾病时，在整体调态治疗的基础上，将患者的突出症状、异常的病理指标作为主要的治疗"靶点"，结合现代药理学研究成果，使治疗更为精准，即"以症（指标）为靶"。不仅关注疾病当下之"态"，更要努力寻找病因，将干预的重心前移，以"防"为治；同时关注疾病的演变过程和预后，早期即在处方中加入药物，延缓疾病产生并发症的过程，即"以因为先，以果为据" [10, 22]。

以消除或减少药物的毒性、烈性和副作用及改变药物性能的中药材炮制过程符合勒内·托姆（René Thom）的突变论研究，即连续作用下所致的非连续性结果。如林雨[23]等通过细胞溶血率实验、脂多糖（LPS）诱导小鼠单核巨噬细胞（RAW264.7）产生一氧化氮（NO）为体外模型，明确了经九蒸九制熟黄精与生黄精相比可显著降低溶血率、有效降低炎症刺激性，实现减毒目的；采用环磷酰胺致小鼠血虚模型，九蒸九制熟黄精可以显著提高环磷酰胺损伤小鼠的外周血白细胞计数（WBC）、红细胞计数（RBC）、血红蛋白（HGB）、血小板计数（PLT）含量及脾脏指数，而生黄精没有明显改善作用。同步还明确了黄精在蒸制 7 次后，熟黄精中 5-羟甲基糠醛（5-HMF）含量开始下降，由于 5-HMF 对人体既具有保护作用也具有损伤作用，而且从生、熟黄精的血红细胞溶血试验及其对小鼠造血系统影响的结果可以看出，九蒸九制熟黄精可以有效降低其刺激性，具有补虚增效作用。诸如盐附子[24]炮制：选择个大、均匀的泥附子，洗净，浸入食用胆巴的水溶液中过夜，再加食盐，继续浸泡，每日取出晒晾，并逐渐延长晒晾时间，直至附子表面出现大量结晶盐粒（盐霜）、变硬为止；其在临床具有温阳，散寒湿功用[24]，但多作外敷用。而淡附片[19]则是在盐附子炮制基础上，用清水浸漂，每日换水 2～3 次，至盐分漂尽，与甘草、黑豆加水共煮透心，至切开后口尝无麻舌感时，取出，除去甘草、黑豆，切薄片，晒干；其在临床具有回阳救逆、散寒止痛之功效[25]，用于亡阳虚脱、肢寒水肿、阳虚外感、寒湿痹痛。如天南星辛温，善于燥湿化痰，祛风止痉；加胆汁制成胆南星，则性味转为苦凉，具有清热化痰，息风定惊的功效。

在规模层面上产生的突变是个体的认知，即在真实世界中，临床上，无论是对疾病还是证候发生突变的认知，都是发生在个体身上，发生或者不发生，早发生或者晚发生，都是个体的认知；突变包含了什么，同样也是个体的认知，这直接导致了突变内容的碎片化，亦即突变的发生是不完整的，教科书式的突变只有一部分发生了，而其他部分则没有发生；一个个体认为突变已经发生了，而同样的情况另一个个体却认为突变没有发生。这种看上去不科学的规模层次的突变发生却是真实的。

6. 稳定性原理

稳定性原理是在外界作用下开放的规模体系具有一定的自我稳定能力，能够在一定范围内进行自我调节，从而保持和恢复原来的有序状态，保持和恢复原有的结构和功能。

稳定性是规模在发展和演化之中的稳定性，是一种开放中的稳定性，是动态中的稳定性。耗散结构理论之所以把自己称作耗散结构，就是强调系统的稳定性是在与环境的动态的交换之中才得以保持的。诺伯特·维纳（Norbert Wiener）与沃尔特·坎农（Walter Cannon）的助手罗森勃吕特（Arturo Rosenblueth）发现了"负反馈"调节机制的重要作用。一个组织系统之所以具有受到干扰后能够迅速排除偏差，恢复到正常的稳定状态，其关键在于其中的负反馈机制。

"气化学说"认为，人通过气的升、降、出、入使机体与环境交换并且耗散物质和能量，从而建立和维持机体的耗散结构。而气滞、气逆、气陷等是有序性发生紊乱，则导致机体失去健康，而行气、降气和升提阳气的中药则着眼于使失稳的状态恢复正常。此外，"阴阳学说"的"阴藏精"和"阳化气"两个过程也是从物质和能量的耗散角度进行的描述，阴平阳秘是机体的有序稳定状态，而阴阳失衡则发生疾病[26]。

人体是阴阳相互转化的稳态控制系统；辨证施治原则是通过人体负反馈调节功能而发挥治疗作用的方法。按照时空相数定位分析：人体是受控系统，病因是干扰因素，证是信息，四诊是检测信息的方法，辨病辨证分析是认识干扰因素与生理病理演变规律的过程，药物、针灸等各种治疗方法构成负反馈调节环路，提出中医时空相数定位系统作为其临床辨证施治的理论依据。中医时空相数定位负反馈整体调节辨证法根据阴虚、阳亢、阳虚、阴实四个不同的相位，在四种具有负反馈信息调节药物的基础上随着人体时空相位的不断变化，加减平衡阴阳、调节五行，恢复机体生理功能等各种药物。以此为指导，治疗的验案如下。

曹某，1996年6月10日来我所诊治，自述鼻部经常出血不止，经省市各医院中医诊断为衄血；西医诊断为原发性血小板减少性紫癜，久治不愈。查体：症见四肢胸部多出血点，局部有血肿，体温昼夜高于正常值，脉浮，心律120次/分，小便黄，口渴喜冷饮，舌质红，苔微黄。化验检查：白细胞 $25 \times 10^9/L$，血红蛋白 $90g/L$，血小板 $50 \times 10^9/L$。相数定位诊断：阴虚阳亢+40相位。损伤组织：膜结构、血小板等。病理分析：负反馈调节功能失常，阴阳五行失去动态平衡，不应天适四时；机体出现白细胞升高，血小板破坏增加，寿命减少；血管壁通透性增加，血液失去正常阻力而出血的条件。治疗原则：恢复正常负反馈调节功能，恢复机体内环境稳态、稳定膜结构、增加血小板寿命。药物治疗：阴虚+50#10ml，血行+40#5ml，早晚分两次口服。3日后症见出血点减少，白细胞降低，血小板增加，相位开始恢复，继续治疗：药物随相位的改变而改变，3月后相位恢复正常[27]。

脏器功能的稳态依赖于负反馈，脏器通过内脏躯体双投射神经和经络组织液通道的容积传输实现负反馈稳态调节。针刺远隔部位的穴位通过神经体液接力传递，开通经络负反馈渠道，实现针刺的双向调节，同时在向中枢的传递过程中产生循经感传现象[28]。

针刺足三里出现循经感传对胃蠕动的调节作用，发现当感传沿胃经到达胃部后，原来胃的高紧张度变低，低紧张度则变高，呈现双向调节[29]。经凝胶堵塞小型猪胃经低流阻通道所发现的胃肠臌气实验证明，胃肠的过度兴奋或抑制源于通过体表经络组织液通道建立的负反馈机制障碍[30]。

如上所述，规模遵循着稳定性原理，但其的稳定性认知是个体的认知，亦即这个稳定性仅仅是经验性的，而非知识性的；且这个稳定性发生在个体认知形成的规模范围，而非群体知识划分出的整体范围；这种产生于范围的差异，同时也导致了稳定性内容的差异，即达到的稳定性只是出现在规模这个范围的稳定性，而非整体范围的稳定性；稳定性内容的差异直接使其处于碎片化状态，即就整体稳定而言，规模的稳定只是部分稳定；因而，规模的稳定性同样具有明显的经验性和碎片化特征。

7. 自组织原理

自组织原理指的是基于开放性原理的规模在内外两方面因素的复杂非线性相互作用下，内部要素的某些偏离其稳定状态的涨落可能得以放大，从而产生更大范围的更强烈的长程相关，自发组织起来，从无序到有序，从低级有序到高级有序。充分开放是自组织演化的前提条件，非线性相互作用是自组织演化的内在动力，涨落为自组织演化的原初诱因，循环是自组织演化的组织形式，相变和分形则体现了自组织演化方式的多样性，混沌和分形揭示了从简单到复杂的自组织演化的图景。

自组织由三个部分组成：耗散结构理论（dissipative structure）、协同论（synergetic）、突变论（calastrophe theory）。

从时间自组织过程的角度来看，中医学有两套用于阐释时间自组织过程的理论框架：阴阳消长周期和十二经脉流注周期。中医学用阴阳消长来说明昼夜的自然节律。人体在夜半为太阴状态，日中为太阳；卯时与酉时阴阳持平。因此，人体的阴阳涨落情况呈正弦曲线：早上醒来人体阳气上升，持续到中午，午后阳气渐衰而阴气渐盛，至酉时阴阳持平，至夜半阴气为最盛。之后阳气又逐渐上升，至卯时阴阳持平，之后阳气继续上升，周而复始。中医学用这种方式来解释我们每天经历的现象。在本病案中，各种症状都可以用这种理论来解释。患者自诉通常在午饭后有下肢沉重的感觉。午时到酉时，健康人的身体通常处于阳气渐衰，阴气渐盛的状态。由于患者为肾阳虚，阴阳消长的曲线呈向阴的方向移动的状态。因此，患者的生理状态在刚进入下午时就提前进入了阴（困倦）的状态。而这时，患者还得忙于日常工作。因此，患者的腿部浮肿和沉重感正好与患者病态的日夜节律相吻合[31]。

"生之本，本于阴阳"，即生命活动取决于"阴阳自和"的稳态适应性自组织调节。"阴阳自和"是中医的自组织理论。所谓"自和"，有三个层次：一是自组织，二是自调节，三是自稳态。"阴阳"概括了以整体性稳态和主体性适应为目标的、稳态适应性自组织调节为动力的"目标动力系统"，是"升降出入"主体性开放的"自组生成演化系统"，阴代表了以负反馈为主、以稳态为目标的自组织调节，阳代表了以正反馈为特征、以适应为目的的自组织调节。"阴阳自和必自愈"，阴阳自和就是通过这种自组织调节机制达到和保持稳态目标[32, 33]。

有人把五脏解释成"生长化收藏"。它是体内自组织、自调节、防卫反应的五个功能调节系统。人体能把自然界的非生命物质转化到机体中参与生命运动，关键在于自组织机制和过程，不能把人的生命与非生命的原料混为一谈。薛定锷说"生命以负熵为生"，揭示了生命的自组织本质。中医学的治疗是一种系统干预，通过治疗手段对人体的自组织机制进行调节，气血津液的流通和适应能力发动起来，五脏的稳态调节功能发动起来，把正气调动起来，从整体上调动起机体的调节防卫反应[33]。

"气—阴阳—五行"模型从表面上看是一个平衡稳态系统，而不具备远离平衡态的特点，其实不然，这一模型总体上呈现出由非平衡态调节为相对平衡态的特征。中医学认为人的五脏之气与天地之气相合、相应，天地之气有正有邪，人如果吸收天地之正气则五脏出现正常的生克制化，从而达到动态平衡；人如果吸收天地之邪气，而人体内的正气又不足以抵御邪气，则会出现乘侮的反常变化，从而导致生克制化的失衡，人就会得病。人体五脏是一个开放系统，天地之正气好比是负熵，天地之邪气好比是熵，人体不断地吸收正气负熵，才能使五脏生克产生自组织行为，使人体无序的病理状态向有序的健康状态转化，从而产生动态平衡的有序结构（耗散结构）。因而五行－五脏的生克制化实际上是一种自组织行为[15]。

张仲景"营卫失谐"与疾病的关系为："营卫"系统为使人体整体和合，维持人体自组织稳态的中枢控制源。营卫和谐是人体正常的良性生理状态，是机体自组织功能的正常状态；"营卫失谐"则人体气血失和、阴阳失调，是人体发生外感或内伤疾病的主要机制[34]。

外界环境对机体的各种作用因素，往往不只引起某一个脏腑的变化，任何一个脏腑发生变化，必然按照五行生克制化关系作用于其他相关的脏腑，引起相关脏腑的变化，甚至整个五脏系统的变化。而由于五脏子系统间反馈调节机制的存在，特别是负反馈机制的存在，机体会不断地进行调节。例如，肝（木）气虚，则有肾（水）生之，其亢，则有肺（金）克之等。这种生克制化关系把五脏有机统一起来形成一个整体，保证了人体内环境的统一。从现代系统自组织理论角度看，五脏子系统按照五行生克制化关系形成了一个反馈调节系统，任何外来的作用因素都要经过这个反馈调节系统的加工处理才能作为机体的某种反应表现出来[34]。

肾有贮藏并维持调节人体一身之精的功能。当受内外病因影响而产生病理变化，无论是补肾固精，还是滋阴养阳，其补益的机制都是以自愈为基础，调动、增强机体的自组织能力，推动机体进行自我调节，通过其主体性和有"目的"的恢复有序稳态的活动，达到愈病的目的[35]。

中国传统养生方法是对自组织理论的自觉运用[36]，主要是通过日常养性以抑制熵增，并充分发挥心神中和信息反馈的机制来有效地增加负熵，在整体上提高人体巨系统的有序程度，通过"天人合一"过程，保持人体巨系统与自然界超巨系统之间的最大和谐，从而达到防治疾病，延年益寿的效果。

气功，更是一种典型的通过涨落促进机体自组织能力的自我调节。钱学森认为，气功中的气在人体内部运行，是在意识的控制下，通过练功把身体调节到一种特殊功能态，即气功功能态。这说明，气功之所以能防治疾病，就在于练功激发和调动了机体阴阳自和能力，使机体从疾病状态恢复并维持在健康状态[37]。

从整体的维度认知自组织功能是比较容易的，这是因为人体本身就是一个整体，通过自组织功能维持人体稳态基本上是达成共识的。但实际上，在规模范围内同样存在着自组织功能，一个具体个体身上的证候的具体演变实际上也是自组织功能在发挥着作用，这种作用被认知是基于个体的，其产生的反馈作用是不完整的，因而是碎片的；一个自己组织的方剂同样是在规模范围内，其也是通过人体的自组织功能发挥着作用，对方剂中各药物在人体内发挥的协同作用，同样是依赖于自组织功能，而这种被此类方剂激活的自组织功能是被个人经验设置的目标，能发现的反馈作用也是部分的（亦即碎片化的），因此，具有系统特征的规模同样是具有自组织功能的。

8. 相似性原理

相似性原理指的是具有同构和同态的性质，体现在规模的结构和功能、存在方式和演化过程具有共同性，这是一种有差异的共性，也是统一性的一种表现。

规模具有相似性的根本原因在于世界的物质统一性。相似性，不仅仅是存在方式的相似性，也指演化方式的相似性。相似性可以不仅仅是任何结构意义上的可见的相似性，也可以是功能的，无形意义上的非实体的相似性。

中医学认为"有诸内必形于诸外",人体的耳、鼻、舌、手、足等各个部分,都是人体的缩影,这与生物分形原理似乎一脉相通、不谋而合。《黄帝内经》是中医理论的集大成者,它将阴阳应象于天地就是分形理论的一大应用。"阴阳者,数之可十,推之可百,数之可千,推之可万",它具有与分形同样可以无穷再分性和自身相似性,因此《黄帝内经》又把天地间再分阴阳,并与人体中的阴阳相类比[38]。例如,"清阳为天,浊阴为地……故清阳出上窍,浊阴出下窍,清阳发腠理,浊阴走五脏,清阳实四支,浊阴归六腑""味厚者为阴,薄为阴之阳,气厚者为阳,薄为阳之阴""清阳上天,浊阴归地……惟贤人上配天以养头,下象地以养足,中傍人事以养五脏""善诊者察色按脉,先别阴阳""故善用针者,从阴引阳,从阳引阴"。

"气—阴阳—五行"模型是一个简单的模型,中医学以这个简单模型来模拟复杂的非线性现象[15]。虽是简单模型却包含着无穷的内在层次,层次之间存在着"自相似性"。"气—阴阳—五行"模型是中医学认识人体生命活动的比较理想的简单模型,这个模型可分为很多内在层次,气—阴阳—五行是三个层次,三者各自又有不同层次,如五行—五脏模型中肝、心、脾、肺、肾是一个层次,胆、小肠、胃、大肠、膀胱是一个层次,目、舌、口、鼻、耳是一个层次……另外,每一脏又包藏五脏(五脏互藏),如肝中又有肝、心、脾、肺、肾……各层次之间存在自相似性或不尽相似性。

《黄帝内经》中,"五行"对应人体的五脏就是五个相似的隐喻,其中"水"喻指肾脏,是基于两者在性质和功能上的相似性,都有"湿润、寒凉、向下"的特性[39]。

基于中医基础理论的逻辑框架,利用分形理论,将脑藏象理论分为脑髓脑室-脑脏腑系统、脑脉脑络-脑经脉系统、官窍神窍-脑窍系统、泥丸九宫-脑神机系统、脑气脑血脑脊液-脑精气系统 5 个方面,不仅脑的局部功能相互区别又相互关联,脑的局部功能与脑的整体功能也是相互区别又相互关联的[40]。

中医理论与中国哲学多是建立在自相似的"朴素分形论"基础上的,阴阳、五行、脏腑、经络、八纲、八卦等都是古典古老的中医分形集,经计算,阴阳、五行、脏腑、经络、八纲、八卦的分形维数分别为 1、1.4650、2.1827、2.2619、2.7712、4[41]。

规模的相似性体现在个体对不同事物相似性的认知,同时也体现在事物碎片化的相似性上。相似性不仅仅发生在整体层面,同样也发生在规模层面。在中医临床,有经验的个体医生面对个体患者稳态改变时,其诊断与治疗均是依赖其经验所提供的相似性方案,尽管这些诊疗方案是个体的、经验的,却也是中医学发展中最具活力和创造力的。个体医生在发现相似性方案时,根本不可能是完整的,没有完整的相似性方案。如果有,就是相同而非相似了,但由于这个世界上没有完全相同的个体,也不存在不同时空下凝固时空形成的相同的事物,因此,相似性方案的使用本身就具有碎片化的特征,这是确定的,是原则性的。

二、基本规律

在中医理论体系下,以维护或寻求更佳稳态为目的的规模存在基本状态和演化发展趋势的必然的、稳定的普遍联系和关系,是一种具有普遍性的对于规模的一般性的把握。规模具有结构功能相关律、信息反馈律、竞争协同律、涨落有序律、优化演化律五大规律。

1. 结构功能相关律

结构是指规模内部各个组成要素之间的相对稳定的联系方式、组织秩序及其时空关系的内在表现形式。功能则是规模与其外部环境相互联系和相互作用时表现的性质、能力和功效[42]。

结构是规模内部的相对稳定关系；功能是基于规模内在结构的、与环境相关联的外在表现特性，即结构埋藏于内，功能表现于外。功能可随环境变化而变化，具有"瞬时性""易变性"。同一规模处于不同环境可以表现不同功能（同构异功），不同结构的规模也可具有相同的功能（异构同功）。

功能和结构之间相互联系、相互作用、相互转化、相互制约，是错综复杂的非线性、动态变化的关系。结构、功能、随机涨落相互作用。一定的结构必然具有一定的功能，并制约着随机涨落的范围，而随机涨落总是可以引起局部功能改变的，当涨落突破了其内部调节机制的作用范围，涨落得到整体的响应即得到放大时，就会因此导致整体结构的改变，所形成的新的结构又规定了新的涨落的范围，建立起新的对于结构稳定性的调节机制。所以，结构、功能通过随机涨落不断推动着所处规模的发展变化。

"有诸内，必形诸外"较为形象且简洁地说明了外在功能与内在结构是一个统一的有机整体。《素问·六微旨大论》曰："是以升降出入，无器不有，故器者生化之宇，器散则分之，生化息矣，故无不出入，无不升降。"气的功能活动的形式不外升降出入，气的升降出入运动构成了"器"这一结构，升降出入消失了，"器"便随之瓦解，"器散"则"生化息"，是升降出入决定着"器"的存在，故强调"无不出入，无不升降"。这段论述的寓意与贝塔朗菲（Bertalanffy）所说"结构与功能完全是一回事""结构就是过程流的表现"不谋而合。中医理论历来将结构赋予功能之中，如心肾相交、脾升胃降、肺主宣降等。由此可见，只有把握住功能，才能认识其结构[43]。

以五脏的功能性质和执行结构为线索，以太阳和地球授时因子为重要参考，结合时间生物学研究结果和资料发现，五脏功能节律的启动结构是下丘脑视交叉上核，反相结构主要是松果体，协动结构主要是下丘脑-垂体-肾上腺轴、下丘脑-垂体-甲状腺轴、下丘脑-垂体-性腺轴。除了执行结构，人体还存在大量观察指标证明五脏功能的节律性。启动结构使五脏功能的节律相位比太阳授时因子延迟 1/8 周期，反相结构使五脏功能的节律相位比启动结构延迟 1/2 周期，协动结构使脾、肺、肾、肝、心五脏功能的节律相位依次分布于 15:00（立秋）、21:00（立冬）、3:00（立春）、9:00（立夏）、15:00（立秋），与四季的气候特点湿、燥、寒、风、热完全对应[44]。

运用高脂饲料喂养结合冠脉球囊拉伤造成血管内皮损伤的方法建立小型猪痰瘀互结证冠心病模型，并通过双向电泳结合基质辅助激光解析电离飞行时间质谱（MALDI-TOF-MS）对血清蛋白组进行分析。该研究发现 17 个蛋白的调变与痰瘀互结证密切相关，其功能涉及脂类代谢、免疫、炎症等方面，并指出人 C4 结合蛋白（C4BP）的下调及载脂蛋白 E（ApoE）的上调在冠心病痰瘀互结证的形成中可能起着主要作用[45]。

有学者运用气相色谱-飞行时间-质谱（GC-TOF/MS）研究了阴虚阳亢证、肝火亢盛证与痰湿壅盛证高血压患者的血清小分子代谢物，发现代谢组学方法可以明显区分各中医证型。而且，对中医文献中的经典术语："肝肾同源"与"上实下虚"做出了新的解释，即色谱峰分析发现高血压阴虚阳亢证患者体内绝大部分小分子物质水平显著低于健康组，而尿酸、尿素和肌酐却较高。他们认为，肝阴虚则肝的合成与分泌功能降低，导致大多数代谢物浓度降低；肾阴虚则肾的排毒功能下降，故代谢产物增多；而肝阳亢则体内分解代谢率偏高，则导致了尿酸、尿素和肌酐的增多[46]。

还有学者通过对 4575 个寒证患者进行调查研究,发现了一个具有 16 个成员的中医寒证典型家系。进而对家系中 9 位寒证患者及 5 位正常人的外周血白细胞表达谱进行对比研究,发现 25 条基因在寒证中发生特异调变,且主要集中在能量代谢的功能域中[47, 48]。此结果与他们之前通过文献挖掘和生物信息学方法发现的寒热证与神经-内分泌-免疫(NEI)系统相关的理论一致[49],从而为通过 NEI 系统来探寻中医"寒热证"本质找到一个新的研究突破口。

黄酮类化合物是三个碳原子连接两个苯环而形成具有 C6—C3—C6 结构的一类化合物,该类化合物在中草药中含量丰富,一般作为中草药内的次生代谢产物,多与糖类结合为苷在中草药中稳定存在[50],具有广泛的抗炎、抗氧化、抗菌、抗病毒、抗肿瘤、调节免疫系统、保肝、抗糖尿病等药理活性,采用纯化学法测定七种黄酮类化合物不同的抗氧化活性[51],抗氧化顺序由高至低为槲皮素、黄芩素、异槲皮素、黄芩苷、芦丁、橙皮素。影响其抗氧化活性的主要结构有 C2—C3 双键结构、酚羟基的位置、酚羟基的数量及糖苷化。C2—C3 双键在纯化学评测抗氧化活性系统占有重要位置,因为 C2—C3 双键的存在延长了 A 环及 B 环的共轭体系,使苯氧自由基更加稳定,有利于 B 环失电子后自旋形成更稳定的自由基,从而中止氧化链式反应。酚羟基的位置主要有邻位和间位的区别,邻位酚羟基失去氢后可以形成分子内的氢键,而且可以形成邻苯醌从而降低自由基的内能,从而使黄酮类化合物形成的醌式自由基更加稳定。酚羟基的数量主要是影响氢供体的数量,而糖苷化不仅会降低酚羟基的数量,并且会增加黄酮类化合物的空间位阻,从而影响其抗氧化活性。

规模既然具有系统的特性,其理所当然地存在着结构功能相关律。尽管规模具有明显的个体经验认知和碎片化的特征,但这并不妨碍从个体认知的角度发现存在于规模内的结构功能相关律,其碎片化的特性也不妨碍碎片化的结构功能相关律的存在,亦即结构是碎片化的结构、功能是碎片化的功能,碎片化的结构与碎片化的功能形成碎片化的结构功能相关律。

2. 信息反馈律

"一切有目的的行为都可以看作需要负反馈的行为"[52]。反馈的本质就是信息反馈[53]。信息反馈是对于系统有机体的稳定存在和积极活动具有重要意义,通过信息反馈机制的调控作用,使得系统的稳定性得以加强,或被推向远离稳定性、向新的稳定性发展。据此,我们把揭示信息反馈调控影响系统稳定性和发展的内在机制概括为一条系统科学的基本规律即信息反馈律[54]。

循环是信息反馈的表现形式。既表现在输入信息与输出信息相互作用的循环,又表现在各组成要素、关系之间的相互作用的循环。贝塔朗菲(Bertalanffy)认为,反馈调节"基本模型是一个循环过程,部分的输出作为反应的初步结果,有控制地回授到输入中去,因而,在维持某些变量的意义上或者在引向一个预期目标的意义上,使系统成为自调节"[54]。

从反馈调节的目的和反馈调节的效应上,分为正反馈和负反馈两种基本形式。其中,负反馈能够保持系统的稳定性,使得系统表现出合目的行为,即系统的量变过程;而正反馈能够推动系统失稳,推动系统的演化发展,即系统的质变过程。茹科夫(Zhukov)指出"因为反馈不仅保证有机体内部的原状稳定,而且也保证它的积极行为(但是前者服从后者),所以对它的生物意义怎么估计也不会过高的。不善于使用正反馈的有机体,在很大程度上易受随机环境偶然现象的有害影响"[55]。

信息的正负反馈是相辅相成，相互转化的，具有四个方面的统一性[53, 54]：稳定与发展的统一、目的性与创造性的统一、必然性与偶然性的统一、原因与结果的统一。

中医辨证施治的过程[56]包括诊断、分析疾病证候、遣方用药三个环节，各环节之间存在着动态关联性与整体性，关注疾病信息的收集、分析、传递，最后将这些信息传递到处方中，通过"疾病-证候-处方"的循环反馈，使人体重新达到一种有序的动态平衡。这个治疗过程，就是通过诊断信息、证候信息、处方信息不断地从患者身上得到反馈，进一步优化后对疾病再进行治疗，从而实现更佳的稳定状态或者治愈。

中药制造过程是由提取、分离、纯化等操作单元组成，各单元之间相互关联，构成过程链的系统整体药物的化学信息、物理信息、热力学信息、动力学信息、药效信息等信息在各单元之间转化、动态传递，这些信息使药物制造过程维持在某一动态平衡状态，这一平衡状态决定了药物的品质，信息衰减或者转变会改变系统过程自身属性，打破过程链的初始平衡状态，系统将建立新的动态平衡体系，表现出药物品质的改变，从系统原有平衡体系信息转变到系统建立另一平衡体系的这一过程中，依据过程学思想，可以对信息进行控制，即在制造过程中对药物的理化参数、药效作用等进行科学、合理调控，让建立的新平衡更有利于药物品质的提高，即让药物更安全、稳定、有效。并据此构建了中药制造的操作流程，整体流程中包含了信息反馈的过程（图3-5）[52]。

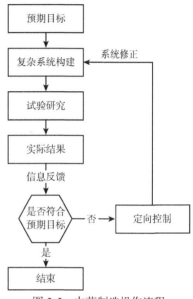

图 3-5 中药制造操作流程

在规模层次上建立的信息反馈律是个体经验得到验证和丰富发展的必要途径，所有规模层次上的有效经验都是建立在信息反馈律基础之上的。而规模的碎片化特征依然不妨碍信息反馈律发挥作用，相反，在真实世界，个体能够获得的信息反馈都是部分的，亦即碎片化的，完全的、整体的信息反馈只存在于理想世界中。

3. 竞争协同律

竞争反映的是事物、系统或要素保持的个体性的状态和趋势，是使得其丧失整体性、失稳的因素。协同反映的是事物、系统或要素之间保持合作性、集体性的状态和趋势，是保持和具有整体性、整体稳定的因素。竞争和协同的对立统一是其所处规模发展演化的根本作用机制。

贝塔朗菲（Bertalanffy）认为"任何整体都是以它的要素之间的竞争为基础的，而且以'部分之间的斗争'为先决条件。部分之间的竞争，是简单的物理-化学系统以及生命有机体和社会体中的一般组织原理，归根结底，是实在所呈现的对立物的一致这个命题的一种表达方式"[57]。勒内·托姆（René Thom）认为[58]突变模型中，"一切形态的发生都归之于冲突，归之于两个或更多个吸引子之间的斗争"。竞争引起涨落，是发展演化的创造性因素；协同发挥使涨落放大的作用，反映演化发展中的确定性、目的性因素。竞争和协同不可分离且相互转化，即创新和目的是相互依存且在一定条件下相互转化，目的制约创新，创新突破目的又会引发新目的。正如赫尔曼·哈肯（H. Haken）[59]所说："很多个体，不管是原子、分子、细胞，还是动物和人，都以其集体行为，一方面通过竞争一方面通过合作，间接地决定自己的命运。"

中药复方治疗疾病的物质基础是其化学成分的组合，不仅仅是各单味药化学成分简单加和的结果，而是化学成分的综合作用体现[60]。中药复方的化学成分变化是其中各种成分相互作用发生简单的物理变化或复杂的化学变化所导致的[61]；中药配伍后可使有效成分或毒性成分的含量、种类发生变化而实现增效、减毒；同时还可能产生新的物质从而扩大药物的治疗范围[62]。

例如，红参和红景天配伍后，红景天中的活性成分没食子酸、红景天苷和没食子酸乙酯含量显著升高，说明红参可以促进红景天中有效成分溶出，从化学成分变化方面揭示了红参和红景天的配伍增效机制[63]。再如，白术配伍人参后可使人参皂苷的含量上升，并且配伍后出现了新的皂苷类化合物，而该化合物在白术和人参提取物中均未被发现，说明中药配伍后化学成分的变化不仅有含量变化，还有种类的增加[64]。

中药配伍后除了会影响有效成分的含量与种类，还会对毒性成分的浸出与合成产生影响。例如，四逆汤中的附子为强心药，其强心成分为消旋去甲乌药碱，当附子单用时强心作用不明显、不持久且有毒性；以甘草、干姜配伍成四逆汤后，甘草、干姜降低了附子中生物碱的含量，起到解毒、佐制的作用，从而使整个复方的强心作用持久、显著，且毒性下降了3/4[65]。

采用网络药理学技术研究元胡止痛滴丸治疗原发性痛经的配伍机制可以发现，该方君药延胡索中的生物碱类成分单独作用的靶点有9个、信号通路有9条，其可通过作用于中枢脑啡肽酶、平滑肌相关受体及血管紧张素等靶点而发挥止痛、理气等功效；臣药白芷中的香豆素类成分单独作用的靶点有9个、信号通路有2条，其可通过参与痉挛、炎症等相关信号通路的调节，发挥行气血的辅助作用。由此可见，延胡索和白芷配伍使用可协同增效[66]。

由此可见，在任何规模内，竞争协同律都是其发展的基本定律。在证候的规模内，自组织通过他组织形成方案的刺激，激活了一系列的级联反应，尽管我们不能具体地知道体内发生了什么变化，但可以知道的是在这个证候的规模内发生了竞争协同律反应，结果是形成了新的规模稳态。

4. 涨落有序律

涨落有序律是指通过涨落达到有序，通过偶然性表现出来必然性，从而实现从无序到有序、从低级向高级的发展演化。

涨落的实质是同一性中的差异性，对于系统、规模可以起双重作用，一方面可以破坏稳定性，另一方面经过失稳获得新的稳定性并实现向有序的发展。有序是指系统内部要素之间及系统与系统之间的有规则的联系。通过涨落的有序，就是指非平衡非线性系统在一定条件下可以通过涨落被放大，实现从无序到有序的转变，从低级有序向高级有序进化。

普里戈金（Ilya Prigogine）[67]指出"耗散结构可以被认为是由于物质和能量交换而稳定化了的巨涨落""自组织的机制就是'通过涨落的有序'"。

"脾主运化"功能的实质在于，脾可促进机体从环境吸入负熵，一方面通过调节玄府，控制机体从环境摄取高有序度的物质，另一方面将机体从环境中摄取的物质转化为低熵分子，维持细胞活力，增加机体有序度，使之从无序走向有序[61]。

《素灵微蕴·飧泄解》云："土者，如车之轮，如户之枢，四象皆赖以为推迁……五运流转，故有输枢之象焉。"提出脾在机体运化过程中具有始动作用，为系统中医学从自然界熵变进程认识脾的功能本质提供了理论依据。脾作为人体与环境物质、能量交换的媒介，可以首先感知季节变化引起的能量波动，通过增强或减弱其主运化的能力控制代谢产物的能量态，调节机体负熵化程度和水平。因而，"脾主运化"功能季节性变化的根本在于机体负熵化水平和速率随自然季节变化而产生的适应性波动。

"脾应长夏"的关键在于，长夏季节温湿度高，自然界正熵通过热能的形式传递给人体，使机体正熵增加，在这种情况下，为了维持机体有序度，脾必须增强其运化能力，通过调节玄府开阖、增强消化道合成与分解代谢等方式减少体内正熵堆积，维持机体负熵状态，因而在长夏季节，脾主运化功能显著提升，居于五脏的主导地位。而在其他季节，自然界传递给人体正熵减少，机体有序度波动较小，脾主运化功能居于五脏的从属地位[61]。

《内外伤辨惑论》有"脾胃之气下流，使谷气不得升浮，是生长之令不行，则无阳以护其荣卫，不任风寒，乃生寒热，皆脾胃之气不足所致也"的论述，在功能上，脾可运化精微而生营卫之气，通过卫气"肥腠理，司开阖"的功能调节玄府启闭，为熵交换提供通道，若脾虚卫外不固，熵交换异常，易形成外感病。机体通过从自然环境中吸取负熵来维持健康，但自然环境中除了有序稳定的能量体外，还存在大量混乱无序的致病因子（即六淫、疠气等外感病邪），这些致病因子常夹杂在高稳定态的气体、食物中，借助熵交换的通道进入机体。若脾失健运，肌肉失养，卫气生化乏源，腠理疏松，玄府不通，熵交换通道异常，大量混乱无序的致病原进入机体，蓄积于卫表，致使皮肤肌肉等局部熵增加，趋向无序，产生发热、头身疼痛、排汗不畅等外感病的症状。

人与天地之气相参，机体与环境之间相互影响、相互协调，而"脾主运化"功能作为协调内外的重要环节，其发挥作用的过程与有序性原理中熵的变化机制具有高度一致性。脾通过其运化过程从自然界吸取负熵，促进机体向有序化发展，这是"脾主运化"功能的实质。而脾失健运则会造成熵交换异常和熵增减失衡，因此，消除积熵，促进机体吸纳负熵流式是恢复脾功能的关键[61]。

如上所述，将脾主运化的功能与其调节体内负熵变化的功能相关联，对于人体整体和群体知识来说，均处于碎片化和个体经验的规模，但这并不妨碍在规模层面探讨系统的涨落有序律。

5. 优化演化律

优化演化律指系统处于不断的演化之中，优化在演化之中得到实现，从而展现了系统的发展进化。演化标志着事物和系统的运动、发展和变化。优化是系统演化的进步方面，是在一定条件下对于系统的组织、结构和功能的改进，从而实现耗散最小而效率最高、效益最大的过程。

人工智能，使用计算机技术，模拟实现人类的思想和行为，赋予机器"生命力"，使之为人类所用。机器学习、智能机器人及专家系统都属于人工智能领域。人工智能在中医领域的应用主要体现在舌诊、脉诊、中医康复、数据挖掘、模式识别、图像处理及专家系统等方面[68]。中医诊疗过程是一个以中医辨证思维为指导的智能处理过程，其过程主要表现为信息获取、分析处理、反馈评价[69]。中医思维强调药效的辩证性、个体的独特性及人体的系统性。然而，这种诊断和治疗模式经常受到人的主观因素影响从而导致诊断结果的差异性，人工智能可以通过标准化数据处理来有效解决这一缺陷[70]。中医智能诊疗机器人应该具有中医诊疗过程中的"望闻问切"四个过程，并且能辨证论治。

有学者采用基于张量流（tensor flow）的深度学习技术对舌象进行精准分割，提取舌体的颜色特征、形状特征和纹理特征，根据中医名家知识库与中医体质诊断规则，找出舌象各项特征与中医体质的对应关系，构建"舌象-体质"关系模型，自动辨别其可能的中医体质类型：平和质、气虚质、阴虚质、阳虚质、痰湿质、湿热质、瘀血质、气郁质、特禀质，最后实现用户通过微信小程序拍摄舌象照片，上传照片，识别中医体质类型，填写问卷，生成相应的特质报告和养生建议[71]。

在规模层面，优化演化律体现得依然充分，这一方面表现在个体经验的进步，另一方面也表现在规模范围内，碎片化因素遵循优化演化律促进处于规模层面的系统不断进化和发展。

综上所述，尽管在真实世界中，作为个体能够认知的只能是稳态的规模而非整体，但这并不妨碍我们认知的规模遵循系统所要遵循的基本原理和基本规律。而只有在这些原理和规律的指导下，我们才能正确认识和把握处于规模层次的稳态，进而在规模层次上促进稳态的发展，从而获得更佳的稳态。

第四章 处 理

稳态的维持与调节主要依赖于个体的自组织功能,个体的生长壮老已都是在自组织的作用下完成的,对于自组织我们知之甚少,其基本处于黑箱中。我们能控制的主要是他组织,他组织通过自组织发挥作用,即他组织刺激自组织引发相应的级联反应从而调节人体功能达到同步,使人体处于更佳的稳态。他组织受思维模式的影响,从中医药信息学的角度看,影响他组织的主要有两种思维模式,即指向性思维和发散性思维,而在真实世界中,这两种思维是交织在一起发挥作用的,只不过各有偏重,一般来讲,人类的思维倾向于指向性思维,而机器思维则更多的是应用发散性思维。

第一节 组 织

从中医药信息学的角度认识人体稳态的形成,组织,包括自组织和他组织是非常重要的概念。自组织是指系统内部具有自我组织和自我调节的能力,它起着形成和维持人体系统稳态的作用。他组织则是人为引入的辅助组织,通过激活人体系统的自组织活动来促进更佳稳态的实现。

一、组织与系统

人体是开放的复杂巨系统,系统是由多个相互联系和相互影响的子系统所组成的整体,并与自然与社会不断地进行着协调与同步。人体依赖各种组织和器官的相互作用和协调来维持整体的稳态,同时,依赖与自然和社会的相互作用和协调来维持天地人的整体稳态。

二、组织、自组织、他组织

认识从无序到有序的演化问题是探索人体生命奥秘的基本问题。组织即是把诸多事物整合起来、形成有序结构的运作。作为过程的组织,既指系统生成,也指系统从一种组织模式转变为另一种组织模式的演化。德国理论物理学家赫尔曼·哈肯(H. Haken)认为,从组织的进化形式来看,可以把它分为两类:他组织和自组织(图 4-1)。

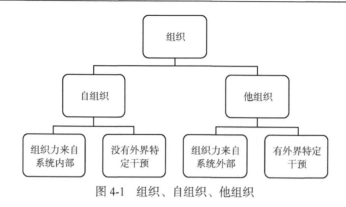

图 4-1 组织、自组织、他组织

如果一个系统靠外部指令而形成组织，就是他组织；如果不存在外部指令，系统按照相互默契的某种规则，各尽其责而又协调地自动地形成有序结构，就是自组织。

一般而言，在一个系统里自组织和他组织往往同时存在，组织的过程也就是自组织与他组织相互作用的过程。从中医药信息学的角度看，形成人体稳态的同步是依赖于自组织实现的，自组织可以被他组织激活，通过自身的级联反应实现机体的组织和器官的同步。自组织对于实现人体的稳态是必要条件，他组织对实现小概率的更佳稳态是必要条件。人体系统的自组织活动在其存活期间始终存在，但同时也始终受到他组织的影响。

1. 自组织

（1）自组织理论

20 世纪 60 年代末期，自组织理论开始建立并发展起来，自组织理论发展至今，已经形成了一个理论群，主要包括耗散结构理论（dissipative structure theory）、协同学（synergetic）、突变论（catastrophe theory）、超循环论（hypercycle theory），这四个理论分别从不同的角度阐释了自组织的形成和发展过程。

耗散结构理论提出系统是在耗散物质能量的过程中，产生负熵，从而使系统从无序走向有序，即耗散导致有序。人体是一个典型的自组织系统，人生活在天地之间，六合之中，自然环境之内，人体与环境之间通过物质与能量交换，维持人体自身的稳态。人出生之前在母体获得先天之精气，是人体之根本，出生之后通过与外界的物质与能量交换，与肺吸入自然界之清气，脾胃吸收水谷之精气相合，化生人体之精气，推动人体脏腑、经络、形体和官窍的运动。人体通过耗散过程维持自身的有序结构。

协同学理论认为是系统内部各子系统之间的协同活动把子系统组织起来从而使系统走向有序化，即协同导致有序。系统内部各子系统之间能够自行按照某种规则形成一定的结构或功能，中医学认为人体是一个以心为主宰，五脏为中心的有机整体，五脏、六腑、形体、官窍所有器官通过全身经络互相联系起来。在人体这个系统内部，有"肝系统""心系统""脾系统""肺系统""肾系统"等，每一个系统都是以五脏为首领，五脏又以心为最高统帅。"心者，君主之官，神明出焉"。在整个人体系统内部，以心为主宰，由各个子系统协同活动，形成具有同步特点的稳态，以维持正常的人体生理活动功能。

突变理论研究非线性系统从一种稳定状态以突变的形式转化到另一种稳定状态的现象和规律，推进和丰富了自组织过程中演化的途径。中医学认为，人体发病与否的关键是正邪之争，从病到不病或从不病到病都是突变现象，而病与不病的关键则在于正气的力量及中医学治疗的

"扶正祛邪"。人体无论是从健康稳态进入到失调状态还是从失调状态进入到健康稳态，都说明了系统发生了突变。但即使是从健康稳态进入到失调状态或者从失调状态进入健康稳态的同一过程，也可能经历了不同的级联反应产生出不同的结果，达到不同的新的稳态，每个状态的出现都具有一定的概率，但同时也是独一无二的。这与中医学的辨证论治、个体化诊疗等观念是密切吻合的。

超循环理论主要从自组织进化的形式考虑，认为生命的产生和进化是通过自组织和超循环实现的，亦即是超循环导致有序。超循环是自组织的程序，人体是在自身复杂化过程中形成的，不仅能自我再生、自我复制，还能自我选择、自我优化，进化到更高的有序状态。超循环的过程保证人体可以进行适应性进化，以避免机体受到来自环境不利因素的伤害。李东垣的《脾胃论》从脾胃调整整个人体的稳态，是因为中医学本身是基于人而不是基于病，是因为其所依赖的是人体自组织的激活进而通过协调达到同步，而非是通过对抗达到消灭病因，这是因为中医学相信人体的稳态只能是通过自我再生、自我复制、自我选择、自我优化达到更佳的稳态，而非是通过外力的他组织。

自组织理论主要研究系统怎样从混沌无序的初态向稳定有序的终态的演化过程和规律。认为无序向有序演化必须具备几个基本条件：①产生自组织的系统必须是一个开放系统，系统只有通过与外界进行物质、能量和信息的交换，才有产生和维持稳定有序结构的可能。②系统从无序向有序发展，必须处于远离热平衡的状态，非平衡是有序之源。开放系统必然处于非平衡状态。③系统内部各子系统间存在着非线性的相互作用。这种相互作用使得各子系统之间能够产生协同动作，从而可以使系统由杂乱无章变成井然有序。除以上条件外，自组织理论还认为，系统只有通过离开原来状态或轨道的涨落才能使有序成为现实，从而完成有序新结构的自组织过程。同样的，中医学认为：①人体所以能处于稳态，必须是所处的天地人这个大系统处于稳定状态，人必须与自然和社会共处同一系统，必须处于和谐状态，才能使自身处于真实的稳态；②人体从根本上来讲，必须处于阴阳和谐，形神合一的状态，才能处于最基本的稳态，一旦阴阳的和谐与形神的合一状态被破坏，人体基本的稳态就不复存在了；③人体的五脏六腑、四肢百骸等结构之间存在着极为复杂的关联关系，这种关联关系的协调同步，在某种意义上比结构间的协调同步对形成和维持人体稳态更为重要，换言之，只有这些非线性的相互作用达到协调同步，才能使人体甚或天地人达到稳定的状态；④中医学通过他组织激活自组织从而引发体内的级联反应达到更佳稳态的过程，虽然是个黑箱过程，但其在体内的某种尺度、某个维度上一定是发生了离开原来状态或轨道的涨落才能使更佳的有序成为现实，从而完成有序新结构的自组织过程。

（2）人体是典型的自组织系统

自组织现象无论在自然界还是在人类社会中都普遍存在。一个系统自组织功能越强，其保持和产生新功能的能力也就越强。任何一个开放系统都有自组织属性，否则就失去了存在的基础和发展的动力。

在中医学中，人体被视为一个具有自我修复和自我调节能力的复杂系统。人体的各个器官和系统通过相互作用和调节来维持整体的稳定状态。例如，中医学认为，人体的经络系统是其整体系统的一部分，它通过具有自组织特性的气血循环和调节，保持人体内部的平衡。此外，人体的五脏系统等也具备自组织的特点，通过相互作用和调节，维持人体整体的稳定性。

作为一个自组织系统，人体生命具有自我更新、自我复制、自我调节相统一的特点。在中医学中，人体自组织自适应活动十分复杂，既强调宏观整体、系统，也不排除微观、局部，在不同层次上都存在着彼此的相辅相成、相互制约的作用。在外来或者内在因素的作用下，人体所处的平衡状态被破坏的时候，人体即可通过自组织的形式，进行不断的自我更新、自我复制、自我调节、自我完善转向另一个平衡状态。中医学中人体自组织的能力表现为"正气""元气""真气""肾气""先天之精气"等，即"正气存内，邪不可干""正气充盈，百病不侵"，强调了从根本上来说增强人体自组织能力，才可能维持人体系统的稳态。

生命的有序稳定是在复杂的环境中进行自组织活动的结果，是自组织机制和过程正常的效应。生命的自组织能力是人体强大的产生和保持稳态的基础，一旦失去了自组织能力，生命将不复存在。与健康相对应的病变是自组织机制或过程的失调，而治病的核心在于调整和纠正自组织机制或过程的失调，使生命系统通过其固有的自主修复能力，建立新的稳定状态。

人体作为一个开放的自组织系统，能够通过与外界进行能量、物质、信息交换，维持一种协调有序的"稳态"，这种稳态，可以认为是人体的健康态，也可以扩展为人体生命的存续态。人体通过自组织活动产生的稳态具有如下特点。

1）人体的整体系统处于自然与社会形成的更大的整体系统之中，人体与外界环境之间存在着物质、能量、信息的交换，当自然与社会这个大环境发生剧烈变动时，必然会干扰到人体的稳定状态。所以人体自组织所产生的稳态，是依赖于自然与社会这个大环境的稳态的，在一些极端情况下，如自然环境的极寒、极热、飓风、海啸、地震等，或者在一些特殊地理环境如珠穆朗玛峰峰顶、深海海底、两极等，又如社会环境的战争、饥荒、瘟疫等，人体很难仅凭自身的自组织功能调节和维持稳态。

2）人体整体系统的稳态，依赖于与外界进行交换，但核心仍来自于具有自我调节能力的自组织功能。外界对人体系统的影响是外因，人体本身的自组织功能是内因，外因是通过内因发挥作用的。只有当自组织功能具备自我调节能力时，人体的整体系统才能维持稳态，如果人体整体系统的自组织调节能力已经无力纠正人体系统的混乱无序状态，则外界刺激是无法使其恢复有序态的，只能逐步或快速走向崩溃。

3）人体自组织功能产生的稳态是一种具有时间属性的稳态，而非始终如一的。人体这个复杂巨系统的自组织功能在一生中会存在无数种稳态变化，虽然都是稳态，但稳定状态的尺度与维度并不相同。从出生到长成，从壮年到衰老，每个个体的稳态有时可能会保持在较高水准，体力强健且健康；有时也可能仅维持在较低状态，带病而衰弱；但在生命停止之前，总能维持在某个级别的稳态中。

2. 他组织

（1）他组织类型及意义

他组织来自于系统外部，有特定干预作用的他组织过程是自上而下进行的，具有强制性、自觉性的特点。系统是在一定的环境中存续演化，环境对系统发挥着不容忽视的他组织作用。复杂巨系统不仅有外部环境产生的他组织作用，也有内在环境中产生的他组织活动。系统内部产生的他组织大体可以分为无意识的他组织和有意识的他组织，在人类之前，只有无意识的他组织；高等动物出现尤其是人类出现之后，生命个体出现了具有自我意识的控制，即有意识的他组织。按照组织作用或者组织力区分，还可以分为天然的他组织和人工的他组织。从中医药信息学的角度看，人体这个复杂巨系统外部的一切组织活动都可以视为他组织，自然界产生的他组织活动一般都是天然的他组织，而社会活动产生的他组织一般都是人工的他组织，中医学对人体的干预都可以视为人工的他组织。就一般情况而言，自然界形成的他组织是无意识的他组织，而社会活动产生的他组织是有意识的他组织，中医学对人体健康的影响都应视为有意识的他组织。由于我们至今对人体这个复杂巨系统仍然知之甚少，在这个复杂巨系统内产生的自组织活动基本处于黑箱状态，因此，也无法清晰地了解出现在人体体内的他组织活动，但从中医药信息学的观点看，既然人体存在着大量不同尺度和维度的子系统，那么子系统之间的影响就必然会产生他组织活动，就人体整体而言，这些他组织活动都是在内在环境中产生的他组织活动。

宇宙是自组织的产物，只要有自组织，就有外部他组织。内部的自组织是第一位、主导的，外部他组织是第二位、辅助的。系统的内部他组织是在宇宙自创生后的演化过程中出现的。出现内部他组织是系统演化的一种建设性趋势，是宇宙进化的高级阶段。单纯自组织存在的重大缺陷，如不能利用系统的各种整体信息、有效性低、可能导致系统失稳、严重时可能摧毁系统等，为克服系统内部自组织固有的缺陷，必须在系统自组织过程中施加适当的他组织作用。从中医药信息学的角度观察，人体固然在存活期间始终能够保持不同级别的稳态，但无论在存活的任何阶段要获得更佳的稳态，就必须施加适当的他组织活动，无论是为益寿延年进行的养生活动，还是为纠正阴阳失衡、形体失稳进行的治疗活动，都是为克服人体系统内部自组织固有的缺陷，而施加适当的他组织作用。我们现在能够认识到的是这种他组织活动，也会促使人体内各个子系统之间产生他组织活动，使得各个子系统的活动更加协调、同步；当然，人体的各个子系统，即便在没有外来他组织的影响下也会互相产生他组织作用，以"无意识"的他组织活动不断形成更佳的关联关系，保持人体整体处于更佳的稳定状态。

（2）他组织对人体的作用

人体处于自然与社会环境之中，始终受到他组织的影响和干预。他组织可能是天然的，比如气候的变化，也可能是人工的，比如社会的变迁，人体赖以生存的自然环境和社会环境对人体的自然演化具有重要的他组织作用。他组织是系统外的作用，这种作用可能是有利的，也可能是有害的。邪气入侵，正气存内，邪不可干，邪之所凑，其气必虚。外邪入侵，是他组织功能，对人体有损害和破坏作用，是否发病与正气即人体自组织功能有关，而医生治病也是他组织，对人体有治疗作用，目的是利用各种干预措施，使自组织作用发挥得更好。但我们能够控制的对人体影响和干预最大的他组织依然是有意识的人工他组织，也就是中医学的人体调整，医生作为组织者，通过有意识的干预措施，使机体从一种有序状态达到另一种更佳的有序状态，维持人体系统的更佳稳态。

在中医学中，人工他组织是有意识的，可以在人体自组织功能即人体自调节功能不是太好的时候，利用各种治疗手段进行他组织调节，如处方用药、针刺艾灸、推拿按摩等，通过激活自组织引起的级联反应使机体达到稳态。人体系统的失序，可能是某个脏腑或者系统功能发生紊乱，而他组织的干预更重要的是通过调理脏腑或系统的功能，解决失衡状态，激活级联反应通道，使机体达到相对平衡的状态。对中医学而言，还有一种情况，就是人体自组织功能完全正常，为了预防其出现异常或者使其处于比正常更佳的状态，也可以利用各种手段进行他组织调节，如锻炼、食疗、改变环境等，使得机体的自组织功能变得更好。他组织是遵循一定思维指导思想，对自组织进行调节，这种有意识的他组织是在人的思维指导下进行的，当然将来也可能是在机器思维指导下进行。

3. 稳态意味着人体系统自组织与他组织的协调统一

稳态是指人体系统在一定的条件下，能够保持相对稳定的状态。人体的稳态可以呈现在不同的有序度上，从承载稳态的主体角度来说，是人体自组织的有序程度。人体在生命活动过程中，经常受到各种外来因素的干扰，人体自组织功能也常常处于波动状态，这种状态可变又相对稳定而平衡。

人体是一种过程存在，是一种非线性动力学过程，认识人体系统，就要认识自组织与他组织的密切关系。人体系统有不同尺度、不同维度上的自组织与他组织，相互关系复杂多变。在一定规模内，在不同尺度和维度之下，自组织与他组织始终同时存在。

人体系统的稳定性是由自组织和他组织共同维持的。自组织是稳态的基础，它通过自我组织和自我调节的能力来保持人体系统的平衡。而他组织则是在特定的情况下，通过引入外部辅助手段来促进人体系统的稳定状态，主要起到的是辅助作用。

（1）自组织是稳态的基础

人体稳态的实现依赖于自身自组织的能力，外部的作用也只能通过个体自身的自组织能力发挥作用，最终导致人体稳态的实现。因此，可以认为自组织是人体稳态的基础，具体地说，不同尺度与维度开展的自组织活动是人体不同规模稳态形成的基础，同时自组织也是形成同步达到稳态的基础，也就是得以形成无数连续的相似性稳定状态的基础，但形成相似稳态的自组织活动其自身的起点和其诱发的级联反应通路却可以是完全不同的，仅仅是结果是相似的。从这个角度观察，自组织是人体稳态得以实现的原动力。

人体的生长壮老已的过程都发生在生命自组织的过程之中，人体生命的这种自组织能力，既与先天精气有关，也与后天升降出入代谢的后天之气有关，同时还与人体自身的心理意识、人生际遇、自然环境、社会环境等因素有关。通过内在的自组织能力，人体可以自我调节和自我修复甚或更正自我超越，以保持相对的稳定状态。中医药信息学强调身体内部各个子系统之间的相互调节和协作，自组织功能及其触发的级联反应通过调整人体内部的气血、津液、阴阳等，协调外来因素对人体的影响，以维持人体整体的稳定状态。自组织能力是中医药信息学理论的重要基础，在中医药信息学获取疾病诊断和治疗信息的过程中起着关键性的作用。中医学认为"代不可代，时不可违"，人体的自组织过程是不可代替的，外界他组织的作用只能通过激发和调整人体的自组织功能才能发挥效用，使人体失调恢复稳态。人体生命一直处于不断地调整它的失调状态，从无序重返有序。人体生命的自组织能力也有一个强弱变化的过程，比如小儿"纯阳之体"，易虚易实，"脏气轻灵，随拨随应"，生机旺盛；老人脏气虚衰，气血津液都不充足，更容易受损害，自组织的能力也就较弱。

人体的稳态能够通过其自身的自组织运动而实现，自愈是中医学中自组织理论的核心概念之一。人体有自愈的能力就是自组织发挥的基础性作用，人体的自组织功能能够使人体实现自我调节、自我调动并战胜疾病。外邪入侵人体，邪气在体内传导，引发人体功能与邪气抗衡，并调动内在的生命因素，依靠机体自身的内在功能的调整适应能力，使机体达到有序的稳定，这是人体的自组织在外邪入侵时产生运动的过程。正气充盈，亦即人体自组织能力较强的情况下，疾病可能出现减缓甚至消失。人体的发病和愈病都是机体的自主性反应，《伤寒论》曰"凡病，若发汗、若吐、若下、若亡血、亡津液，阴阳自和者，必自愈"。人体患病后通过阴阳自和而自愈，即"阴阳自和，必自愈"。

中医学治疗的过程，是用药物的偏性来纠正人体的偏性，使致病因素赖以生存的条件被打破，改善人体的内环境，让人体的内环境得到自我修复，也就是利用外部的他组织激活人体的自组织功能以保护、恢复、强化、调节人体的稳定状态，换言之，就是调动人体内在的自组织功能，使人体恢复到有序状态。《素问·五常政大论》曰"化不可代"，指的就是人体的气化活动，外力不能替代，最终人体的稳态还是要依靠人体的自组织机制来调节。

稳态是一个相对的状态，即其不是一个值，而是一个域，因此，所谓的患病状态依然不算是脱离了稳定状态，换言之，不能说人体进入了无序的状态，而是处在另外一种程度上的有序，比如我们所说的患者带瘤生存、带病生存，从中医药信息学的角度看，其依然处于某种程度的稳态，而非人体已处于无序态了，人体这种不断进行自我调节的活动，使其达到某种程度的有序状态，是人体自组织能力的体现。

稳态的存续状态，与先天有着密切的联系，基于先天产生的个人体质，对其自组织功能有着极大的影响，自组织功能越稳定，个体稳态的存续状态也就越佳，其自组织功能就很难削弱。从这个角度说，自组织是人体稳态存续的基础，他组织依赖激活自组织，间接达到维持稳态的作用，因此，只是起到辅助作用。

（2）人工他组织的辅助作用

根据设计和运行原理，人工他组织系统分为仿自组织与非仿自组织两类。仿自组织指根据自组织系统的结构原理和运行机制，设计出提供特定功能服务的人工他组织。这种仿照基本是着眼于功能模拟，如人工培育、人工关节等。非仿自组织设计思想不直接来自自然界，是人类认识世界种种客观规律，创造出的人工产物，符合物质世界运动规律是设计和操作人工他组织系统最根本的原则。

中医学对影响人体自组织功能的他组织因素有着较为全面的认识，重视外部环境形成的他组织对人体系统的作用，认为人体正常运行须做到"天人相应""道法自然"。医生治病的过程是进行他组织的"医生"将作用主体"患者"身体稳态从较低程度向较高程度的转变，具有他组织形成的干预作用。这个过程有可能涉及两种他组织：一种是医生进行的外部他组织，即医生利用针、药等手段激活人体的自组织功能，帮助人体自组织功能进行自我调整、自我愈合，从较低程度的稳态转变为较高知名度的稳态；另一种是患者自我意识这个内部他组织，即患者的自我意识对自身生理和心理的自组织功能的控制作用，这种自我意识对人体系统稳态程序的变化起到关键性的内部他组织作用，亦即患者自身的积极态度对激活本身的自组织功能引发级联反应从而提高人体稳态的程度。医生在运用他组织干预患者时，如果能注意让患者的自我意识发挥作用，使形神合一，阴阳和谐，则有可能获得最好的治疗效果，即使他组织能够在更为恰当的点激活自组织功能诱发更佳的级联反应，使所有干预因素能够产生正向的整体涌现性。

中医学所面对的是具有生命活动的人，因此特别强调对生命活动规律的把握，充分调动患者主体的积极因素，达到气机顺畅、阴阳调和之效。除医生进行的他组织干预之外，激发患者内在的主观自我调节能力也至关重要。这种由患者自我意识及内在生命力构成的内在他组织，可以与医生的外在他组织干预形成合力，共同推进稳态从低水平向高水平的过渡，从而使人体达到更佳的稳态。

内部他组织的一个重要方面是患者自我的形神合一。中医学提出"心主神明"的观点，强调心性的调摄作用。《灵枢·大惑论》认为"心者，神之舍也"，情志导致气机紊乱，中医治疗时注重通过语言暗示等化解患者内心情绪，帮助恢复健康心态。中医学认为精神状态直接影响气血运行，《素问·刺志论》云："气实形实，气虚形虚，此其常也，反此者病。"因此，中医学强调通过语言暗示、环境调节等手段，帮助患者建立战胜疾病的信心，进而强化正气，助祛病邪。中医学还重视培育患者主体的生命自支持和自我调节能力。如通过食疗、导引等手段，恢复脏腑功能；或通过温养疗法，培育先天正气。当患者的自我调节能力增强时，外力的治疗效果也会越来越好。气血津液调和、阴阳平衡，患者的生命系统才能回到健康轨道。可以说，中医学视人体为一个相对自主的生命存在，而不仅仅是被动的治疗对象。

同时中医学认为，医生治疗疾病的过程，是一种外力对生命系统的干预和调节，医生利用自己丰富的知识经验，运用针灸、药物等手段，帮助生命系统从失调状态回归正常，可以看作一种人工的他组织作用。中医学认为医生要将病机回归本源，《难经》提出"夫治病必求其本"。治疗上要抓住病机的关键，如针灸治疗讲究"见素取经"，《灵枢·根结》说"用针之要，在于知调阴与阳"，这都反映中医治疗疾病对生命本源的把握。

医生的人工他组织作用，要基于对生命系统运行规律的正确认识，要根据阴阳五行学说加以运用。《素问·阴阳应象大论》说："阴阳者，天地之道也，万物之纲纪。"医者要通过望闻问切四诊，判断病机在阴阳演变中的位置，进而采取阴补阳泻等治则。《伤寒杂病论》提出"寸口之阴阳，医者之所变也"，反映医者通过治疗推动阴阳平衡的思想。《素问·阴阳应象大论》提出："病之始起也，可刺而已；其盛，可待衰而已。故因其轻而扬之；因其重而减之；因其衰而彰之。"认为生命有其运行的节律。医生要观察患者的舌象、脉象，判断气血津液的状态，明确疾病在生命节律中的位置，以采取针对性的治则。如补法、泻法、温法、清法等治则，都是在适时地给予生命以小量的外力，推动系统向健康状态演化。

医生的人工他组织作用，还需因时因地制宜。《素问·五常政大论》提出："必先岁气，无伐天和。"《素问·异法方宜论》提出："医之治病也，一病而治各不同，皆愈何也？岐伯对曰：地势使然也……故圣人杂合以治，各得其所宜，故治所以异而病皆愈者，得病之情，知治之大体也。"医者还要考虑时间和空间环境对疾病的影响。《素问·六元正纪大论》说："用寒远寒，用凉远凉，用温远温，用热远热。"即医者的治疗要应不同时令变化。中医学强调外感病与气候环境变化密切相关，医生应当根据时令气候的特点，采取适宜的治法，如冬季多采用温补的手段，而夏季则以清凉的方式助益正气。医生治病这种人工他组织行为，除了自身具备自组织能力外，人体还可以通过引入人工他组织来辅助维持稳态。人工他组织可以通过调节人体系统的生物能量平衡、营养物质供给和调节器官功能等方式来促进健康和康复。例如，在中医药中，草药被广泛用于辅助调节气血、阴阳等，以促进身体的康复。针灸、推拿等手段也可以被应用于调节身体的能量流动和血液循环，从而改善疾病症状。

这种利用服药、针灸等他组织手段对人体自组织进行调节，主要有两个方向：一个是指向性，一个是发散性。指向性调节大概率是激活某个点，通过激活自组织中的点，引发级联反应实现同步，实现大概率的稳态。中医学的各个流派，以及名老中医治病思想多是指向性的，这种指向性调节多是基于个人治病水平及医生对疾病的整体认知程度，即便是针对同一种病证，不同医家仍然可以给出不同的治疗方案，其效果却可能都是治愈。发散性调节，没有强烈的指向性，是针对病证的多个环节进行干预，实际患者症状也是发散性的，连在一起形成复杂的网络。医生可能是对症下药，通过多个环节对人体进行调节，这种调节的核心在于对于这种发散性网络的整体认知，也可能获得治疗效果。

指向性思维是针对患者整体症状的聚类，我们认识到的治病求本的本，就是所有症状聚类出的病因、病机甚或方药；而发散性思维可能更适合计算机，将所有发现的症状全部关联起来形成一个复杂网络的知识图谱，从这个知识图谱推导出方药。无论是指向性思维还是发散性思维，其处理过程和结果本质都是个体的经验性的知识，很难成为科学知识。发散性思维虽然没有聚类，但其将所有已知症状及其相关关系构成的基于本体的知识图谱亦是一个整体，也可以看作是一个系统，一个体系，只是与指向性思维不同，发散性思维没有聚类，但依然利用关联关系建立起需要对应的证候。如果研制中医的聊天机器人 ChatGPT，则不仅需要中医学知识，而且需要包罗其他领域的知识，只要与人类生存有关的知识都需要包罗在内。基于此形成的处方，可能是针对不同症状的药物组合，实际是针对不同的小的碎片网络，联系在一起仍然形成一个系统，一个整体，而发散性思维所形成的处方到底是单点激发还是多点激发自组织功能是很难判定的。

综上所述，自组织和他组织是中医信息学对人体系统认识的重要概念。自组织是指系统内部具有自我组织和自我调节的能力，它起着维持稳定的作用。他组织则是人为引入系统的辅助行为，通过激活自组织功能，调节人体系统来促进更佳稳态的形成。人体作为一个开放的复杂巨系统，其内部各部分有极其复杂的关联关系，通过各种形式的信息反馈来控制和强化整个复杂巨系统的稳态，并通过与外部的物质、能量、信息交换，进行着自我调节，维持其稳态。稳态是通过自组织和他组织的辩证统一来维持的。在这个过程中，他组织的刺激是重要因素，自组织调节能力才是稳态的核心。

第二节　思　维

一、指向性思维

百度百科中没有指向性思维一词，只有"目的指向性思维"的解释，其是 2014 年公布的心理学名词，给出的定义是"指向一定问题解决的思维操作过程。受人的意识控制，是人主导的思维活动"。本书提出的指向性思维是指从患者所呈现纷繁复杂的一般信息、疾病信息、症状信息、现代理化检查各种指标信息中，发现有临床诊断和治疗价值的核心因素，可以是证候，也可以是全小林院士提出的"态"，或者也可以是经方大家黄煌教授强调的方证。具体到中医药高等教育，类似于机器学习中的无监督学习的经典代表聚类分析，作为一个合格的临床中医，我们需要这样的能力，这样抽丝剥茧、提纲挈领的能力。人的禀赋先天有别，通过后天的训练，或是成体系的中医课程教育，或是跟师学艺的中医传统教育，均是训练指向性思维的可能方法。换言之，在本书中，指向性思维是指将个体稳态的所有表现集中到一个点上，亦即中医学所讲的治病求"本"的"本"，与表现在外的"标"相对立。

（一）聚类思维

1. 体质的聚类

自《黄帝内经》以降，体质学说就成为中医学的重要组成部分，其中《灵枢·通天》中，根据人体阴阳的多少将人分为太阴、少阴、太阳、少阳、阴阳和平的阴阳五态人，明确指出阴阳偏颇是病态的体质，阴阳相对平衡才是正常体质。

《灵枢·阴阳二十五人》中又将阴阳五态细分为木、火、土、金、水五种，如此产生二十五种人格类型。体质本质上是阴阳、气血、脏腑功能的活动状态与倾向，其与自然环境、先天禀赋和后天调养等因素密切相关。《灵枢·逆顺肥瘦》中的肥人、瘦人的分类其实也是体质分类的一种表现形式。

体质的差别是决定中医临床用药的关键因素之一。这一点从黄煌教授的"药人"理论中可以得到更为直观的认识。黄煌教授认为辨疾病是横向的，辨体质是纵向的，当下的疾病是偏颇体质长期积累的结果，过去的疾病史是目前体质的重要组成部分，可直接作为临床体质辨证的重要参考。其将体质分为桂枝体质、麻黄体质、柴胡体质、黄芪体质、大黄体质、阳热体质、阴寒体质。中国工程院院士、国医大师王琦教授将体质分为平和质、气虚质、阳虚质、阴虚质、痰湿质、湿热质、瘀血质、气郁质、特禀质9种基本类型，其中最为常用的是气虚质、阳虚质、阴虚质、痰湿质、瘀血质、气郁质这6种体质，并研制了很多评判体质的量表。具体而言这9种体质和药人体质之间有异同，比如气虚质与桂枝体质患者均易出汗，对寒冷的环境比较敏感，容易罹患感冒。元气不足，固摄乏力，故易出汗；体质虚弱，卫表不固，故易患感冒。但桂枝体质的舌质柔嫩而润泽，如果属于气虚且舌象匹配则可以在桂枝类方中选择合适的方剂。这样的体质辨证其实就是黄煌教授所说的"识人"，是一种辨证思路的指引，指引初学者可以更好更快地找到这个患者的症结和主要矛盾。但就其思维特性而言，这是一种指向性思维，将患者的症状指向其特定的体质，并在此基础上进行辨证论治。

2. 方证的聚类

经方是中华民族数千年使用天然药物的经验总结，主要是指记载于《伤寒论》《金匮要略》中的古代经验方。一般而言，方证是经方使用的规范，是用方的证据，是方剂安全有效使用的临床证据。方证的聚类其实与体质的聚类类似，但较之"药人"学说其对方剂更为关注，直指遣方，更为简洁明了。

方是药物组合，可以用知识图谱表达，证候也是一个组合，亦可用知识图谱进行表达，方证对应实质上就是图谱对图谱，是一个多对多的对应。因此，方证对应是两组关联关系的对应，两组关联关系各自组成了一个图谱，两个图谱的相互对应就是方证对应。

方证对应是引领我们由繁至简，从分散到聚集的路径，如"自汗出""脉浮弱"就是可以被描述为临床验证的桂枝汤的方证对应。正如胡希恕教授所言"方证是八纲六经辨证的继续，亦即辨证的尖端"，中医治病有无疗效，其关键就在于方证是否辨得正确。

方证对应是一种压缩了中间推理、聚类过程的指向性思维，其优势是精准快捷，舍弃了很多中间环节，一步到位，是一种极简的指向性思维方式。"观其脉证，知犯何逆，随证治之"。而所谓的指向性思维是以聚类为基础的顿悟，看似简化，但是可以触及事物本质。中医临床应用方证对应，指向性明确，往往能够获得较好的疗效。

（二）靶向思维

无论是聚类还是指向性都需要一定的经验积累，才可以具备识人、识方、识证的能力，其是中医思维的重要表现形式但不是唯一形式。在聚出体质类、方证类的基础上还需要一点精准的定向施治，这就是所谓的靶向思维，类似仝小林院士提出的态靶结合中的靶，其是一种更为客观和确定的中医遣方用药的思路。靶向可以针对药性、药理作用、疾病、症状、检查指标等各种改变，在现代药理、病理研究的加持下是更容易被总结与学习的规律。

1. 归经的靶向

针对药性的归经理论可以追溯到宋金元时期的易水学派张元素发展的药物归经理论，在其药学著作《珍珠囊》中几乎对每位中药都有归经的描述，药物归经的提出进一步明确了药性有专司，为中药的精准用药提供了理论基础。最为经典的是头痛的辨治，太阳头痛，加川芎和羌活，位于额头、眉骨的阳明经头痛则使用升麻、葛根、白芷等，位于外眦、头侧的少阳头痛则加柴胡和黄芩，少阴经头痛的引经药是麻黄和细辛，厥阴头痛则以吴茱萸、藁本为引经药。中药的药效指向性还可以通过炮制来实现对归经的加强或改变，如醋炙柴胡、盐炙黄柏等。引经药是中医方剂配伍当中的一个组成部分，通常在君臣佐使的配伍中充当引经报使的使药的角色，可以指引药物功效达到某条特定经络或脏腑，起到更好的治疗作用。

2. 基于症状的靶向

中医临床用药中基于体征（症靶）的指向性用药，其实是加减用药的一个重要分支。不同的患者即使罹患相同的疾病，也会因体质、环境等差异而产生不同的症状，在辨证治疗的基础上也不能忽视针对不同症状的方药调整。基于症状的靶向其实就是对症治疗，对症治疗并不是西医学独有的诊疗模式，而是《黄帝内经》中提出的四维辨治"辨证论治、辨病论治、审因论治、对症治疗"中的重要一环，把对症治疗视为"头痛医头、脚痛医脚"有失客观，消除对对症治疗的学术偏见非常必要。《伤寒论》四逆散方后注有："咳者，加五味子、干姜各五分；悸者加桂枝五分。"

3. 基于疾病的靶向

病证结合是随着现代医学在解剖、病因、病理、生理等层面对疾病的认识不断完善，许多中西医结合医家提出的一种以西医诊断为基础的病证结合模式，如陈可冀院士指出病证结合所辨之病为现代诊断的疾病，对中医优势病种，以病为纲，据病立法，拟定专方专药，再根据寒热虚实随症加减及对症治疗，形成新的诊疗体系。

可能的原因有几点，首先以描述性症状为主的中医疾病名无法准确地反映疾病发生发展及传变预后的规律，西医疾病的诊断对于疾病的预后判断至关重要，是中医临证过程中必须参考的重要因素。其次，从重要的医学典籍结合医学发展轨迹看，《黄帝内经》的十三方已经有专病专方的踪迹，到隋唐时期，医学分科更加精细，对疾病的认识更加全面，以孙思邈为代表的唐代医家寻找专病专方的务实之风成为主流，而现代中医分科日渐成熟，专科专病专方的诊疗模式已经成为常态。如柴胡加龙骨牡蛎汤是抗抑郁的效方、真武汤则可治疗成人甲状腺功能低下、葛根汤治疗突发性耳聋、葛根芩连汤治疗早期2型糖尿病等。此外还有仝小林院士总结的诸多"靶方"，比如针对痛风急性发作的当归拈痛汤；针对口腔溃疡的甘草泻心汤；针对糖尿病肾病的肾浊汤；针对代谢性高血压的清肝降浊汤；针对糖尿病周围神经病变的血痹汤，等等。专病专方的存在让中医临床的方向性更为明确，也让年轻中医更容易从杂乱如麻的信息中理出头绪。有人认为专病专方和各种协定方的出现是中医理论和临证能力的倒退，但其实这是中医临证发展过程中的必经阶段，是中西医学融合的结果，在专方的基础上可以针对不同患者不同状况进行加减化裁，共性和个性是可以在辨病与辨证中共同兼顾的。

4. 基于病理指标的靶向

著名的中西医结合学家沈自尹院士首次提出微观辨证和微证微观化,将现代医学的理化检查、超声、影像等检查结果作为辨证用药的依据,利用现代科技手段大大地延伸了四诊的广度和深度,是中医学走向精准医学的重要途径之一。

这一点与全小林院士态靶辨证中的标靶较为类似,结合现代药理研究,可以得到很多常用"靶药",如针对"热态"高血糖的黄连、知母、赤芍、天花粉等;针对"水态"高血压的茯苓、泽泻、茺蔚子等;针对血脂异常(主要指胆固醇升高)的红曲等;针对血尿酸升高的威灵仙等;针对"水湿态"腹泻的茯苓,等等。"态"是介于"病"与"证"之间的概念,是对疾病阶段性特征的整体概括,具有"状态、动态、态势"三层含义;"靶"是对患者异常症状、体征(症靶)及指标(标靶)的概称,是最直观的表象。"态"是疾病某阶段的整体概括,机体所处的环境一旦出现阴阳失衡所表现出的即为"病态",其中包括"因态"和"果态"。"因态"是指重视病因,切断疾病的源头,防止疾病的进展,态靶结合中的靶是典型的指向性思维的表现。

二、发散性思维

百度百科中没有发散性思维,只有发散思维的注释,"发散思维(divergent thinking),又称辐射思维、放射思维、扩散思维或求异思维,是指大脑在思维时呈现的一种扩散状态的思维模式"。它表现为思维视野广阔,思维呈现出多维发散状,不少心理学家认为,发散思维是创造性思维最主要的特点,是测定创造力的主要标志之一。而发散性认知方式是指个体在解决问题过程中常表现出发散思维的特征,表现为个人的思维沿着许多不同的方向扩展,使观念发散到各个有关方面,最终产生多种可能的答案而不是唯一正确的答案,因而容易产生有创见的新颖观念。

在本书中,所谓发散性思维是与上文指向性思维相对而言,是将所有症状、疾病、病理表现等之间的关联关系建立起来,对应的也将相关药物间的关联关系建立起来,再将这几者之间彼此关联。知识图谱应该是发散性思维的一个很好的表现形式。人和机器都可以有发散性思维,但受限于人的精力与学识,与指向性的直觉思维相比,机器显然在发散性思维上是更具有优势。

1. 知识图谱

知识图谱是一种知识组织、表示与推理的重要工具,是多学科语义网构建的解决方案,其通过对领域实体及实体间关系的抽取,实现了领域知识的网络化表示。网格化的优势不仅仅是为了实现知识表示的直观,更是一种实现知识利用与推理的可能途径。

知识种类越多,知识量越大,知识网越大,知识图谱的优越性就越明显,效果就越好。知识实体是一个个点,由一个点就可以发散出许多条线联系到另外的点,由此便形成了一张巨大的网状图。知识图谱的图数据结构比文字信息更直观,更容易被人理解。在知识图谱中一个实体指向另外的实体,其关系由有向图表示,这种有向图侧重表示信息之间的关系。还有一种三元组侧重表达实体的某一属性的具体值,实体指向属性再指向该属性的具体值。

从基于图谱的全面语义搜索的实现到基于模板的问答系统,从基于问题嵌入与神经网络的问答到使用一阶逻辑规则结合概率的方法进行问答;从基于知识图谱的多跳可解释问答方法到融入三维语义特征的常识推理问答,基于知识图谱的智能问答系统在准确率逐渐提升的同时也实现了一定的推理能力，这样对多学科知识的综合利用能力恰恰是发散性思维的一种表现形式。当传统中药的功效网络与药理学网络连接在一起，当腧穴的解剖生理网络与神经通路网络形成对接，古今中外的知识可以在一张网络下一览无遗，从知识检索到推理到发现都是可以期待的。中医知识图谱作为中医学发散性思维的实现方法之一具有广阔的发展前景。

2. 网络药理学

基于网络药理学和分子对接技术的应用可以为中医临床用药提供发散性思维启示，为医生的用药决策提供更多参考。传统中医用药是基于中草药组方的经验和理论，而现代研究技术的应用能够为中医药的临床应用机制提供更深入的了解和解释。

网络药理学是通过整合多种数据库和分析工具，建立药物与靶点之间的相互作用网络，从而揭示药物的作用机制和影响路径，帮助医生了解中药的多成分、多靶点的特性，以及这些成分与靶点之间的相互作用，从而拓宽医生用药的思路。例如，通过网络药理学的研究，可以发现某种中草药具有多个靶点，并能够在不同的疾病治疗中发挥作用，从而为医生提供更多的选择和可能性。

分子对接技术是一种计算方法，可以预测药物与靶点之间的结合情况，从而评估药物的亲和性和潜在效果。通过分子对接技术，医生可以预测中草药中的活性成分与靶点的结合情况，进而判断其药效和可能的作用机制。这为加减用药提供了更多的参考依据。医生可以根据对中草药中不同成分与靶点的对接结果，有针对性地进行药方的调整和优化，以获得更好的治疗效果，这使得中医学面对没有症状表征，检查指标异常的临床情景有了更多的解决方案。

综合运用网络药理学和分子对接技术，医生可以从现代研究的角度探索中医临床用药的机制和效应，发掘中草药的多样性和多靶点特性，为加减用药提供更多的参考，为中药复方的机制研究提供可能。这种发散性思维的应用能够提升中医临床用药的精准性和个体化，帮助医生更好地调整药方，提高治疗效果和患者的生活质量。

3. 网络针灸学

网络针灸学是将腧穴配穴方法与计算科学中的复杂网络技术结合，通过构建了"经脉-穴位-病症-基因"四维一体的针灸腧穴配伍研究框架，揭示腧穴、疾病和基因之间的相互作用和关联规律，帮助针灸医师启发临证选穴思路，同时有助于科研人员深入研究针灸治疗效应的机制。

传统针灸学注重整体观念和个体化治疗，而复杂网络技术的应用为针灸领域带来了更多的关联和交叉信息。医师和科研人员可以从经脉、穴位、疾病和基因的多个维度出发，寻找新的治疗路径和方法，提供更个性化的针灸治疗方案。此外，该研究框架对于针灸领域的科学化和标准化也具有重要意义。

总之，网络配穴法的提出符合针灸的整体调节作用，将腧穴配伍规律研究从"疾病-穴位"层面深入到"疾病-穴位-基因"层面，为针灸腧穴配伍机制的研究提供了新的方法，为实现针灸的靶点治疗提供了可能性。

无论是网络药理学还是网络针灸学，其实都是通过多学科知识点的辐射，实现知识推理与发现，完成思维拓展与延伸，最后借助现代科学技术的力量回到基于分子，基于通道，基于基因表达的更精准的靶点治疗。从点到面再到点，在这样的轮回中实现了现代中医的思维提升与优化。

4. 方证代谢组学

中医学在治疗复杂性多基因疑难杂病方面已经凸显出其方剂配伍联合干预的绝对优势,在经典方剂传承及现代中药研发方面也取得了突破性成就,为维护人类健康事业做出了一定的贡献。但是由于方剂成分的复杂性,其不是一对一的靶向效应关系,而且同一中药在不同的方剂中具有不同的体内成分表达。这种方剂配伍效应实现的物质基础很难被传统的科研方法定义和评价,这在某种程度上导致了中医学的科学价值很难被认可。

代谢组学是系统生物学的重要基础,具体而言是对生物体内内源性和外源性小分子代谢物质进行靶向和非靶向等高通量分析的关键技术,旨在通过对生命系统遗传或环境扰动的多参数响应的定量测定探索代谢物与机体生理、病理变化相关性,阐明机体复杂体系相互作用。简言之,代谢组学是通过检测整体的代谢变化来分析疾病作用机制的一门学科,其强调生物体整体研究功能状态的生化表型与中医理论的整体观、现象观具有高度相似性,以其独特的系统、动态的表达特征与中医药的天人合一、辨证论治的诊疗思维具有异曲同工之处。

引入代谢组学与中药血清药动学结合,引入系统科学,从整体观的角度来研究中药的复杂性,综合考虑中药方剂体内化学成分的变化及作用的靶点,是评价中药疗效、鉴定其有效物质的一种有效策略,为中医治疗、先导化合物的发现和质量标记的发现打开了大门,为一场新的医学革命提供了机会。中医组学通过对证候及其相关方剂的研究,突破了中药有效物质研究中方剂与证候分离的技术瓶颈。

生物标志物已成为病证结合、准确诊断的主要依据,并成为连接基础研究与临床治疗的桥梁。使用精确的中医证候/疾病生物标志物可以实现准确的诊断,并可以实现对中药疗效的客观评价。准确评价方剂疗效是发挥中药优势的前提条件。

中药代谢组学以中药复方为研究对象,以证候生物标志物发现为切入点,利用代谢组学方法发现和鉴定中医证候/疾病生物标志物,并将其与动物模型相关联,建立中药复方疗效评价体系。为明确方剂的作用机制,中药代谢组学分析了直接作用于靶点的中药有效物质在作用状态下的活性形态。然后将其与中医证候生物标志物进行关联,并进一步确定与生物标志物轨迹变化高度相关的成分,从而鉴定出方剂中的有效物质,揭示其作用机制。

不同疾病、不同证候的代谢组学研究不但可以通过生物标志物的改变更深入地了解方剂的有效物质成分,而且可以通过方剂干预后相应的代谢组学的改变评判中医方剂的疗效机制,引入现代科学的理化指标,从复杂的证候入手,立足方剂的功效探究,其优势是通过中药多成分、多靶点的协同作用来确定中药的药效物质基础、作用机制和变化规律,改变了传统中药作用机制研究方法的单成分、单靶点的缺点,通过对多个有效成分对多个生物指标的多对多的辐射关联关系研究可以为阐明中药作用机制提供较为科学、合理、全面的解释。例如,有研究通过结合 NMR 和 MS 代谢组学方法研究四君子汤对丝裂霉素 C 诱导免疫毒性的保护作用,找出了 10 个关键生物标志物参与到氨基酸代谢、碳水化合物代谢和脂质代谢中,其中最主要的代谢通路是天门冬氨酸、丙氨酸和谷氨酸代谢,揭示了四君子汤对丝裂霉素 C 的免疫毒性的预防作用,并推测了其可能具有的代谢机制。

5. 中医临床决策支持系统

中医临床决策支持系统能够辅助临床医生对中医证候做出诊断和治疗方案。人类在临床上进行决策时，一般需要根据从患者诊疗时获取的四诊合参信息与人类在临床诊疗中积累的经验，以及从各种渠道获取的知识相结合，以指向性思维为主导，将患者的症状、体征与中药组合融为一体，本着治病求本，处方开药，或指向一个证候，或指向一个方剂。与此不同，计算机辅助临床决策系统是以发散性思维为主导，尽可能地建立起症状与症状、药物与药物、症状与药物之间的关联关系，由于计算机有强大的数据处理能力，即便这种关联关系的数量达到指数级增长，计算机依然可以处理，这种基于复杂关联关系进行的处方开药与人类有着极大的不同，因而具有很强的创新性，当然这种创新性未必是有效的，但毕竟可以开拓思路，为临床提供新的可能。具体比较一下 CDSS 与人类临床处方的差异：以一则孔庆丰医案为例，董叟 74 岁。1979 年 2 月 21 日初诊，失眠 3 月余，每晚只睡 3～4 小时，白天头晕眼涩，心烦意乱，腹胀，纳差，口干，舌绛红，苔白，边微黄，脉细弦数。处方：朱远志 9g，朱麦冬 1.5g，朱茯神 6g，当归 6g，蔻仁 4.5g，菊花 6g，炒枳壳 6g，炒槟榔 4.5g，生地黄 3g，天花粉 3g，天冬 1.5g，石斛 3g，陈皮 4.5g，泽泻 4.5g，灯心草 1.5g，炙甘草 1.5g；而输入同样的症状，一种 CDSS 给出的处方却为桔梗 15g，阿胶 10g，远志 10g，当归 20g，生龙骨 30g，茯苓 15g，党参 20g，郁金 10g，石菖蒲 10g，陈皮 10g，生牡蛎 30g，生黄芪 15g；显而易见，两者有着明显的差异，人类的处方更趋向于指向性思维，以天王补心丹为主加减，而 CDSS 则更趋向于发散性思维。在这里，CDSS 更擅长处理症状组合与药物组合间的关系，而人类则更擅长将症状指向证候，证候指向治则治法，再指向方剂，最后进行加减。发散性思维是指在解决问题或探索知识时，从一个特定点出发，不断延伸、扩展和联想，产生多个相关或不相关的想法和观点。这种思维方式注重创新、联想和多样性，能够帮助人们发现新的解决方案、发展新的理论和发现新的关联。

中医辨证治疗强调综合分析患者的症状、体征和病因，从整体出发，针对个体化的情况制定治疗方案。发散性思维在综合分析病情、联想病因、制定多样性治疗策略等方面是一种有益拓展医生思路的思维方式，旨在帮助医生发现更多治疗选择，从而提供更好的个体化医疗服务。

三、机器思维

机器思维是指计算机或机器像人类一样进行推理、学习和解决问题的一种能力，其不但依赖于包括深度学习、强化学习、知识图谱等在内的人工智能（AI）技术，更关键的是需要海量的不断更新的语料作为支撑，在处理大规模数据和信息方面机器显然具有人类难以匹敌的优势，以阿尔法围棋（Alpha Go）、阿尔法元（Alpha Zero）为代表的强化学习的出现使得机器也能通过训练和自我学习来不断提高其解决问题的能力，但这样的自我学习无疑是一种以前的算法所不具备的能力，但这样的能力是否代表了机器真的具有可以与人媲美的智慧，答案依然是否定的。即使是 2022 年微软子公司 OpenAI 推出的一时风头无量的大语言模型 ChatGPT，2023 年 8 月 31 日向全社会开放试用的文心一言（ERNIE Bot），仍然会因为缺乏常识、情商和对上下文的理解，而导致一些啼笑皆非的低级错误。如你问"小明的爸爸比小明大 33 岁，小明今年 13 岁,请问 30 年后小明的爸爸比小明大几岁",它就会通过分别计算现在及 30 年后父亲和小明的年龄再进行减法运算,认为小明的爸爸在 30 年后将比小明大 63 岁。

海量的数据赋予其看似无所不知的百科全书似的精通,但另一方面其对数据的依赖亦是其巨大的劣势,可能带来的不仅会因为语料的偏移导致出现偏差和错误,而且对知识更新也提出了更高的要求。

从这个角度看,或许我们不应该对机器及算法有过于苛刻的要求与期待,我们应该做的就是在合适的场景利用合适的算法达到最为优化的目标。机器思维和中医学看似是很难相交的领域,但一旦结合起来将呈现出另一种有趣的前景,这是因为传统中医更依赖临证经验和生活常识,而机器或者说算法可以帮助中医临证实践建立更为广泛的关联关系,使其更贴近真实。无标注语料的强化学习和大语言模型的成功给予了中医学人工智能模型很好的启发。接下来我们将从预测、推理、决策等几个具体的方面看看机器思维在中医领域的应用与前景,并对已经取得的进展进行简单的回顾与分析。

(一)预测与中医学

1. 因果预测

因果推理是机器思维早期的形态之一,其认为事物与事物之间总是存在因果关系,因此可以用数学符号模拟人类认知与推理的过程,以此实现人工智能。有学者应用贝叶斯网络模型[72] 建立中医辨证系统,进行数据计量分析,根据信息熵判定症状之间是否存在因果关系,推理验证症状与证素间的因果关系、证素与证名间的关系,其结果与中医专家经验有很高的吻合性。

近年来兴起的网络药理学则基于公共的中药化学数据库、靶标数据库、基因组数据库、知识发现工具、化合物-蛋白互作用网络及一站式中药网络药理学分析平台,挖掘中药药效成分、预测其潜在功能靶标,构建"药物-靶点-疾病"网络,阐明其"多组分、多靶点、多途径"的药理机制,分析中药组分、靶点和治疗效应之间的因果关系,在人工智能辅助新药研发和中药作用机制研究方面进行了有益的探索,促进了中药现代化的发展。

而在因果关系预测中,因果关系的确定不仅依赖于数据,还需要考虑因果推断和实验设计等复杂方法。人工智能模型可以辅助进行因果推断或模拟实验结果。然而,因果关系的确定往往需要更多的领域知识和专家参与,而不仅仅依赖于数据和模型,这也是为什么在人机结合中,要以人为主,特别是在中医临床的实践中。

2. 相关预测

在相关性预测中,人工智能模型可以通过大量数据的有监督训练来学习变量之间的相关程度。这些模型可以使用统计相关性方法,如相关性系数、回归等,来找到最佳拟合模型。通过足够多的数据,可以提高预测的稳定性和可靠性。

与中医药相关的预测大多集中在相关性预测,从早期的基于传统统计学方法的预测,如基于 Logistic 回归分析方法纳入不同体质信息预测代谢综合征、糖尿病、缺血性中风等疾病风险,通过收集逐日气温、气压、湿度、风力[73]等气象要素资料,基于逐步回归方法建立医疗气象指数预报方程,对具有高危溃疡性结肠炎复发倾向的患者进行前瞻性早期预测;到基于机器学习的预测,如参考证素信息基于机器学习预测颈动脉粥样硬化风险;再到基于深度学习的预测[74],如构建中药多成分组合抗肿瘤协同作用深度神经网络(deep neural networks,DNN)

预测模型，从整体水平上高效、准确地推定出了中药（以夏枯草、蒲公英为模型药物）及其配伍后的抗肿瘤有效组合成分，并对其抗肿瘤协同作用机制进行了分析；而基于舌头形状、舌头润燥、舌苔薄厚和舌苔颜色等特征构建起来的深度学习模型，对胃癌与非胃癌患者的预测准确率达到了93%。

综上所述，相关性预测和因果关系预测是两种不同的预测任务，分别侧重于统计相关性和因果关系的探究。目前的人工智能模型在使用统计方法和大量数据来获得结论的相关性预测方面有很好的表现，未来则期待在更加复杂的因果关系预测中也能发挥其应有的作用。

（二）决策与中医学

基于传统机器学习或深度学习的中医临床辅助决策系统必须基于大量的文本、图像、声音、传感器数据等数据进行训练和学习。这些数据是属于不同向量空间的多维多模态数据，如何将其很好地整合，并进一步将其作为中医机器学习模型的输入数据，是中医人工智能目前的研究热点之一。

1. 多模态融合的输入

随着深度卷积神经网络等信息处理技术的不断进步，AI 在医学图像的识别与处理中已经达到甚至超过了人类的水平，真正成为可以提升工作效率、优化工作流程的重要环节。但是诊疗是一个复杂的过程，其不但涉及图像数据，还涉及海量的文本数据、声音数据等。

实现多模态融合涉及结合来自多种模态的信息，如图像、文本和声学数据，以提高人工智能模型的性能。主要融合方法有早期、后期、混合融合及跨模态表征几种。早期融合包括将来自每个模态的原始数据组合成一个可以用作 AI 模型输入的单一表示。这种方法简单有效，但可能无法捕捉到模式之间的复杂关系。后期融合包括为每个模态训练单独的 AI 模型，然后在后期将它们的输出结合起来。这种方法允许独立处理每个模态，但可能无法捕获模态之间的交互。混合融合包括两种融合方法，并试图在每种方法的优势之间取得平衡。而跨模态表征则涉及建立一个连接不同模态的公共子空间，这种方法包括训练人工智能模型来学习捕获模态之间关系的共享表示，这种方法可以使用深度典型相关分析（DCCA）或投影学习等方法来实现。

在医疗人工智能中使用信息融合已经取得了一些成功的应用成果，包括整合电子健康记录、基因组数据和临床数据，为癌症患者制定个性化治疗计划。将来自智能手表和健身追踪器等可穿戴设备的数据与临床数据相结合，以监测慢性病患者并发现疾病恶化的早期预警信号。中医智能四诊设备的发展也使得舌象、脉象与临床症状、检查指标等多模态数据的融合成为可能。这些应用展示了医疗人工智能中信息融合的潜力，可以提高医疗保健服务的准确性、有效率和有效性。

2. 基于不同决策问题的算法

机器学习算法是机器思维的核心所在。这些算法包括监督学习、无监督学习、强化学习等。不同的算法用于解决不同类型的决策问题。例如，决策树、神经网络、支持向量机等算法用于分类和预测任务，而强化学习算法用于决策制定和控制。

强化学习是通过试错的机制与环境进行交互，并通过最大化累积"奖赏"来学习最佳策略的机器学习算法，其可以在复杂高维状态的动作空间中进行端到端的感知决策。与更擅长感知与特征提取能力的深度学习相结合的深度强化学习则能充分利用两者的优势，在只需要少量初

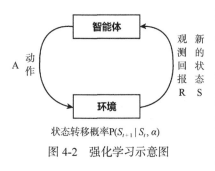

状态转移概率$P(S_{t+1}|S_t, \alpha)$

图 4-2　强化学习示意图

始样本的前提下，通过将强化学习（图 4-2）经验模拟数据应用到模型学习，达到决策优化的目的。

强化学习与深度学习的整合也是人工智能领域的研究热点之一，Alpha Zero 的成功离不开卷积神经网络的价值策略，卷积神经网络可以根据当前棋盘上的棋形给出某一种策略的概率，然后把这个概率输入到蒙特卡洛搜索树中帮助其选择某个"策略"，直到一盘棋结束，再回去更新蒙特卡洛搜索树的 W 和 N，从而形成了一个自反馈的循环：神经网络的输出作为蒙特卡洛树的参数，反过来，蒙特卡洛树的搜索结果可以用来训练神经网络。

从严格的意义上讲，Alpha zero 也是一种强化学习与深度学习相融合的算法。深度强化学习方法，有效整合深度学习的感知能力和强化学习的决策能力，在样本较小的情况下，通过优化算法，产生大量经验模拟数据，不但能有效解决辅助决策系统构建中数据量受限的问题，而且其在交互与决策优化方面的优势，也弥补了单纯深度学习的不足，实现了对中医治疗慢性病的全程序贯决策的支持。吴胜江[75]提出了将艾灸决策过程建模为马尔科夫决策过程，并结合深度强化学习和模仿学习技术自动学习出最优艾灸策略，在一定程度上促进中医学实现数字化、信息化及智能化；而基于图嵌入结合深度强化学习（GS-DRQN）的方式对诊疗方案推荐进行研究的框架[76]，在相对于医生的诊疗结果，"智能体"在整体的加权症状积分减少程度及患者病情的稳定性上的表现均为更佳，为患者的个性化诊断和治疗提供了可能的新方法。

3. 可解释的医学人工智能模型

医疗人工智能（artificial intelligence，AI）系统已经在图像识别、病理诊断等任务上获得了超过了人类的表现。毫无疑问，人工智能可能在未来颠覆各种医疗工作流程，中医学也不例外。但我们需要做的不仅仅是提高现有人工智能方法的性能，而是要开发值得信赖的医疗人工智能，这对于医疗领域至关重要。其关键挑战之一是需要强大的人工智能解决方案，这些解决方案可以处理不精确、缺失和不正确的信息，并向医疗专家解释结果和获得结果的过程。

提高医疗应用中人工智能模型的可解释性对于确保医学专家能够信任和有效使用模型非常重要。其主要的方法有以下几种。

1）使用可解释人工智能（explainable artificial intelligence，XAI）技术如局部可解释性模型解释（local interpretable model agnostic explanation，LIME）和机器学习模型解释工具[77]（SHapley Additive exPlanation，SHAP）对模型进行事后解释是领域内较为认可也相对简单的一种方式，其与模型本身的算法无关，旨在通过提供对模型如何做出决策的见解，使 AI 模型更加透明和可解释。如解释方法不仅能反映出每一个样本中的特征对预测结果的正负影响作用，还能考虑特征之间的相互作用，在提升机器学习可解释性方面具有很好的鲁棒性。

2）纳入领域知识：将领域知识纳入人工智能模型使模型更符合医学专家的一般知识和专业知识也是提升其可解释性的重要方法之一。这可以通过使用知识图谱、本体和医学知识的其他结构化表示来实现。百度的基于实体的语言表示模型算法（enhanced language representation with informative entities，ERNIE）就是将知识图谱的实体信息纳入大语言模型计算，提升模型性能和可解释性的案例之一。

3）语料来源可追溯，评估其质量：通过提供用于训练人工智能模型数据来源信息，可以帮助医学专家了解数据来源及其质量，从而提高其可解释性。这可以通过使用元数据、注释和其他形式的数据文档来实现。

4）可视化技术的使用：使用可视化技术来表示人工智能模型的输出，可以使输出结果更容易被医学专家认知和理解，从而帮助提高其可解释性。可视化的例子包括热图、散点图和网络图。如深度学习中引入注意力机制可以使模型能够自动确定输入数据中哪些部分是决策的关键因素，这有助于解释模型为什么做出特定的预测或决策。通过可视化注意力权重生成的热图可以了解模型在不同时间或空间位置上关注的重要性。这有助于帮助解释模型的决策，特别是在图像分类、机器翻译和自然语言处理等任务中。

增强医疗应用中人工智能模型的可解释性需要结合应用的具体技术和适合特定领域的方法，包括使用 XAI 技术、领域知识、来源信息和可视化。

虽然有很多可以借鉴的方法来提升人工智能医疗决策模型的可解释性，但是对于医疗这样一个特殊的细分领域而言，在相关性可解释性甚至因果关系的可解释性优化方面还有很多需要研究的地方。

另一个挑战是机器学习模型，特别是深度神经网络，容易被对抗性示例欺骗，这可能导致高置信度的错误输出。此外，在开发医疗人工智能解决方案时，必须始终考虑道德和法律方面的问题，以确保它们不仅在道德上负责，而且在法律上符合要求。使用概念知识作为现实的指导模型可以帮助开发更可行、可解释、更少偏见的机器学习模型，这些模型可以从更少的数据中进行学习。实现这些目标需要将两个领域的专业知识融为一体，并结合三个互补的前沿研究领域：①复杂网络及其推理；②因果模型和反事实；③验证和可解释性方法。如果我们能够从一个统一的角度来描述这三个领域，并激发如何以全面和整合的方式进行信息融合，不仅有助于将这三个领域结合在一起，而且在未来可信赖的医疗人工智能背景下，通过弥合研究与实际应用之间的差距，发挥变革性作用。这使得在医学人工智能设计之初就必须重视道德和法律方面的影响，因为如上所述，所有未来医学人工智能的解决方案不仅必须在道德上负责，而且必须符合法律要求。

3. 存在问题

（1）自然语言输入问题

由于就诊的患者并不具备中医方面的专业知识，对于疾病和症状的表达都是自然语言，这就需要临床医生把不是标准的疾病描述信息转化成系统内部标准的症状表达，但医生临床工作的繁忙决定了这样的工作完成度欠佳，病案记录相对随意，与规范化表达相距甚远，进而严重影响系统决策的准确性。包括中医命名体识别、语义消歧、词性标注、结构分析等自然语言处理技术在中医领域的应用与完善则成为机器理解文本语义的关键所在。但中医学的病例文本大多属于非结构化数据，加之中医学有较多非标准化的表达方式，人工标注成本极高，导致中医学命名体识别的难度极大，使得大量原始数据无法转换成为可供机器学习的数据。

（2）与医院使用的医院信息系统（hospital information system，HIS）的对接与融合问题

目前开发的多数临床辅助决策系统都不能够很好地与 HIS 系统相接。两套系统的数据不能共享，以及不同系统之间患者信息的调用难以实现等都是现实存在的问题，未来的系统研究应该是在 HIS 系统的架构内进行开发，或者通过接口调用的方式实现无缝接入，如此方能有效解决两个系统之间的数据共享问题。

（3）语料受限，学习效率和准确率均需要提升

现有的基于深度学习搭建的中医临床辅助决策系统大多存在语料不足、语料不均衡等问题，没有一定数量和质量的语料让算法进行学习和训练，产生的结果必然很难达到预期效果。但受限于临床电子病历的私密性和特殊性，要想获取大量高质量的语料十分困难，而单纯基于期刊图书文献的医案语料必然存在很多局限性，其无法对疗效做出真实的判定。未来可以探索更多更先进的算法，以期降低对语料的过度依赖，或与知识图谱等其他算法相结合，以提升其准确性。

（4）缺乏可解释性

深度学习的"黑箱"特质一直是被各领域诟病的弱点之一，这对于医疗领域尤其致命。一方面标注语料的透明度欠佳，很多基于深度学习的模型来自于网络语料或者因为医疗语料的私密性导致无法完全公开，不知其源，则不信其流。另一方面人工智能算法本身的可解释性欠佳，为什么这样的输入会得到这样的输出，模型到底学到了什么特征，只有在可解释的情况下，AI 算法才有可能广泛运用于临床诊疗，而医务人员与研究者才能对结果进行研究分析，临床诊断与决策才能被甄选利用，并可能在未来形成新的理论认识与临床见解。

（5）较少涉及加减用药及疗效评价，对系统的实用性缺少客观的评估

用药的加减本来就是年轻中医临床开方中的一个难点，医生根据患者诊次之间的症状变化来确定本诊次的遣方用药，是效不更方，还是另起炉灶，若为前者，如何根据病情变化，调整上次方剂的药味和剂量在某种程度上是考量医生功力的标尺。而现有的中医临床辅助决策系统给出的临床诊治方案都是原方，较少涉及用药的加减，这在一定程度上降低了中医临床辅助决策系统的实用性。而且目前虽然有很多中医临床辅助决策系统的研究及相关产品，即便部分产品提供了相关算法的准确率、召回率，但对于系统在使用过程中的真实效应评价却鲜有涉及，这也阻碍了系统的优化。而且因为医疗场景的特殊性，无法轻易地将机器开具的处方在临床上验证其疗效，如针对新的患者、新的疾病，机器可以给出处方，但却无法判断疗效，只能验证之前的语料库中存在这个数据与否，那么这样的验证依然是和人类既往经验的比对，并不能实现机器自身学习与优化。

四、小结与展望

2023 年是不寻常的一年，ChatGPT 逐渐在人们的生活中扮演越来越重要的角色，文心一言的推出也让大语言模型的竞争浪潮愈发激烈，虽然大语言模型在某些任务上可以表现出令人惊讶的能力，但仍远未能接近人类思维的复杂性和全面性。人类思维是一个神奇而不断进化的过程，拥有更强大的适应性、创造性和理解能力，不仅包含语言理解和生成，还涵盖了广泛的认知和情感层面，这是大语言模型短期所不能复制的。人类思维的独特性和多样性使得人类能够在各个领域展现出不可替代的智能和创造力。

就目前而言，人工智能是不是可以有和人类一样的思维、一样的感知推理与创造能力，答案显然是否定的。人类智能和人工智能两者各司其职，分别完成着各自的工作任务。在这种意义上，人类智能和人工智能之间不存在取消或替代的问题。事实上，从提出机器是否可以思维这个问题的初衷来看，图灵等已经看到了机器思维与人类思维之间的相似性[78]。但机器思维是以完成某个确定任务为目标的，故其功能是具体的、特殊的，而不是一般的和普遍的。机器

能否思维的问题并不是由我们对思维概念的解释所决定的,而是由机器所能完成的具体任务所规定的,其实将之称为美国麻省理工的西蒙·派伯特（Seymour Papert）教授提出的"计算思维"更为合适,后者更强调运用计算机科学的基础概念去求解问题、设计系统和理解人类的行为。从这个角度上说,我们可以通过算法的优化、硬件的更新去完成既往必须由人类实现的任务。

中医学作为延续几千年依然具有生命力的传统医学,其经验属性不可忽视。因此进行名老中医信息化传承、中医临床辅助决策系统构建不但要利用学界领域共识去聚类提炼能够被广泛认可的学术思想,而且要引入知识图谱、网络药理学等从一个特定点出发,不断延伸、扩展和联想,发现新的解决方案、发展新理论和新关联。与此同时人工智能技术强大的感知、计算、推理、决策能力可以在很大程度上赋能中医,如果可以在未来进一步提升深度学习算法的可解释性,实现更好的人机融合,AI必然可以更好地为人类服务。

第五章　准　　则

中医药信息学原理认为，中医药信息处理的整个流程都在执行两个准则，即相似性准则和不确定性准则。前者包括相似性思维、相似性原理和相似性度量，后者包括群体概率和个体概率。这两者实际上是密切相关的，因为是不确定的，因此，寻求的只能是相似的，而不能是相同的；因为是相似的，因而是不确定的，如果是相同的，则会产生确定性。这两个准则使得中医药信息处理能够贴近真实。

第一节　相似性准则

一、关于相似

相似是指两个或两个以上系统在外在表象（几何）或内在规律性（性能）方面的一致性。世界上没有绝对一样的两个事物，也没有绝对不一样的事物。自然界中，相似是最普遍的自然现象之一，大至星辰宇宙，小至原子量子，随时随处可见相似的事物和现象。人类的各门学科知识体系，都是人对客观事物的反映和表征，是按照客观事物的相似性来进行分门别类，有机组织的。中医药信息处理的科学问题朝向人体的稳态，而这种稳态的每一次获得都是相似的，因此，相似问题是研究中医药信息处理科学问题所无法回避的问题。

在中医药信息处理领域中，相似可分为两类：一类主要是基于相似性思维，另一类则是主要基于相似性理论。而在这两类相似中，所涉及的相似又可以进一步分为自相似（即整体与部分之间的相似）和他相似（即不同事物之间的相似），换言之，事物之间的相似有两种形式，即"他相似"与"自相似"，所谓"他相似"，是指"两种截然不同事物在某种性质、功能上的相似"，而"自相似"即"一个事物的局部和整体，个别和一般在某种性质上的相似"。

二、自相似

（一）自然科学的自相似

1. 宇宙中普遍的自相似性

自相似性在日常生活中无处不在。对于独立考察的某个事件来说，通常会呈现无规律、混乱和难以理解的特点。然而，一旦我们调整观察的尺度，不论是缩小或放大，就会立即发现宇宙中普遍存在的自相似性。海洋、大气层、空间等离子体都呈现相似的流体结构。宇宙的大尺度结构与人类神经系统都表现出网状结构。太阳系与原子的轨道结构也具有相似之处。不同尺度的云朵、海岸线、山川、河流、植物和生物组织都展示出自相似的特征。事实上，几乎所有周围的事物都是由一个较大尺度的事物环绕着一些较小事物构成的，并且大事物与小事物之间总是呈现出自相似性。例如，大星系总是环绕着几个小星系，恒星周围会有数颗行星，原子周围存在许多电子，大泡沫周围有小泡沫，城市周围有小城镇，商业中心周围有小店铺，大公司周围会有卫星公司为其服务，管理者周围总有忙碌的员工，长辈周围总有孩子存在。这种普遍性的结构可以在宇宙、星球、国家、社会、公司和家庭等不同的对象中观察到。然而，这些现象往往显得如此显而易见，以至于我们很少意识到它们与宇宙的深层法则之间的深刻联系。从实际上看，它们反映了宇宙中的一个重要法则——自相似结构。

2. 分形与自相似

自然界的形态（如山脉、河流、云朵等）局部放大后仍呈现出与整体特征相关的丰富细节，这种细节特征与整体特征的相关性即为自相似性。自相似性是自然界不同尺度层次间的广义对称性，使得微小局部能体现较大局部的特征，进而反映整体特征。这是实现自然界多样性和秩序性统一的基础。举例来说，一根树枝的形状与大树相似，放大后的白云能代表云团的形象，苏格兰的海岸线经过局部放大与原形状惊人地相似。这些形象原本是自然界难以掌握的形状，但自相似性的发现使我们能通过理性认识和控制来理解它们。显然，欧氏几何学无法准确表达自相似性，因此我们需要一种新的几何学，来更明确地揭示这一自然规律。这就是分形几何学的产生基础。分形几何学提供了一种更适用于描述自然界中复杂、自相似的形态和结构的数学工具。它通过研究维度、分形维数和分形特性等概念，使我们能够更深入地理解和揭示自然界中这种普遍存在的自相似性。分形几何学在多个领域有着广泛的应用，包括物理学、生物学、地理学等，为研究人员提供了独特的视角和工具，帮助我们解析和解释自然界复杂而奇妙的形态与结构。

（二）中医药知识体系中的自相似

在阴阳学说、五行学说、全息理论等中医药知识体系中，将"天"或"人"的局部放大后，会出现与整体相关或相似的属性，这种整体属性与局部属性的相关性或相似性即为自相似性。

1. 阴阳学说

阴阳在中国古代哲学中占有举足轻重的地位[79]，而古人通过不断实践总结的阴阳学说对于中医理论的发展意义巨大[80]。

如图 5-1 所示，"天"与"人"皆有阴阳的属性。本书中所引用之天，有自然之意。地域、时令、中药等聚合为"天"，其与"天"具有相似的阴阳属性。如在地域中，阴暗湿润地带与光照干燥地带相较，前者为阴，后者为阳。在时令中，冬季为阴，夏季为阳。在中药中，滋阴药相较补阳药为阴，补阳药相较滋阴药为阳。

人包括身体结构、生理情况/物质、病理情况/产物等，每一部分都具有阴阳属性。如在身体结构中，脏腑有阴阳之分，脏为阴，腑为阳。然，阴阳中复有阴阳之分，脏可以继续复分阴阳。在腹为阴的前提下，肾相较肝为阴，肝相较于肾为阳；脾相较于肝为阴，肝相较于脾为阳；脾相较于肾为阴，肾相较于脾为阳。在背为阳的前提下，肺相较于心为阴，心相较于肺为阳。此外，脏腑还可继续划分阴阳，如肾有肾阴肾阳之分、脾有脾阴脾阳之分、心有心阴心阳之分等。在生理情况/物质中，肺气肃降相对于肺气宣发为阴，肺气宣发相对于肺气肃降为阳。病理情况/产物中，阴病相对于阳病为阴，阳病相对于阴病为阳。阳证相较于阴证为阳，阴证相较于阳证为阴。根据表现出来的症状，阳虚证属于阴证，阴虚证属于阳证，阳虚证相较于阴虚证为阴，阴虚证相较于阳虚证为阳。

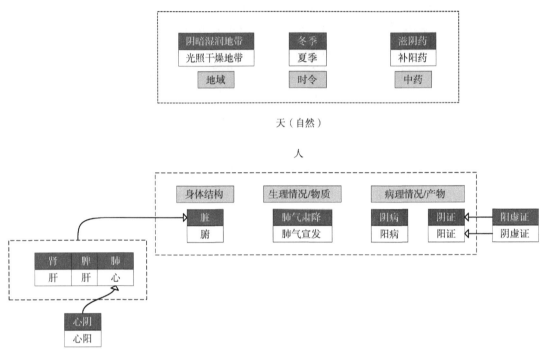

图 5-1　"天""人"与阴阳

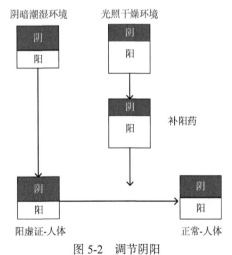

图 5-2　调节阴阳

然而，阴阳之间的关系并非一成不变的，其在一定的条件下可以相互转化。利用这一特性，可以根据阴阳之间的关系来治疗疾病（图 5-2）。

如图 5-2 所示，阴暗潮湿环境等"天时"因素可以导致"人"的人体出现阴阳失衡的阳虚证候，而在光照干燥的"天时"环境中，可以孕育出"阳气盛"的补阳药，将补阳药用于阳虚证候，可纠正人体失衡之阴阳。

2. 五行学说

五行学说是中医药学最核心的理论之一，诸如五脏、五色、五轮等中医概念都是在五行学说的基础上建立的[81]。

如图 5-3 所示，"天"与"人"皆包含五行属性。自然元素、五色、五季、五味等聚合为"天"，其皆具备五行属性。如自然元素有木、火、土、金、水；五色有青、赤、黄、白、黑；五季有春、夏、长夏、秋、冬；五味有酸、苦、甘、辛、咸。

"人"包含五脏、五体、五志、五窍等，五脏、五体、五志、五窍亦具有五行属性。如五脏有肝、心、脾、肺、肾，五体有筋、脉、肉、皮、骨，五志有怒、喜、思、悲、恐，五窍有目、舌、口、鼻、耳（二阴）。

　　"天"与"人"之间的五行属性存在一定的对应关系，如"天"中的木、青、春、酸与"人"中的肝、筋、怒、目均对应五行学说中抽象"木"的属性。

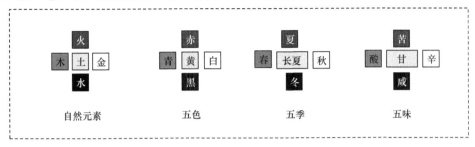

天（自然）

人

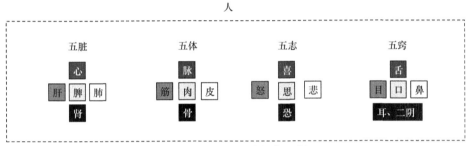

图 5-3　"天""人"与五行

　　与此同时，已经划分五行的部分还可依据其特性再进一步划分。如目属木，可进一步依据"五轮学说"按照其五行属性分为风轮、血轮、肉轮、气轮、水轮。

3. 全息理论

　　生物全息理论，是指结构和功能上，生物体的任何一独立部分既是整体的组成部分又能反映整体的生物特性[82]。生物全息律主要研究生物内部分与整体、部分与部分之间在生物学特性上的全息相关规律。从生物全息的角度来看，人类外在的每一个器官都可能形成一个微观的经络系统或被称为微针诊疗系统[83]。所以，在中医的辨证过程中，医者可以通过患者相对独立部分的外在变化来了解、诊断机体内在脏腑的病变[84]。以腹全息、脐全息和耳全息为例，梳理全息理论的原理及应用见表 5-1。

表 5-1　腹全息、脐全息与耳全息

全息理论	原理	对应	治疗举例
腹全息（后天八卦）	八廓系统以后天八卦为依据，腹针中，脏腑的分布合于后天八卦。在腹部以神阙为中心把腹部分成大致相等的八个部位，即为腹针的八廓系统[83]	腹部八个部位对应人体脏腑，如中脘为火，主离，对应心与小肠	针刺中脘，治疗心与小肠疾患
脐全息	将人体脐部视为后天八卦图[85]	脐部八个部位对应人体脏腑、官窍，如脐之上时钟 12 点处为离，对应心与小肠、目	针刺离部，治疗心与小肠、眼睛疾患
耳全息	心、肝、脾、肺、肾五脏分别对应后耳廓的某一部位[86]	心对应后耳廓的上部，肺对应后耳廓的内侧等	用耳针施加在人体后耳廓的上部，可以治疗心系统疾病；施加在人体后耳廓的内侧，可以治疗肺系统疾病

如图 5-4 所示，人体的肝、心、脾、肺，腹部、肚脐、耳廓分别是人体的一部分。且腹部、肚脐内壁、后耳廓分别有与肝、心、脾、肺相对应的点。所以在腹部的离位、肚脐内壁的离位及后耳廓的上部施加治疗可以缓解心系疾病。

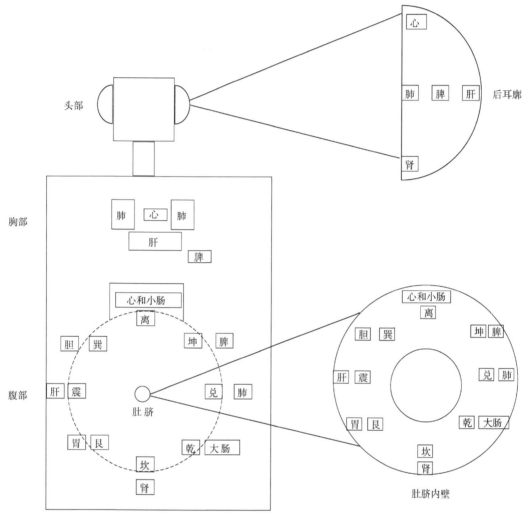

图 5-4　全息理论中的自相似

整体而言，全息理论在中医治疗中的应用较为广泛，以上提到的腹全息、脐全息、耳全息仅是表层，如腹部除了后天八卦类型的全息，其前腹壁浅层还具有一个全身缩影的全息影像，酷似一个浮在前腹壁上的神龟[83]，即神龟全息。耳全息还有其他对应关系，如耳部三角窝对应腕部神门穴，可用来治疗失眠等疾患[87]。此外还有头全息、臂全息、足全息、手全息等，如头针参照的头全息延伸出靳三针、方氏头针、于氏头针、焦氏头针等治法。

三、他相似

他相似性在日常生活中存在广泛。在同一尺度的观察下，不同事物之间呈现出相关或相似属性，即他相似。在中医领域，这种相似性的存在非常普遍。比如在中医领域中常应用的取象比类，即医者提取宇宙万物与人体的意象，经过比较归类，得出共同的泛化的意象（共象），从而建立起宇宙万物与人体之间的联系（关联），以达到解释传播旧知识或启发创造新知识的目的。其中，"宇宙万物（除人体外）"与"人体"属于不同事物，经过比较归类得出的共象即两者的相似属性。此外，在中医方剂及中医师承中，由于方剂的化裁及思想、实践总结的继承关系，也常出现此类相似属性。

（一）取象比类

取象比类是中医药学中最重要的认识论方法之一[88]，其在中医理论的丰富、中医临床实践的指导中应用广泛。

1. 中医理论——藏象学说

取象比类对于中医理论影响巨大[88]，其中，藏象学说为中医药学理论体系的重要组成部分，其应用广泛，在中医药学的解剖、生理、病理、诊断、治疗、方药、预防等领域皆有涉及[89]。如外感六淫学说[90]来自古人对于风、寒、暑、湿、燥、火六种自然现象特点的取象比类。此外，取象比类对于经络学说也有深刻影响，如肩井、涌泉等穴位的命名[91]。

本书将从脏腑功能、表里关系、脏窍关系、脏体关系等角度阐述其在藏象学说中的实质意义。

（1）脏腑功能

在藏象学说中，为了阐述清楚脏腑功能常将古代王朝职官与脏腑进行取象比类（图5-5）[92]。

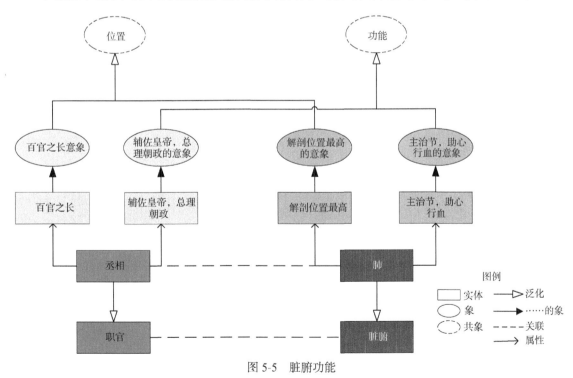

图 5-5 脏腑功能

如图5-5所示，在"肺者，相傅之官，治节出焉"中，医者分别提取古代丞相为百官之长，辅佐皇帝及总理朝政的意象与肺解剖位置最高、主治节及助心行血的意象[93]，经过比较，按其相通点归类出位置与功能的共象，建立古代丞相与人体肺脏、职官与脏腑之间的联系，丰富了藏象学说理论的内容。

（2）表里关系

脏腑之间存在表里相合关系，即人体是一个有机的整体，人体的脏与腑之间存在密切关联。脏属阴，腑属阳；阴主里，阳主表。故脏腑之间存在表里关系。这种重要关系既属于中医藏象学说的重要内容，又是指导中医临床治疗脏腑疾病的关键理论体系之一[94]。本书为了阐述清楚脏腑之间的表里关系，将肺与大肠[95]进行取象比类（图5-6）。

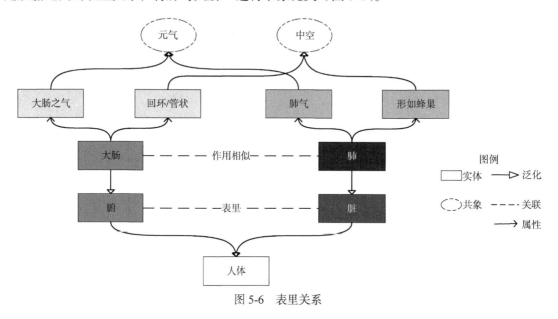

图 5-6　表里关系

如图5-6所示，脏与腑皆属于人体的一部分，大肠属腑，肺属脏。其中，大肠之气与肺气同源而生，皆为"元气"敷布所得。而大肠回环/管状的结构与肺形如蜂巢的结构皆有"中空"特点。

（3）脏窍关系

《灵枢·本脏》中载："视其外应，以知其内脏。"在藏象学说中，"脏窍对应"理论占有重要地位。其中，"心开窍于舌""脾开窍于口""肺开窍于鼻"等，皆体现了脏腑与官窍之间的密切关系[96]，对中医理论的完善和中医临床实践提供了重要指导。本书将以肺与鼻的关系为例[96]，阐述藏象学说中藏与窍之间的关系，探索其对于临床治疗疾病及丰富中医理论的实际价值（图5-7）。

如图5-7所示，脏与窍皆属于人体的一部分，肺属脏，鼻属窍。《灵枢·口问》中载"口鼻者，气之门户也"，而"肺主气司呼吸"，两者皆"主呼吸"。此外，《灵枢·脉度》中载"肺气通于鼻，肺和则鼻能知臭香矣"，即肺与鼻皆可"司嗅觉"。故治疗鼻病当从肺论治。

（4）脏体关系

在脏体关系中也存在取象比类，本书以肝与筋膜的关系[81]为例，探索脏与体之间的联系（图5-8）。

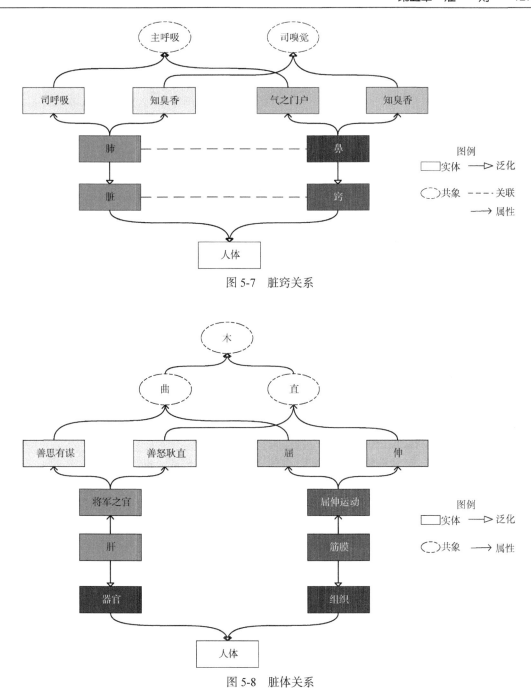

图 5-7　脏窍关系

图 5-8　脏体关系

如图 5-8 所示，器官与组织皆属于人体的一部分，其中，肝属于器官之一，筋膜属于组织之一。在《素问·灵兰秘典论》中载："肝者，将军之官，谋虑出焉。"即肝既有善思有谋的特性，又有善怒耿直的特性。而筋膜可司屈伸运动。其中肝之"善思有谋"与筋膜之"屈"皆有五行之中木之"曲"；肝之"善怒耿直"与筋膜之"伸"皆有五行之中木之"直"。

2. 中医病机

取象比类在发现疾病病机方面应用广泛。例如，在脉象诊察病机的过程中，取象比类的应用十分典型。

如图 5-9 所示，医者分别提取气血鼓荡、洪水鼓荡、手对洪脉的触感的意象，经过比较，按其相通点归类出鼓荡的共象，建立洪脉与体内有热邪间的联系，发现洪脉主热证的病机。

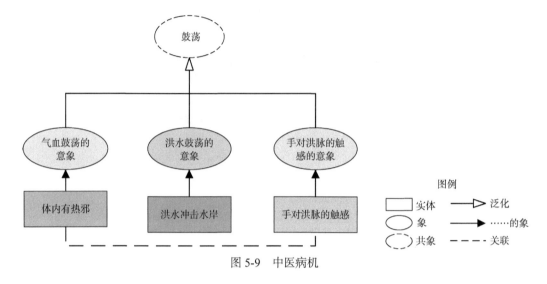

图 5-9　中医病机

3. 中医治法

取象比类在更新疾病治法，显著提高治疗效果方面也很有价值。如通过逆流挽舟的方法可以进一步更新清气下陷的治法[97]。

如图 5-10 所示，医者分别提取逆流、舟的意象与气机下陷、清气的意象，经过比较，按其相通点归类出逆与向上的倾向/特性的共象，建立挽救的方法与治疗的方法之间的联系，创造出清气下陷类疾病的新治法。

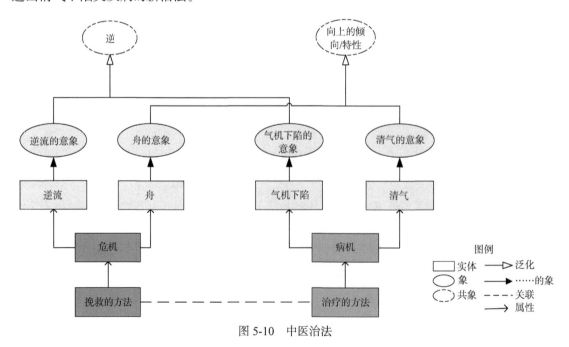

图 5-10　中医治法

4. 中医用药

中医取象比类在中药理论方面影响巨大，不但单独开辟出一种独特的药性概念——法象药理[98]，如使用昼鸣而夜息的蝉蜕治疗哑证、夜啼[99]；还是古今医家用药时的必要手段。温病学派大家吴鞠通在治疗心病时会考虑诸药之心、形色似心之药物，如连翘、栀子、朱砂、丹参。张锡纯将茵陈生长之时与肝胆之性进行取象比类，用以治疗肝胆疾病[100]。孙桂芝教授在治疗恶性肿瘤用药时会考虑到取象比类，如运用外形与肺脏、乳腺、卵巢等相似或相近的露蜂房来治疗肺癌、乳腺癌、卵巢癌等疾病[101]。

此外，还有一些耳熟能详的"用药思路"也运用了取象比类，如核桃补脑（图 5-11）。

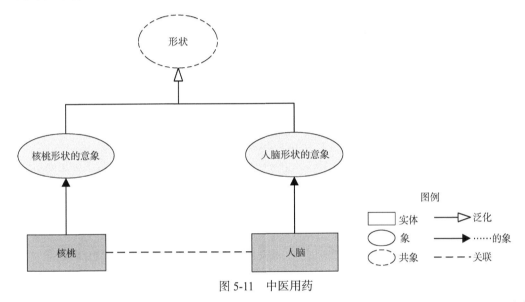

图 5-11　中医用药

如图 5-11 所示，医者提取核桃与人脑的意象，经过比较，按其相通点归类出形状的共象，建立核桃与人脑之间的联系，发现核桃补脑的用药思路。

（二）类方：方剂中的他相似

方剂是历代医家根据中医理论指导，按照一定配伍原则形成的治疗疾病的药物组合，是医家治疗经验及智慧的载体。类方有组成结构相近、功效治法相类的特点，其研究对方剂理论的提高和临床实践均有重要价值。本书通过整理四君子汤与其类方的关系来阐述方剂中的他相似。表 5-2 中分别整理了四君子汤、六君子汤、香砂六君子汤的药物组成、功效、主治，依据表 5-2 中的药物组成和功效之间的关系，绘出了图 5-12。

表 5-2　四君子汤及其类方

方剂	药物组成	功效	主治
四君子汤《圣济总录》（1117 年）	人参 9g，生白术 9g，茯苓 9g，炙甘草 6g	益气健脾	脾胃虚弱证
六君子汤《医学正传》（1515 年）	人参 6g，生白术 9g，茯苓 9g，炙甘草 6g，陈皮 3g，清半夏 4.5g	益气健脾，燥湿化痰	脾胃虚弱、中焦气滞证
香砂六君子汤《古今名医方论》（1675 年）	人参 3g，生白术 6g，甘草 2g，陈皮 2.5g，清半夏 3g，砂仁 2.5g，木香 2g，茯苓 6g	益气健脾，行气，燥湿化痰	脾胃气虚，痰阻气滞证

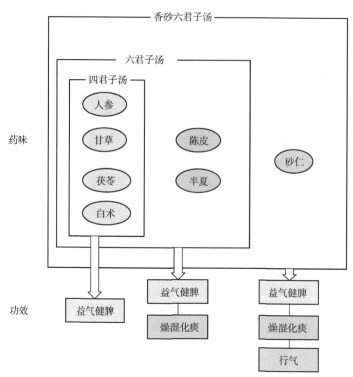

图 5-12　方剂中的他相似

如图 5-12 所示，从药物组成的角度而言，四君子汤、六君子汤、香砂六君子汤都包含了人参、茯苓、白术、甘草。在此基础上，六君子汤与香砂六君子汤中均包含陈皮、半夏；香砂六君子汤包含砂仁。从功效角度而言，四君子汤、六君子汤及香砂六君子都可益气健脾。在此基础上，六君子汤、香砂六君子可燥湿化痰；香砂六君子汤可行气。由此观之，四君子汤、六君子汤、香砂六君子汤在药味上的相似，导致其功效上的相似性，为临床用药提供了指导。

（三）中医师承中的他相似

1. 学术思想中的他相似

中医药学的发展源远流长，包含无数不同时代医家经验的积淀，金元四大家的思想便是其中之一。本书用梳理金元四大家的师承关系、学术思想来探究其在学术思想中的继承关系（图 5-13）。

如图 5-13 所示，刘完素是河间学派的创始人，属寒凉派，张从正乃刘完素的私淑弟子，其自学、传承了刘完素的学术思想，并创立了攻邪派，是对河间学派的继承和发展。朱丹溪师承罗知悌和许谦，既是朱熹理学的继承者，也是刘完素的再传弟子，其进一步继承和丰富了刘完素的学术思想，且创立了滋阴派，为河间学派的进一步发展壮大贡献了力量[102]。刘完素擅用寒药疗热病，强调注重脾胃；张从正攻邪善用寒药；朱丹溪提出"阳常有余，阴常不足"，主张滋阴泻火，强调注重脾胃元气。其中，寒药疗热病、寒药攻邪、滋阴泻火均属于火热病机的范畴；注重脾胃、注重脾胃元气，均体现了对于脾胃的重视[103]。所以，金元四大家的学术思想之间存在继承关系。

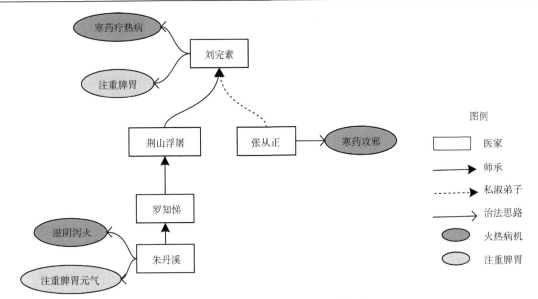

图 5-13 金元四大家学术思想的他相似

2. 中医师承过程中知识的传播

此外，在中医师承过程中，师徒之间的知识传播，也涉及他相似，如师父可以以取象比类为框架教授中医基础理论[104]、授予徒弟辨证的要点（图 5-14）。

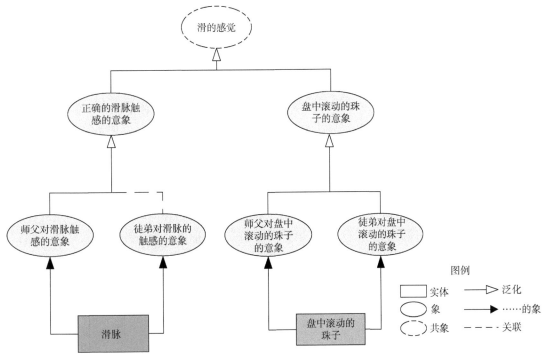

图 5-14 中医师承中的他相似

如图 5-14 所示，师父在引导徒弟学习滑脉过程中，师父与徒弟分别提取手触滑脉与盘中滚动的珠子的意象，经过比较，按其相通点归类出共象滑的感觉，帮助徒弟了解正确的滑脉触感，从而掌握诊断滑脉的要领。

四、相似性度量

1. 相似性度量的定义

相似性度量，是用来衡量两个事物之间相似程度的一种度量。两个事物越相似，其相似性度量也就越大，而两个事物越不同，其相似性度量也就越小。常用的相似性度量包括相关系数（衡量变量之间相似程度）和相似系数（衡量样品之间相似程度）。相似性的度量方法很多，有的适用于特定的领域，也有的适用于特定类型的数据。

样本的相似性测度的选择和计算是一个复杂问题，需要由领域专家确定采用哪些指标特征变量来精确刻画样本的性质，然后再考虑如何定义样本之间的相似性测度。

分类和聚类，作为两种最常见的机器学习算法，是以相似性度量作为基础的。主要用到两类相似性度量函数。

1）相似系数函数：两个样本点越相似，则相似系数值越接近 1；样本点越不相似，则相似系数值越接近 0。这样就可以使用相似系数值来刻画样本点性质的相似性。

2）距离函数：可以将具有 p 个变量的样本看作 p 维空间中的一个点，进而使用某种特定的距离（如欧式距离、余弦距离等）来表示样本点之间的相似性，距离较近的样本点则较相似，距离较远的样本点则差异较大。

2. 相似性度量的应用案例——方剂功效相似度

方剂是历代医家根据中医理论指导，按照一定配伍原则形成的治疗疾病的药物组合，是中医学治疗疾病的主要手段。方剂的组方并非药物的简单堆砌和药效的单纯叠加，而是根据疾病的需要，在辨证立法的基础上，按照一定的组成原则，选择适当的药物，规定适当的剂量而组成，目的是增效减毒。为了更好地体现方剂配伍理论指导下的各组成药物功效如何相互作用、如何影响方剂整体功效发挥方向、如何增强药力和协同作用的机制，可以引入方剂功效相似度这一量化指标。主要计算步骤为：①计算方剂功效子网络：输入方剂的药物组成信息，实现对方剂的整体功效自动的定量分析计算。该算法以功效语义网络为基础，来进行方剂整体功效的计算和分析，得到的结果是一个小的功效语义子网络。一方面遵循了方剂配伍理论，能体现方剂内各组成药物功效相互作用机制；另一方面，其计算结果能直观地表现方剂各功效的作用靶点和强度分布[105]。②计算两个目标方剂功效子网络的差，形成一个新的功效差网络，然后基于该功效差网络，计算得到两个目标方剂的功效语义距离。

下面计算四君子汤和六君子汤、香砂六君子汤、丁沉四君子汤、四物汤之间的功效语义距离，阐述方剂功效相似性度量的实际应用[105]。

（1）示例：四君子汤和六君子汤之间的功效语义距离

通过方剂功效子网络算法[106]，可以分别计算出四君子汤和六君子汤的功效子网络（图 5-15、图 5-16），进而计算两个功效子网络的差异功效子网络（图 5-17）。

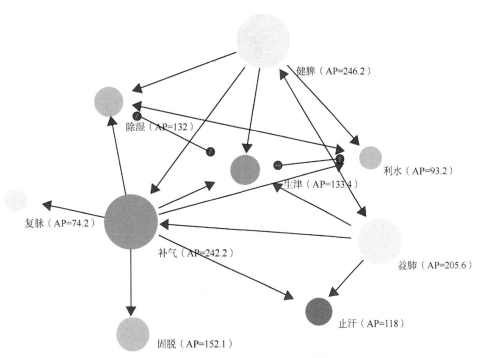

图 5-15　四君子汤功效子网络（AP：总药效强度值）

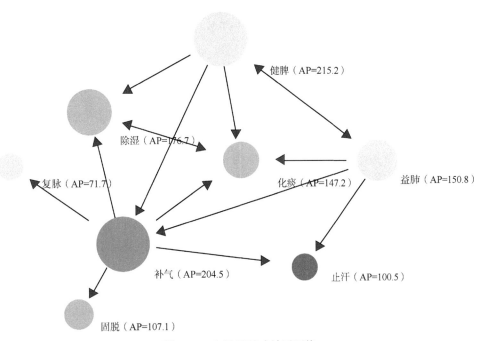

图 5-16　六君子汤功效子网络

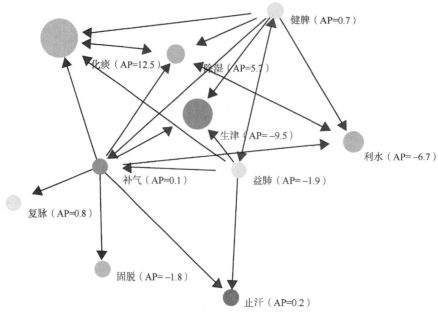

图 5-17 四君子汤和六君子汤差异功效子网络（语义距离 47.949）

如图 5-15 所示，四君子汤的功效子网络包括健脾节点、除湿节点、利水节点、生津节点、复脉节点、补气节点、益肺节点、止汗节点及固脱节点，其中健脾节点的总药效强度值为 246.2、除湿节点的总药效强度值为 132、利水节点的总药效强度值为 93.2、生津节点的总药效强度值为 133.4、复脉节点的总药效强度值为 74.2、补气节点的总药效强度值为 242.2、益肺节点的总药效强度值为 205.6、止汗节点的总药效强度值为 118 及固脱节点的总药效强度值为 152.1。

如图 5-16 所示，六君子汤的功效子网络包括健脾节点、除湿节点、化痰节点、复脉节点、益肺节点、补气节点、止汗节点及固脱节点，其中健脾节点的总药效强度值为 215.2、除湿节点的总药效强度值为 176.7、化痰节点的总药效强度值为 147.2、复脉节点的总药效强度值为 71.7、益肺节点的总药效强度值为 150.8、补气节点的总药效强度值为 204.5、止汗节点的总药效强度值为 100.5 及固脱节点的总药效强度值为 107.1。

如图 5-17 所示，进一步计算差异功效子网络的语义距离为 47.949。

六君子汤是在四君子汤的基础上加入陈皮和半夏而组方，比较两者的功效语义子网络可见，六君子汤在四君子汤补气、健脾的主要功效之外，化痰、利水、除湿的目的也非常突出。而语义距离计算也彰显了这一点，两方相比，补气和健脾功效的差异度很小，差异度最大的功效是化痰，其次为生津、利水、除湿等。

（2）示例：四君子汤和香砂六君子汤之间的功效语义距离

通过方剂功效子网络算法分别计算出四君子汤（图 5-15）和香砂六君子汤的功效子网络（图 5-18），进而计算出四君子汤和香砂六君子汤的差异功效子网络（图 5-19）。

如图 5-19 所示，最小运输费用，即语义距离为 134.101。

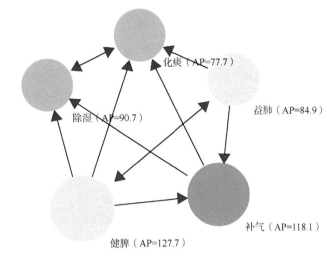

图 5-18　香砂六君子汤的功效子网络

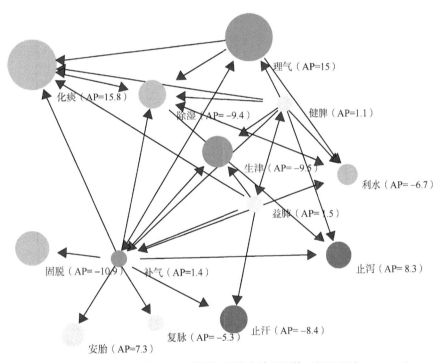

图 5-19　四君子汤和香砂六君子汤的差异功效子网络（语义距离 134.101）

在六君子汤基础上进一步增益了木香和砂仁的香砂六君子汤，在与四君子汤的对比中，不但"化痰"的差异度较大，还新增了"理气"这一强差异度功效。两者语义距离也远大于六君子汤和四君子汤的语义距离。因为四君子汤、六君子汤、香砂六君子汤之间存在较为清晰的衍化轨迹，在两两比较计算语义距离时，大部分功效发生了重叠，差异功效就凸显得较为清晰，语义距离值也随衍化的进展逐渐加大。

由此可见，基于图理论度量方剂间功效语义距离的方法，能较好地反映两个方剂间的功效差异，尤其适合衡量和体现类方逐步衍化过程中的功效相应的改变。语义距离越远，两个方剂的差异度就越大；反之，语义距离越近，两个方剂间的关系就越紧密，存在衍化关系的可能性就越大。而且可以直观地体现出方剂衍化的方向，对于方剂衍化轨迹的探讨具有重要意义。

3. 结语

无论是在自然科学领域还是中医药领域，相似性的存在都是非常普遍的。有关中医药理论的相似性研究，如阴阳学说、五行学说、全息理论，可以阐明中医药理论的内涵，并进一步指导临床应用。与此同时，研究方剂的相似性可以探究方剂组成与方剂功效之间的规律，研究中医师承中的相似性可以进一步了解学术思想的传承及知识的整体传播过程。所以，深入研究中医药领域中的相似性，对于理解和丰富中医药理论，指导和创新中医临床具有很强的现实意义。

第二节　不确定性准则

不确定性原理（uncertainty principle）是沃纳·卡尔·海森堡（Wemer Karl Heisenberg）于1927年提出的物理学原理，但这个原理也涉及很多深刻的哲学问题。他认为："在因果律的陈述中，即'若确切地知道现在，就能预见未来'，所得出的并不是结论，而是前提。我们不能知道现在的所有细节，是一种原则性的事情。"

对中医药信息处理来说无论是所处理的对象，还是处理后所获得的结果都存在着极为明确的不确定性，这是因为处理的对象是现象信息，现象是无法知道所有细节的，而处理的结果要经过黑箱过程，黑箱更是无法解释的。

一、不确定性的概念

不确定性原理是量子物理学中最著名的概念之一，认为在对粒子进行测量时，粒子的某些性质无法同时被准确测量，也就是存在测量的不确定性。具体来说，在进行位置和动量的测量时，这两个物理量是不可能同时被测量得到精确的数值的。这是由于测量的过程会对被测量的粒子产生扰动，使得它们的位置和动量发生改变。

不确定性原理对量子物理学的发展产生了重要的影响，它打破了牛顿力学中决定论的观念，认为微观粒子的行为具有一定的概率性。这种概率性的存在，使得量子物理学与经典物理学有着本质的不同。经典物理学、牛顿物理学是确定性的，而量子力学为科学引进了不可避免的非预见性或偶然性。一般而言，量子力学并不对一次观测预言一个单独的确定结果。它预言一组不同的可能发生的结果，并告诉我们每个结果出现的概率。也就是说，如果我们对大量的类似的系统作同样的测量，每一个系统以同样的方式起始，我们将会找到测量的结果为 A 出现一定的次数，和为 B 出现的另一个不同的次数等。人们可以预言结果为 A 或为 B 出现的次数的近似值，但不能对每一个个别测量的特定结果做出准确的预言。

不确定性原理是一种基本的物理规律，它反映了自然界中一种普遍存在的不确定性，同时也提示我们，在处理微小物体时需要谨慎地考虑测量对其产生的影响。对人体来讲，人体是被测量的，具有个体化的多维的变量，我们不能知道现在的所有细节。同时对于中医学来讲，测量者是医生，也是具有个体化的多维变量，同样不能知道所有的细节，测量过程通过望、闻、问、切四诊的方式，是一种不可预知的测量与被测量之间的扰动，因此整个测量（即诊断）的过程，都是一种不确定的，也就是一个黑箱的过程。即便测量者是患者，同样也具有个体化的多维变量，虽然是对自身稳态的测量，仍然无法知道所有的细节，测量过程是通过患者对自身稳态的自我感知的方式，依然无法预知自身稳态与自我感知之间的扰动，因而，测量过程还是一个黑箱的过程。

二、不确定性与概率理论

概率论，是研究随机现象数量规律的数学分支，它是研究随机性的，不能研究不确定性。但本质上，不确定性包含随机性，随机性是不确定性的一种类型。随机性是这个事件可能出现的结果是知道的，只是不知道下一次会出现哪个结果。不确定性，是连可能出现结果的选项都不知道。很多不确定性是可以转变成随机性的，尽量把不确定的问题，转变为随机的问题，就需要用概率去研究。由于中医稳态的认知是具有不确定性的，因此，即便是应用了概率方法进行研究，其结果依然无法满足对中医稳态认知的把握，但却在稳态的把握上提供了一种途径。

1. 医学与主观概率

主观概率理论是指依据直觉进行判断。这种直觉可以是基于一个人的判断力或者经验，但并不必然是依据过去真实发生的特定事件。在概率依据人们的主观形成时，不同的人会形成不同的判断，从而进行不同的选择。可以用获得信息的不同或对于同一信息的不同处理能力来解释为什么不同的个体形成的主观性概率会有区别。中医稳态及其影响元素的处理与个体的主观概率有很大关系，不仅是医生还包括了患者本人个体的主观判断，涉及机体的稳态判断，包括证候判断、治则治法及处方用药多个环节，才会出现"千人千方"的现象，而这个主观判断与医生的决策能力和经验息息相关，也与患者本人的经验与知识息息相关。而稳态不仅与证候相关，其相关的范围远远超出了病证所涉的范围，健康、长寿都是稳态的相关范围。因此，以人为对象，而非以病为对象的中医学，无论是医生还是患者，其经验、知识、决策能力都需要是全方位的，包括了生命与生活的方方面面。

2. 个体概率与群体概率

群体概率和个体概率针对的对象不同，回答的问题也不同，不能混淆，也不能相互替代。群体概率是针对一件事情来的，体现的是群体的共同特征。个体概率是关注个体的独特差异，解决问题的思维方法也从事件转向了人。在医学领域中所要解决的问题，既要看群体特征，也要具备个体概率的思路。如某一种药物，有效率为 90%，能够缓解或者治愈 90% 的患者，这个概率是针对这个药物治疗这种疾病这件事情来说的。但是，对于每一个个体来说，他们有基因的差异、生活习惯的差异、身体条件的差异、所处自然环境的差异、涉及的工作环境的差异、家庭环境的差异等，对于这些差异，每一个患者都是用个体概率来体验和承受的。医生用群体概率来思考和决策，这样就可以让很多有迫切需求的患者满足愿望。流行病学、循证医学都是在解决群体概率的问题，解决对象是疾病而非个体患者自身的稳态问题。但每个患者基于个体概率也有自身的期望值，这也是医学需要解决的问题。中医学更关注的是个体概率，记载个案报道，无论是验案还是误案，但现在的期刊文献中，个案报道越来越少，更多趋向于去关注群体的临床研究。当然，一旦回归真实，个人概率就必须提上日程，刚刚经历的新冠病毒感染，一旦发展到重症，即便是现代医学也必须是一人一策，只讲个体概率而不讲群体概率。这时所针对的已经从疾病转向了人，从科学转向了真实。

三、中医药理论与不确定性原理

1. 中医药概念的不确定性

中医学概念具有较大的灵活性、歧义性和不确定性。西医学概念大多为抽象概念，它不关注事物的特殊性、个别性和偶然性，只把事物的一个方面、一个层次或某种规定和关系的共同本质属性概括出来而形成抽象概念。因为，抽象是指不依赖于具体的个体或实体而存在的概念、观念或思想。如"细胞""抗原""激素"等概念，是相应客体确定和单一形式的反映，它的指称是固定和唯一的。中医学概念多为具象概念，所谓具象则是指直接经验或感觉所得的实际存在的个体或实体，因此，它不具有纯抽象的性质，往往不能脱离现象或具体物象而存在。因此，中医学概念很难进行严格切的定义，只能借用比喻、形容和象征等方式来表达，如滑脉被描述为"往来流利，应指圆滑，如珠走盘"。这种不确定性主要表现在以下几个方面。

1）概念定义的模糊：中医理论中有许多概念的定义并不明确，如"气"这个概念既可以是单独指物质、功能，又可以既是指物质同时又是功能。在不同的医家和学派中对其又有着不同的解释和应用，各家观点的争论也反映了气概念的多义性、歧义性和不确定性。

2）概念内涵的多样：由于中医认识和思维多关注现象层面，而现象总是具体的、个别的、动态的和多样的，从而造成了中医学概念所反映的不是对象的本质特征，而是它的基本特征及其所有细节。与本质特征的单质性和唯一性不同，基本特征实际上是一个组群，它是多元的，即包含了所有细节。中医学许多核心概念，如阴阳、五行、气、证，往往没有明确的定义，每个概念具有多义性、歧义性，并没有明确的外延，其指称是不确定的。如阴阳概念既可指高度抽象的"天地之道，万物之纲纪，变化之父母，生杀之本始"，又可指具体的脏腑、经络、药性等，它在特定的关系中是确定的，但在整个理论体系中又是不确定的。如"言人身之的阴阳，则背为阳，腹为阴"，但"背为阳，阳中之阳，心也；背为阴，阳中之阴，肺也；腹为阴，阴中之阴 肾也；腹为阳，阴中之阳，肝也"。

3）概念界定的困难：中医概念的界定往往受到历史、文化、地域等因素的影响，不同的医家和学派对于同一概念的界定可能存在差异。这种差异使得中医概念的研究和应用具有一定的主观性和不确定性，尽管它们是相似的。如对风邪的病因性质有"善行数变""风性主动"等不同描述；对发热症状有"翕翕发热""蒸蒸发热"等不同状态的描述；用"心如倒置莲花"比喻脏腑形态；对洪脉有"状如洪水，来盛去衰，滔滔满指"的脉象感知的描述。这些概念都具有不确定性，不同的医生、不同的患者对同一个概念的感知和描述都是不确定的。这一方面造成了概念界定的困难性，另一方面又使得概念本身具有极其丰富的内涵。

4）概念应用的局限：由于中医概念的不确定性，中医理论所涉及的概念在临床实践中的应用会受到一定程度的限制。医生在诊断和治疗过程中，往往需要根据具体病情和个体差异进行综合分析，而不能简单地套用某一概念进行判断和治疗。但从另一方面看，由于中医概念的不确定性，中医临床实践才具有了极大的灵活性，针对不同的个体可以产生无数的治疗方案，其中不乏大量具有创新性的方案，这是中医具有发展活力的重要原因。

中医的概念由于缺乏严格的定义 其内涵的多义性和外延的不确定性决定了中医只能选择自然语言。与科学语言的单义性与确定性相比较，自然语言具有多义性、歧义性、语法结构不严格性和不统一性等特点。自然语言是人类语言系统发展过程中的初级阶段，在表达思想、传递情感、交流信息，特别是在形象思维中具有不可取代的价值。中医自然语言的模糊性、歧义性给认识主体在阅读、理解中医文本时带来了不确定性。随着人工智能技术的发展，自然语言处理（natural language processing，NLP）成为计算机科学领域与人工智能领域中的一个重要方向。它研究能实现人与计算机之间用自然语言进行有效通信的各种理论和方法。如中医药领域的实体抽取可以从非结构化的中医信息中抽取有用信息，有助于中医信息的精准利用，提高中医药信息的利用率。目前机器学习、深度学习及预训练模型技术等大量用于中医药自然语言处理研究中，但它们依然不可能对中医药概念进行很好的处理和诠释，这个与其不确定性的特点有非常大的关系。也许，将来能够研制出适用于处理这种不确定性特征非常明显的用自然语言描述概念的智能技术，这将为中医药数据处理的发展提供极大的发展空间。

2. 中医药认识的不确定性

由于中医的发展历程，中医认识人体、诊察疾病是以纯感官观察方法为主。望、闻、问、切的四诊方法即是通过认识主体的视觉、嗅觉、听觉和触觉等纯生理感官来感知人体、获取信息的。人的感觉具有私人性、相对性，因观察角度、方式的不同，容易造成感觉体验上的不确定性。人们常说的"十个中医，十一个脉"便是医者对脉象感知上的不确定性在临床实践中的典型表现。另外，由于"观察渗透理论"，观察不是消极被动的感性直观，不是简单的视、听、嗅、触等感知活动。观察结果不仅要受到人的生理感官的局限，同时也要受到认识主体的心理因素、价值观念、知识结构和思维方式等诸多理论因素的渗透与制约。因而不同的认识主体在观察同一对象时容易得出不同的结论。中医临床上强调的四诊合参，主要是用来增加观察的客观性、全面性，从而减少观察结果的不确定性，使观察者能从整体上动态把握观察对象的全部具有现象特点的稳态变化。

"感觉器官和直接观察和对客体不加干涉的自然观察方法，才正是观察结果之繁密和释义域（或解释域）增宽的渊薮，而这又必然带来医学命题的歧义和不精确性"。西医采用了仪器观察与实验手段，深化了对人体的认识层次，有效地控制了条件，简化和纯化了对象，减少和排除了各种不确定性因素，使得其观察和实验结果具有相对较强的确定性和可重复性。但同时，也使得其观察对象更偏向科学而脱离了真实。而中医认识人体始终在人体"自然"状态下进行，也就是开放环境下进行，主要还是依赖认识主体的生理感官，以仪器观察和实验方法为辅，因此在观察结果的不确定性（歧义、模糊和可重复性差）上相比西医表现得更加明显。但也正是因为如此，中医的观察也更具有现象、整体的特征，使其观察对象更偏向于接近真实。

尽管中西医学都是以人体为其研究对象，但在具体的认识层面上，两者却有着不同的认知取向。西医以人体的本体或本质为其研究对象，沿着器官、组织、细胞、分子、DNA 等方向，去寻找生命、健康及疾病的最终本体和本质。而中医认识是以"象"为中心的。作为中医认识对象的"象"主要是指表现于外，并能被人的感官所感知的人体结构与功能同步后形成的稳态表象。"象，谓所见于外，可阅者也"（《素问·六节藏象论》王冰注）。中医就是通过望、闻、问、切四诊方法从面象、舌象、脉象等多维功能表象中来认识和调控人体稳态的。与西医稳定的、唯一的、确定的人体本质和本体不同，中医的"象"是变动的、多样的和不确定的。如中医的藏象与西医的脏器就有着很大的区别，西医的脏器有着清晰的可解剖性、准确的定位及功能确定性。中医的藏象是一个结构与功能同步的稳态系统，它包含着众多子系统及其结构与功能同步形成的稳态复合体，它没有明确的解剖定位，即没有明确的结构定位，且其功能也是复杂、多变和不确定的，由此形成的稳态因此具有了认识、整体、现象、动态的特征。又如，具有重要诊断价值的中医脉象也是非常复杂的，具有很大程度的不确定性。现代医学研究已揭示，脉象与人体之间的联系是极其复杂的，其与心血管疾病的联系有些是直接的、必然的和确定的，如患者出现结、代脉，就可以确定心脏有问题，对心脏疾病诊断具有较高的参考价值。脉象与人体心血管之外的其他脏腑、百骸之间的联系，则往往具间接性、偶然性和不确定性。但从中医学的角度，中医脉象的变化反映了中医整体或局部稳态的改变及其改变的程度。

3. 中医学思维的不确定性

对于中医稳态及其影响元素认知形成的中医理论体系是中医思维的总纲领，其构建是以类比推理为主导方法，以天人合一为主导观念，阴阳五行为主要工具，人体的一切生理功能、病理变化及药性药理，甚至治则治法均可通过取象比类方法推导出来。在中医看来，人是小宇宙，与自然、社会具有深刻的统一性，不仅同源、同构，而且同理。由于中医主要不是通过内在的解剖结构进行分析，而是通过外在的结构与功能同步形成的稳态表象来认识人体的，因此，中医理论的构建就不可能通过纵向的演绎推理，而只能选择横向的类比推理来实现。中医临床诊疗患者，一般都采取这种类比推理的思维方式来判断患者的状况，医生通过不确定的现象（如对患者主诉的不确定性，对检查所获的患者体征的不确定性），来综合评判总结这种"意会"的体验经验。这种通过直觉判断和类比推理来进行思维和构建起的理论体系与西医强调严格的逻辑分析和严密的逻辑推理有很大的不同。中医对疾病的诊察、证候的理解，由于缺乏对人体解剖结构的分析，只能通过对人体结构与功能同步形成的稳态外在表现进行观察，在经验的基础上，从整体上依赖指向性思维直觉地体悟人体稳态变化的本质。这种直觉能力既非先天固有，又非一朝一夕可得，是医生在长期临床实践中磨砺而成，是"经验的共鸣"，当然，个人的悟性在这里是具有重要作用的。中医这种以直觉体悟为主的认识方式，立足于丰富的实践经验和个人的悟性水平，能够打破常规的思路，突破思维定式和逻辑规则的束缚，具有较大的灵活性，能够在一定程度上激活认识主体的想象力和创造力，往往能够获得单从分析方法所得不到的结果。但另一方面，中医直觉方法仅以临床经验和个人悟性为基础，缺乏以实证分析和严密逻辑为前提，不可避免地给认识结果带来了或然性、模糊性和不确定性。这也是中医临床思维的不确定性的体现。

可以看到，基于中医思维的中医药信息处理具有不确定性，它处理的对象是现象信息，而处理的结果要经过黑箱过程。那为什么现象信息或者黑箱过程就会存在不确定性呢？因为至少从某个角度看是因为我们无法把握现象信息所有的维度，甚至不知道这些维度的维数，更无法把握这些维度间的极其复杂的关联关系；而黑箱本身就是未知，因而更无法了解其中的维度、维数及其相关关系；因此，如果我们从这个角度分析问题，就必须明白，可解释是建立在维度、维数及其相互关系基本清楚的基础之上的。维度与不确定性是有着密切相关性的，这也就是为什么高维小样本的研究结果总是充满不确定性，以至于个体的辨证论治存在不确定性是一种原则性的事情，无论如何都是无法避免的。因此在基于中医思维进行的人体稳态处理是完全依赖人体的自组织功能，他组织只是有在激活自组织后引发相关的级联反应后才能发挥作用，而人体的自组织功能对我们来说目前完全是黑箱过程。

此外，由于不同个体医生在面对同一个患者个体时，因为患者现象信息存在的超高维数，无论如何也无法全面把握所有维度及维数，更无法谈及相互之间的关联关系；而另一方面，即便不同的个体医生面对同一个患者在不同的位点激活了体内的不同级联反应通路，依然可能获得相似的疗效，从而使得不同的个体医生会从不同的思维角度去组织患者现象信息的维度与维数，以及其相关关系，这种视角不同的维度也会对中医证候及处方产生不同的认知。换言之，中医思维的不确定性依然能够有效地解决临床问题。

4. 概率论与中医药的不确定性

概率论有两个学派：频率派和贝叶斯派。简单地说，频率派与贝叶斯派探讨"不确定性"这件事时的出发点与立足点不同。频率派试图直接为"事件"本身建模，认为如事件 A 在独立重复试验中发生的频率趋于极限 p，那么这个极限就是该事件的概率。最经典的例子就是抛硬币，如计算抛掷一枚硬币正面朝上的概率，我们就需要不断地抛掷硬币，当抛掷次数趋向无穷时，正面朝上的频率即为正面朝上的概率。而贝叶斯派则是从"观察者"的角度出发来认识"事件"，贝叶斯派从"观察者知识不完备"这一出发点开始，构造一套在贝叶斯概率论的框架下可以对不确定知识做出推断的方法。频率派说的"随机事件"在贝叶斯派看来，并不是"事件本身具有某种客观的随机性"，而是"观察者不知道事件的结果"而已，只是"观察者"知识状态中尚未包含这一事件的结果。但是在这种情况下，"观察者"又试图通过已经观察到的"证据"来推断这一事件的结果，因此只能靠猜测。贝叶斯概率论就是试图构建较完备的框架用来描述最能服务于理性推断的"猜的过程"。因此，在贝叶斯框架下，同一件事情对于知情者而言就是"确定事件"，对于不知情者而言就是"随机事件"，随机性并不源于事件本身是否发生，而只是描述观察者对该事件的知识状态。

贝叶斯统计的基础是贝叶斯定理：

$$p（A|B）=p（A）\times p（B|A）/p（B）$$

根据贝叶斯派，这条定理应该这样解读：有一个事件 A，你之前知道它发生的概率是 $p（A）$；然后你看到了一个和 A 有密切关联的事件 B，那么你可以把事件 A 发生的概率修正为 $p（A|B）$，也就是看到 B 以后 A 发生的概率，由上面的公式给出；其中 $p（B|A）$ 是 A 出现时 B 出现的概率，$p（B）$ 是 B 出现的总概率。

对于疾病诊疗，如何得知某种药是否有效呢？西医为了解决重复性的问题，退而求其次：对疾病进行分类，对同样类别的患者进行同样的治疗，采取双盲试验，看统计数字，不考虑个体之间的差异，也不考虑这个患者是否同时患有其他疾病，或者治疗对其他疾病状态及生理状态的影响。举个例子，假设有一种药，对 80%的人有效，对 20%的人无效，有效组的治愈率是 80%，无效组的治愈率是 20%。如果做双盲试验，这个药的总有效率=80%×80%+20%×20%=68%，可能是一个较为有效的药物。作为患者用了一次这个药，发现无效，在吃药之前，我们只能认为我们在无效组的概率是 $p（A）$=20%，而 $p（B|A）$=1–20%=80%，总无效率 $p（B）$=1–68%=32%，于是 $p（A|B）$=20%×80%/32%=50%。我们处于无效组的概率上升到 50%。如果再吃一次药仍然无效，在此之前我们在无效组的概率已经修正为 $p（A）$=50%，总无效率也修正为 $p（B）$=80%×50%+20%×50%=50%，于是 $p（A|B）$=50%×80%/50%=80%。那么患者处在无效组的概率上升到 80%。相反，如果这药只对 20%的人有效，其他概率不变；

在双盲试验中，它的总有效率是 20%×80%+80%×20%=32%，可能认为是一个较为无效的药物。但如果患者连吃两次都有效，按照同样的原理计算，第一次服药后处于有效组的概率是 50%，第二次就达到 80%，基本可以断定这药对该患者是有效的。那这里就有了整体事件的概率，和加入了观察者的经验之后的概率计算的问题。

在科学无法得到确切结论的情况下，经验永远是人类面对复杂世界的法宝，要尊重人们按常识积累起来的经验。面对众多的环节和变量，并不逐一通过对比试验去研究它们是否合理、是否最优；而只是继承成功的案例；如果需要改进，在过去的成功经验上做局部调整。在有一定知识（比如这两个例子中的分组情况）的前提下，少数几个事件就可以提供重要的决策依据。人工智能学者把很多互相关联的事件和因素连成一个网络，称贝叶斯网络，先验概率经常是由决策者主观估计的。在取得样本信息后，计算后验概率以供决策者选择最佳。贝叶斯网络模仿了人类积累经验的过程，贝叶斯定理广泛应用于决策分析中，也用到了医疗诊断的研究工作中。

中医在 20 世纪 80 年代初就成功地做过冠心病双盲试验，现在上市的中成药都需要走正规的认证流程。面对复杂的人体，西医遵循严格的解析方法：只控制一个变量。但中成药不是西药，因为所有的西药都是单一化学成分的，而中成药在成分、原料等方面都有非常多的变量存在。但中成药的应用是基于群体概率的，中医的诊断和干预也可以用概率论的方法来讨论，但不是基于群体概率，而是基于个体概率。随着大数据的出现，比传统的统计方法更能贴近对个体概率的计算。从概率的角度来看，大数据和传统的数据分析最大的差异是从寻找群体共同特征，到寻找个体独特差异。不断用细分的群体概率代替个体概率，可能保证在现有条件下犯错最小，但是却永远代替不了个体概率本身。大数据带来了海量的数据，可以不断地进行细分，同时也有了多维度的数据进行相互验证，如基因、身高体重、生活习惯、社交群体、出生日期等，在不同的关键因子上能计算出对每个个体的成功概率。此外大数据还是不断更新的数据，可以不断地修正个体概率。当前的人工智能，数字化转型，本质都是使用数据对个体概率不断的调整。预测概率是决策的基础，从能预测整体的确定性，到能预测个体的概率，大数据为辅助决策系统研发提供了更准确决策的可能。

参 考 文 献

[1] 钟义信. 信息科学原理[M]. 5版. 北京：北京邮电大学出版社，2013.

[2] 钟义信. 信息科学与技术导论[M]. 2版. 北京：北京邮电大学出版社，2010.

[3] 崔蒙，高博，杨硕，等. 中医药信息学概论[M]. 北京：科学出版社，2016.

[4] Viktor Mayer-Schonberger，Kenneth Cukier. 大数据时代：生活、工作与思维的大变革 A revolution that will transform how we live，work and think[M]. 盛杨燕，周涛译. 杭州：浙江人民出版社，2013.

[5] Carlo Rovelli. 时间的秩序[M]. 杨光译. 长沙：湖南科学技术出版社，2019.

[6] 孙广仁. 中医基础理论[M]. 2版. 北京：中国中医药出版社，2007.

[7] 朱雪，李珂，陈宪海. PM2.5中医病因属性及致病特点探讨[J]. 中华中医药杂志，2017，32（9）：3937-3939.

[8] 姚蕙莹. 《辅行诀五脏用药法要》中五脏辨治规律研究[D]. 兰州：甘肃中医药大学，2021.

[9] 王永炎. 中医药研究中系统论与还原论的关联关系[J]. 世界科学技术-中医药现代化，2007，9（1）：70-73，79.

[10] 仝小林，何莉莎，赵林华. 论"态靶因果"中医临床辨治方略[J]. 中医杂志，2015，56（17）：1441-1444.

[11] 仝小林，刘文科. 君臣佐使理论的再理解及其在现代临床处方中的应用[J]. 时珍国医国药，2015，26（8）：1969-1970.

[12] 马思思，贾春华，郭瑨. 基于"一个方剂是一个邦国"的方剂君臣佐使隐喻分析[J]. 北京中医药大学学报，2019，42（2）：93-98.

[13] 王丽娜，胡建鹏，范婧婧，等. 方剂学理论体系形成与发展[J]. 中医药临床杂志，2017，29（12）：2044-2047.

[14] 崔昶旭，杜雪琴，姜依然. 功能学派目的论视角下中医典籍病机的翻译策略：以《傅青主女科》为例[J]. 江西中医药大学学报，2019，31（4）：9-11.

[15] 张其成. "气-阴阳-五行"模型的复杂性再探[J]. 中国医药学报，2003，18（5）：276-279.

[16] 靳文琴，成词松，严航，等. 从"脾不散精-玄府郁闭"论治灼口综合征[J]. 成都中医药大学学报，2021，44（4）：62-65.

[17] 刘芳，王雪峰，杨贵将. 用现代系统论审视中医的整体观[J]. 中医药学刊，2006，24（1）：112-113.

[18] 师双斌，郑洪新. 用系统论原理分析中医"肾藏精"理论[J]. 辽宁中医杂志，2012，39（3）：428-430.

[19] 王键，胡建鹏，何玲，等. "肾藏精"研究述评[J]. 安徽中医学院学报，2009，28（2）：1-5.

[20] 石云，何滨. 中医与中国画习作联合干预自闭症个案探析[J]. 中医文献杂志，2020，38（4）：63-65.

[21] 薛伯寿. 蒲辅周医学真传：外感热病传承心悟[M]. 薛燕星整理. 北京：人民卫生出版社，2015：164-169.

[22] 逢冰，刘文科，林铁群，等. 论"态靶因果"辨治方略在2型糖尿病中的应用[J]. 中华中医药杂志，2017，32（7）：2864-2866.

[23] 林雨，佘亮，魏馨瑶，等. 黄精炮制前后的化学成分变化及其减毒增效研究[J]. 中药材，2021，44（6）：1355-1361.

[24] 杨居东，樊锐锋，张欣，等. 附子炮制沿革及其炮制品的现代研究进展[J]. 中医药导报，2022，28（10）：91-95，104.

[25] 蓝鲜艳，周畅玓，毛敏，等. 附子不同炮制品的相关差异及临床合理选用探讨[J]. 中成药，2021，43（4）：994-997.

[26] 刘芳，王雪峰，杨贵将. 用现代系统论审视中医的整体观[J]. 中医药学刊，2006，24（1）：112-113.

[27] 王金生，王刚. 时空相数定位与中医现代化[J]. 光明中医，2002，17（6）：4-5.

[28] 张维波，王燕平，李宏彦.《黄帝内经》经脉脏腑相关解析[J]. 针刺研究，2018，43（7）：424-429.

[29] 纪青山，黄毅，李一清，等. 从针刺足三里穴出现循经感传看对胃的调整作用[C]//世界针灸学会联合会成立暨第一届世界针灸学术大会论文摘要选编. 北京，1987：264.

[30] Zhou W T，Jia S Y，Zhang Y Q，et al. Pathological changes in internal organs after blocking low hydraulic resistance channels along the stomach meridian in pigs[J]. Evidence-Based Complementary and Alternative Medicine：ECAM，2013，2013：935687.

[31] Dianah Rodrigues，高音，William E. Herfel. 应用耗散结构自组织理论分析一个中医病案[J]. 医学与哲学（人文社会医学版），2008，29（3）：56-57.

[32] 陆广莘. 重建中医主体价值体系[J]. 山东中医药大学学报，1998，22（6）：402-405.

[33] 陆广莘. 讲究"阴阳自和"的中医学[J]. 医古文知识，2000（1）：13.

[34] 张茂云. 基于张仲景桂枝汤及其类方探讨"营卫失谐"与疾病相关性的研究[D]. 长春：长春中医药大学，2019.

[35] 肖延龄，马淑然. 从系统自组织理论看辨证论治[J]. 山东中医学院学报，1995，19（5）：301-303.

[36] 张敬文，章文春. 中医藏象学说自组织原理探析（三）：传统养生对自组织原理的自觉应用[J]. 中医学报，2012，27（3）：311-312.

[37] 薛雨芳. 阴阳自和与机体系统自组织[J]. 山东中医学院学报，1991，15（2）：14-15.

[38] 王浩. 中医"法天象地"思维逻辑的分形理论解析[J]. 医学与哲学，2020，41（10）：64-66.

[39] 王冕. 中医学"时"的概念化研究[D]. 咸阳：陕西中医药大学，2022.

[40] 周德生，刘利娟. 脑藏象理论解析及分形构建探讨[J]. 湖南中医药大学学报，2018，38（10）：1099-1103.

[41] 邓宇，朱栓立，施仲源，等. 中医分形集[J]. 数理医药学杂志，1999，12（3）：264-265.

[42] 魏宏森，曾国屏. 系统论的基本规律[J]. 自然辩证法研究，1995，11（4）：22-27.

[43] 王小平. 证本质研究应树立功能结构观[J]. 山东中医药大学学报，2000，24（1）：16-18.

[44] 张健雄，王义国，张启明，等. 五藏功能节律的执行结构和相位分布[J]. 环球中医药，2021，14（12）：2219-2223.

[45] 刘建勋，苗兰，李欣志，等. 中国小型猪痰瘀互结证冠心病模型的血清蛋白质组学研究[J]. 中药药理与临床，2010，26（1）：73-76.

[46] 范群丽，王广基，阿基业，等. 高血压病阴虚阳亢证的代谢组学内涵研究[J]. 南京中医药大学学报，2010，26（6）：409-411，481-482.

[47] Ma T，Tan C E，Zhang H，et al. Bridging the gap between traditional Chinese medicine and systems biology：the connection of Cold Syndrome and NEI network[J]. Molecular BioSystems，2010，6（4）：613-619.

[48] Yang L P，Wang M Q，Wu W，et al. Transcriptome analysis of cold syndrome using microarray[J]. The American Journal of Chinese Medicine，2007，35（4）：609-620.

[49] Li S，Zhang Z Q，Wu L J，et al. Understanding ZHENG in traditional Chinese medicine in the context of neuro-endocrine-immune network[J]. IET Systems Biology，2007，1（1）：51-60.

[50] Zeng X Q，Xi Y，Jiang W B. Protective roles of flavonoids and flavonoid-rich plant extracts against urolithiasis：

a review[J]. Critical Reviews in Food Science and Nutrition, 2019, 59（13）：2125-2135.

[51] 沈喆安, 侯英泽, 赵耀焜, 等. 中草药中黄酮类化合物的提取工艺及药理作用研究进展[J/OL]. 微量元素与健康研究, 2023：1-4.（2023-07-21）. https://kns.cnki.net/kcms/detail/52.1081.R.20230721.1027.002.html.

[52] 庞元正, 李建化编. 系统论、控制论、信息论经典文献选编[M]. 北京：求实出版社, 1989.

[53] 魏宏森, 曾国屏. 系统论的基本规律[J]. 自然辩证法研究, 1995（4）：22-27.

[54] 魏宏森, 曾国屏. 系统论的一个基本规律：信息反馈律[J]. 清华大学学报（哲学社会科学版）, 1995, 10（2）：50-56.

[55] 茹科夫. 控制论的哲学原理[M]. 徐世京译. 上海：上海译文出版社, 1981.

[56] 吴大章, 苏柘童, 谢兴亮, 等. 中药制造过程链的信息传递规律与控制[J]. 江西中医学院学报, 2009, 21（3）：59-62.

[57] Von Bertalanffy L. 一般系统论：基础、发展和应用[M]. 林康义, 魏宏森译. 北京：清华大学出版社, 1987.

[58] ThomR. 突变论：思想和应用[M]. 周仲良译. 上海：上海译文出版社, 1989.

[59] HakenH. 协同学：自然成功的奥秘[M]. 戴鸣钟译. 上海：上海科学普及出版社, 1988.

[60] Wang Z, Shang H H, Li Y Z, et al. Transporters（OATs and OATPs）contribute to illustrate the mechanism of medicinal compatibility of ingredients with different properties in Yuanhuzhitong prescription[J]. Acta Pharmaceutica Sinica B, 2020, 10（9）：1646-1657.

[61] 杨爱华, 窦志华. 茵陈蒿汤药效物质基础研究方法与配伍机制的研究进展[J]. 中国药房, 2013, 24（19）：1812-1814.

[62] 字磊, 李艳娟, 李艳芹, 等. 中药复方配伍机制研究方法/策略进展[J]. 中国药房, 2023, 34（11）：1393-1398.

[63] 李晶, 李瑞刚, 睢博文, 等. 红参和红景天配伍前后主要成分及抗疲劳活性的变化[J]. 中国实验方剂学杂志, 2020, 26（13）：87-96.

[64] 张世洋. 人参白术治疗慢性萎缩性胃炎的配伍机制研究[D]. 成都：成都中医药大学, 2019.

[65] Sun S, Chen Q S, Ge J Y, et al. Pharmacokinetic interaction of aconitine, liquiritin and 6-gingerol in a traditional Chinese herbal formula, Sini Decoction[J]. Xenobiotica；the Fate of Foreign Compounds in Biological Systems, 2018, 48（1）：45-52.

[66] 韩彦琪, 孟凡翠, 许浚, 等. 基于网络药理学方法的元胡止痛滴丸治疗原发性痛经的配伍合理性研究[J]. 中草药, 2017, 48（3）：526-532.

[67] 湛垦华, 沈小峰. 普利高津与耗散结构理论[M]. 西安：陕西科学技术出版社, 1982.

[68] 孙忠人, 游小晴, 韩其琛, 等. 人工智能在中医药领域的应用进展及现状思考[J]. 世界科学技术-中医药现代化, 2021, 23（6）：1803-1811.

[69] 崔骥, 许家佗. 人工智能背景下中医诊疗技术的应用与展望[J]. 第二军医大学学报, 2018, 39（8）：846-851.

[70] 熊瑶, 陈敏. 人工智能在医疗领域应用现状探讨[J]. 医学信息学杂志, 2018, 39（4）：24-28.

[71] 黄恩铭, 谭敏敏, 袁晓琳. 基于舌象特征的中医体质自动辨别系统研究[J]. 现代计算机, 2023, 29（7）：116-120.

[72] 朱咏华, 朱文锋. 基于贝叶斯网络的中医辨证系统[J]. 湖南大学学报（自然科学版）, 2006, 33（4）：123-125.

[73] 秦震声, 张燕生, 赵耀, 等. 慢性溃疡性结肠炎复发气象预报研究[J]. 辽宁中医药大学学报, 2013, 15（2）：96-97.

[74] 孙梦秋. 基于人工智能的抗肿瘤中药成分组合优化及其协同作用机制分析[D]. 镇江：江苏大学, 2022.

[75] 吴胜江. 基于深度强化学习和模仿学习的艾灸应用研究[D]. 重庆：重庆大学, 2021.

[76] 俞飞蝶. 基于图嵌入和强化学习的诊疗方案推荐方法研究[D]. 北京：北京交通大学, 2021.

[77] Lundberg S M, Lee S I. A unified approach to interpreting model predictions[C]//Proceedings of the 31 st International Conference on Neural Information Processing Systems. December 4-9, 2017, Long Beach, California, USA. ACM, 2017: 4768-4777.

[78] Turing A M.computing machinery and intelligence[J]. Parsing the Turing Test, 2007: 23-46.

[79] 刘宁, 贾春华. 中医阴阳之原型标准与原型构建[J]. 中华中医药杂志, 2020, 35 (12): 6059-6063.

[80] 张宇鹏. 中医阴阳学说探析[J]. 中国中医基础医学杂志, 2022, 28 (1): 9-12.

[81] 李成华, 张庆祥. "木曰曲直" 视阈下的肝为 "罢极之本" [J]. 长春中医药大学学报, 2015, 31 (4): 666-668.

[82] 李全耀, 姚斐. 浅析天河水清热的理论依据[J]. 湖北中医杂志, 2021, 43 (1): 52-54.

[83] 温木生. 论腹针的全息学机理[C]//二〇〇九年重庆市针灸学会学术年会论文集. 重庆, 2009: 30-33.

[84] 吴一飞, 倪士峰, 巩江, 等. 生物全息理论研究概况[J]. 辽宁中医药大学学报, 2010, 12 (10): 32-34.

[85] 齐永. 脐针疗法、脐全息与脐诊法[J]. 中国针灸, 2004, 24 (10): 732-737.

[86] Wirz-Ridolfi A. The history of ear acupuncture and ear cartography: why precise mapping of auricular points is important[J]. Medical Acupuncture, 2019, 31 (3): 145-156.

[87] 缪丹, 姜劲峰, 吴晓亮. 耳针治疗中风选穴规律探究[J]. 云南中医中药杂志, 2019, 40 (5): 26-29.

[88] 田昕, 郭齐, 杨傲然, 等. 浅议 "取象比类" 对中医学理论和实践的影响[J]. 湖北中医药大学学报, 2012, 14 (4): 42-43.

[89] 李今庸. 藏象学说及其产生的客观基础[J]. 中医药通报, 2018, 17 (1): 9-11, 14.

[90] 高超, 唐光华, 陈玉如. 中医象思维在趋势辨治理论中的应用[J]. 中医学报, 2019, 34 (10): 2048-2051.

[91] 郑君, 张昆. 取象比类法阐发肩井穴与水火既济理论[J]. 四川中医, 2011, 29 (9): 52-53.

[92] 宋秒, 李如辉, 王栋. 取象比类方法在藏象学说中的运用探讨[J]. 浙江中医杂志, 2016, 51 (12): 859-860.

[93] 郭芮, 邓奕辉, 陈聪, 等. 基于取象比类探讨中医理论构建的思维方法[J]. 湖南中医药大学学报, 2021, 41 (4): 653-656.

[94] 曹正逵, 文光. 试论脏腑表里关系及其临床运用[J]. 中华中医药杂志, 2005, 20 (5): 269-271.

[95] 张敏, 纪立金, 高思华. 肺与大肠 "相合" 的理论探讨[J]. 中华中医药杂志, 2013, 28 (10): 2840-2843.

[96] 张雨璇, 肖微, 陈谦峰. 基于红外热成像技术对 "肺开窍于鼻" 藏窍理论的研究[J]. 江西中医药, 2021, 52 (2): 33-35.

[97] 党赢, 张锁, 刘钰, 等. 基于取象比类的病方证研究[J]. 中华中医药杂志, 2020, 35 (7): 3290-3292.

[98] 史成和. 中药法象药理学说浅述[J]. 浙江中医药大学学报, 2007, 31 (6): 680-681, 701.

[99] 张立平, 于智敏. 中药 "形气效理" 概念探析[J]. 辽宁中医杂志, 2019, 46 (9): 1869-1871.

[100] 曾晨, 周慧, 谢春光, 等. 浅析张锡纯 "取象比类" 以药性解药用[J]. 中华中医药杂志, 2021, 36 (12): 7411-7413.

[101] 顾恪波, 王逊, 何立丽, 等. 孙桂芝教授治疗恶性肿瘤 "取象比类" 用药经验浅析[J]. 现代中西医结合杂志, 2014, 23 (36): 4066-4067, 4078.

[102] 朱绍祖. 明清时期医学 "四大家" 的建构历程及其演变[J]. 安徽史学, 2019 (1): 28-35, 119.

[103] 章碧明. 金元四大家的学术渊源及其影响[J]. 现代中药, 2009, 29 (4): 64-66.

[104] 吴元洁. "取象比类" 思维方法在中医基础理论教学中的运用[J]. 中医药导报, 2008, 14 (9): 98-99.

[105] 朱彦. 类方衍化关系自动发现研究[D]. 北京: 中国中医科学院, 2016.

[106] Zhu Y, Cui Y D, Gao B, et al. An approach to calculation and visualization of efficacies of Traditional Chinese Medical formulae based on a semantic network[C]//2019 IEEE International Conference on Bioinformatics and Biomedicine (BIBM). San Diego, CA, USA. IEEE, 2019: 2520-2524.

写 在 后 面

本书成稿后，我们就开始思索，作为中医药信息的完整流程，除了本书所讨论的形成、获取、处理外，其实还应该具有存储与输出。而实际上，在中医药信息的完整流程中，除了所涉及的人体信息外，还应该涉及相关的干预因素信息，所以本书的论述还存在着许多不足。

如果让我们现在重新思考中医药信息学的理论科学，我们会从人体稳态信息和干预元素信息两个大的方面去考虑。

人体稳态信息首先涉及的依然是稳态的形成，到目前为止，我们依然认为稳态是人体结构与功能存在及运动的方式，但构建稳态的人体结构与功能并非是与物质和能量并列的概念层次；相反，结构与功能，甚至包括稳态本身，都是由物质、能量与信息构成的，我们的研究是基于稳态信息，而稳态信息确实是由结构信息与功能信息构成，而结构信息与功能信息又与构成结构和功能的物质及能量密切相关，即便是稳态自身也是由物质、能量和信息构成，但中医药信息学所关注的仅仅是稳态信息。那么我们所关注的稳态信息到底是怎样形成的呢？从现在的认知看，其是结构信息与功能信息相互关联、协同作用达到同步后形成的，这种极其复杂的关联一旦形成必然会产生涌现，导致结构信息与功能信息所不具有的新的信息产生，这些新产生的信息既不属于结构也不属于功能，只有在两者的复杂关联关系中才会产生，因此稳态信息是无法还原到结构或功能信息水平上的。稳态信息的形成，不仅仅是结构与功能的相互关联，而且还是这种关联关系产生协同效应时才有可能出现，也就是说，结构与功能的无序关联是无法产生稳态信息的，只有结构与功能的关联是有序的，并产生协同效应时才能出现稳态信息。协同作用发生时，在某种状态下能够达到同步水平，这种同步水平就是稳态信息的表达，表明人体在某种水平上处于稳定的状态。

人体结构与功能的协同作用及其所达到的同步并非是在外力的作用下实现的，而是依赖于其自身的自组织功能，自组织的功能依然是由物质、能量和信息所组成的，而我们关注的依然只有自组织功能的信息表达，但遗憾的是我们对自组织功能的信息表达基本上是一无所知，其基本是处于黑箱状态，也就是我们并不知道自组织的物质流、功能量及信息流是通过怎样的机制，通过怎样的通路实现的，只是知道人体内确实存在这样一种功能，使得维持生命的稳态能够持续存在。从中医药信息学的角度看，我们仅仅是在千方百计地在某个适当的点位刺激人体的自组织功能，从而激活相应的级联反应，使人体的结构与功能形成新的协同效应，达到新的同步，从而表达出新的稳态信息。

到今天为止，我们认识的稳态依然是具有认识、现象、整体和时间四个属性。稳态当然有其本体论的一面，只是很可惜，以我们目前的水平只能获取到认识论水平的稳态，两者间是不对称的，这种不对称使得我们所说稳态只能是接近真实，而无法表达真正的真实，也就是我们所表达的稳态仅仅是包含了本体的认识论稳态。正是由于其是认识论意义上的稳态，因而，我们只能是无限努力地接近稳态的本质，而无法达到稳态的本质，中医药信息反映的仅仅是稳态的现象，但其是包含了本质的现象。中医药信息学所获得的稳态认知尽管是认识论的、是现象表达的，但其依然是整体的，是整个人体表达出来的稳态，而不是部分的、被肢解的稳态，也就是说，我们表达的稳态是具有整体特性的认识论的现象稳态。最后，中医药信息学所表达的稳态信息是一个有着明确的时间特征的稳态信息，亦即动态的稳态信息，这种稳态信息是随时间变化而变化的，当我们表达出当前的稳态信息时，其已经过时了，发展了，变化了。稳态信息的这四个基本属性是我们认识和把握其的基本点。

在本书中一大缺憾是没有讨论中医药信息学关于对稳态信息进行干预的因素信息。目前，我们姑且称其为元素信息，影响稳态变化的元信息素，包括了自然信息和人类信息两大类，前者又可分为天文、地理、生物、无机物，而后者则可以进一步分为社会、个人和人造物；这些元素信息均可以从正反两个方面对稳态信息施加影响，导致其发生变化。元素信息也具有四个属性，即认识论、现象、互异性和无序性。尽管元素信息从本质上应该是本体论的，但不幸的是我们所能够获取的元素信息却只能是认识论的，这一点无须证明。所以说其具有现象的特征，是因为从认识论的角度看元素信息并非是元素的本质信息，抓住的仅仅是现象信息，元素的现象信息，对于其本质的认知在很长的历史时间内都是在不断接近中，甚至可能永远是在接近中。至于互异性是由于这些元素是独立的，最多只能是相似，绝不能是相同，一旦是相同的，就成为了同一种元素，这种互异性为我们的信息处理提供了无限的可能。无序性则表明，这些元素并非是服从某种规则分布的，我们可以为这些元素分类，却不能使其天然地形成某种有机组合。

对于稳态信息和元素信息的获取是通过相同的渠道，具有相同的特征。首先这两种信息的获取都是基于个体实现的，无论是稳态信息还是元素信息。而个体就目前的认知可以分为自我和非我两大类，自我是稳态信息的载体，同时也可以实现对自我稳态信息的认知；而非我则可以对自我的稳态信息进行认知，无论是人类的非我还是机器的非我；同时，自我和非我都可以对元素信息进行认知，这表明，个体是稳态信息和元素信息获取的基础，信息的获取是通过个体实现和完成的。基于个体获取的信息永远都会受个体本身的局限，因而尽管稳态信息本身具有整体的属性，而个体在获取稳态信息时也尽量从整体的水平去认知，但无论是自我还是非我所能获取的均是碎片化的整体，我们称之为规模，这种具有碎片化特征的规模同样具有系统的特征，服从系统的规则，其不是真实的整体，却是个体所能获取的整体，正因为如此，所有个体所获取的稳态信息和元素信息的规模都是不同的，具有明显的个体化特征，也就是说从某种角度看，规模是具有明确个性化特征的整体。实际上，当真实的个体在获取稳态信息和元素信息时，必然是基于个体经验与知识去选择一定的维度和尺度去完成认知，选择的维度如果维数不同、角度不同，所获得的信息自然也就不同，更恰当的维数与视角需要有足够的经验与知识进行支撑，而只有更恰当的维数与视角才能使我们获得的稳态信息及元素信息更贴近真实；而尺度的选择则直接关系到稳态信息与元素信息所产生的涌现、稳定及变化速率，小尺度必然会损失一定的涌现，但也未必就是尺度越大、涌现越多就越佳，过大的尺度反而使我们可能偏离所关注的真实，同样，大尺度的稳定性优于小尺度，但过大的尺度追求稳定性，有可能导致我们忽略了小尺度已经发生的改变，对于防患于未然未必是恰当的，而关注因尺度不同而引发的发展速率不同本身就与稳态信息与元素信息的真实性密切相关。因此，选择恰当的尺度和维度是每个个体获得真实信息所必须面对的问题。在每一次真实获取的过程中，我们不但必须选择适当的稳态信息、元素信息，还必须选择相应的关联关系，无论是稳态信息部分与部分之间的关联，还是不同元素信息间的关联关系，都是无法回避的问题，所涉及的关联包括了相关关系和因果关系，我们当然希望更多地获取因果关系，但不幸的是在真实世界中，从中医药信息学的角度出发，我们获得更多的却是相关关系。由此可见，无论真实的稳态信息和元素信息是怎样的，我们所能获取的仅是基于个体的、在自我或非我认为恰当的尺度和维度、选取相应的关联关系、形成的具有明确个性化特征的规模信息。

从整个人类的角度看，个体所获取到的稳态信息与元素信息会在自我和非我中得到积累，最终形成知识，以不同的形式存储下来，经过传承，形成不同层次的知识，包括个人及群体经验和知识。就知识层面来说，一般可以分为三类，即明知识、默知识和暗知识。我们一般获取到的是明知识，这是传播广的一类知识，包括能够言传的书本知识和个人经验；其次是默知识，这种知识由于其只可意会不可言传，传播面要小得多，不仅自我不能完全把握，非我要想获取则更为困难，必须有较高的悟性和较多的体验时间；最后是暗知识，这是一类真实存在且数量巨大的知识，只是以人类目前的水平是无法获取的，也许通过机器学习可以发现其中的一些。

稳态信息与元素信息的处理则相对复杂一些。稳态信息的处理主要是依赖人体的自组织功能，自组织功能当然涉及物质与能量，与结构和功能相关，但绝不是与信息处理无关，我们可以设想，假如我们有两台机器，一台是人体，一台是计算机辅助诊疗系统，两台机器相连形成闭合的回路，那么信息流就可以完整地体现出自组织功能所完成的信息变化。在信息处理的环节，我们重点要讨论的是他组织功能，这是中医药信息学研究的重点。在他组织的过程中，我们需要完成两个整合，一个是稳态信息与元素信息的整合，另一个是认知与知识的整合。稳态信息与元素信息的整合是完成两者的协同，为了完成两者的协同，处理首先要完成对稳态信息的整合，使稳态信息形成适合处理的规模，然后完成元素信息的选择，将元素信息整合成适当的规模能够用于对稳态的干预，最后，将两者整合，形成适合这种唯一存在的稳态信息规模的元素信息组成的、同样具有唯一性的干预规模，两者的协同是他组织的最主要的功能；认知与知识的整合则是群体与个体的结合，在存储层次上的知识与在获取层次上的认知的结合，一旦形成存储层次的知识无论如何都不是只针对某个独一无二个体认知的知识，因此，必须将真实个体的认知与存储知识进行整合，选取适当的知识，当然也可能是原来存储层次所不具有的新知识形成对稳态信息和元素信息整合的支持。只有两个整合能够协同，才能产生最终的输出结果。而这个整合是在个体思维指导下进行的，无论是自我还是非我的指导思维主要包括指向性思维和发散性思维，指向性思维主要是引导两个整合朝向我们所能认知的本质，也就是我们常说的治病求本；而发散性思维则是一种网状思维，把所有点间的关联关系，以及关联关系间的关联关系均联系起来，以求覆盖所有能够认识的要素及要素间的关联关系，这是处理包括本质在内的现象，是我们常说的标本兼治。一般来说，人类更适合指向性思维，机器更适合发散性思维，但无论是人类还是机器，实际上都是两种思维同时应用，不过是有所偏重而已。他组织除了受两种思维的指导外，还必须执行两个准则，即相似性准则和不确定性准则。相似性准则是因为虽然我们每次处理的独一无二的个体稳态，整合的可能也是独一无二的元素组合，但我们基本上不可能每次都从零开始，而这个基础就是具有相似性特征的案例，因而相似性是我们在他组织处理中需要遵循的准则之一。相似性准则包括了相似性思维、相似性原理和相似性度量。不确定性则是个体化特征所导致的，极端的个性化使我们每一次他组织都是不确定的，稳态信息是不确定的，元素信息是不确定的，认知是不确定的，知识也是不确定的，坚持个体化原则，就必须遵循不确定性准则，只有正确认识我们所面对的真实个体所具有的不确定性，才能充分发挥个体化他组织的作用。

他组织形成的集合信息包括了对因集合信息和对态集合信息，前者主要是针对中医所讲的治病求本的本，后者主要针对的是标本兼治的标，当然，在真实世界中，两者是相互协调、同时应用的，以便实现标本兼治。集合信息具有两个属性，其一是完备性，即在一次他组织形成的信息处理中输出的集合具有全面覆盖的实际意义，能够使得元素信息的组合与稳态信息的整合达到能够达到的完美；其二是功能性，即每个集合信息都具有明确的功能目标，能够完成对目标的协调，亦即能够实现通过刺激人体的自组织功能，诱发相应的级联反应达到实现更佳稳态的目标。

综上所述，一个完整的稳态信息处理的流程应该包括通过结构与功能的协同实现同步的稳态，而稳态自身应该具有认识、现象、整体、时间的属性，稳态实现的唯一途径是依赖人体自身的自组织功能，如果我们将整个流程信息化，那么最容易理解的方式是上述部分设想为一台模仿人体自身的机器，那么在其中流动就只能是信息了，这是一台服从自组织调节的机器。另一台是服从他组织调节的机器，其中流动的当然也只能是信息，这台机器设计得比较复杂，包括了以下部分。

稳态及元素：是受内外因素影响的，我们姑且将这些因素称为元素信息，元素信息包括了自然与人两大类，而自然元素主要包括了天文、地理、生物、无机物，人主要包括了社会、个人、人造物等，所有影响元素信息所具有的共同属性是互异性和无序性；信息获取：包括了稳态信息和元素信息的获取，其基于个体，在一定的尺度和维度通过关联形成一定规模上完成对两者的认知；信息存储：获取的信息存储为知识，即明知识、默知识、暗知识，获取的认知存储为知识既包括了一次性获取的认知，也包括了多次认知的积累，甚至知识本身的积累，即存储的积累；信息处理：包括了对稳态信息与元素信息及认知和知识的整合，这种整合是在指向性思维与发散性思维指导下实现的，遵守相似性准则和不确定性准则；信息输出：集合信息，通过他组织输出的集合信息包括了对因集合和对态集合，具有完备性和功能性属性，实现对自组织的刺激。服从自组织调节的机器与服从他组织调节的机器对接实现了信息流的完整通路，形成闭环流通，这应该是中医药信息科学的完整流程。

致　谢

　　《中医药信息学原理》是在《中医药信息处理的科学问题》基础上，对中医药信息学的又一次审视和探索，这本书的付梓，证明这个新兴学科在系统科学、复杂科学与中医药学相融合的道路上又前进了一步，尽管只是微不足道的一小步。

　　中医药信息学学科建立以来，基本概念与原理也在不断发展变化，学科建立初期，中医药信息学的理论框架更偏向于信息学，遵循以物质、能量、信息为世界三大要素观念。此后学科在实践中不断发展，理论逐渐彰显自身特色，基本概念与原理向中医药学偏移，以结构、功能、状态为组成世界的三大要素，中医药信息学定义也进行了相应修改。本书即是对于中医药信息学理论体系的一次更新和修订。

　　我要感谢我的几位学生，从开始对系统科学的一无所知，到后来完成了五章全部内容的撰写，其中高博主要负责第二章"属性"和第三章第二节"关联"，协助我完成了"写在前面"，为全书通稿和排版，以及与出版社的沟通和联系付出了极大的努力和心血；杨硕负责第三章第三节"维度"和第三章第四节"尺度"；朱玲负责第四章第二节"思维"；朱彦主要撰写了第五章第一节"相似性准则"；徐丽丽撰写了第三章第一节"个体"；于琦撰写了第一章"形成"和第五章第二节"不确定性准则"；潘艳丽撰写了第三章第五节"规模"；刘丽红撰写了第四章第一节"组织"；李海燕进行了统稿工作。

　　但本书仍有很大的不足。比如在中医药信息流程中，只重点论述了稳态的形成、属性、获取和处理，对元素的认知、稳态的存储、稳态的输出缺乏详细的阐释，对整个信息流程的描述未能形成闭环。这些缺陷将在后续版本及日后的科研和实践中，一步步补充、修订、完善。

　　中医药信息学是一门新兴的交叉学科，是一门年轻的学科，其理论体系必然处于快速变化和更新中。希望这一本小册子能够促进本学科的理论体系进一步完善，促进学科在理论和实践方面的深入研究，最终实现提高中医药信息利用能力、解决阻碍中医药学发展的瓶颈问题的研究目标。

崔　蒙